I0756505

JULIUS EVOLA

EL YOGA TÁNTRICO

Un camino para la realización del cuerpo y el espíritu

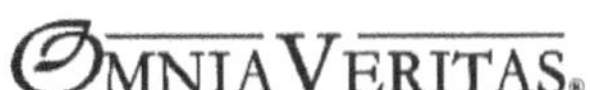

OMNIA VERITAS

Julius Evola
(1898-1974)

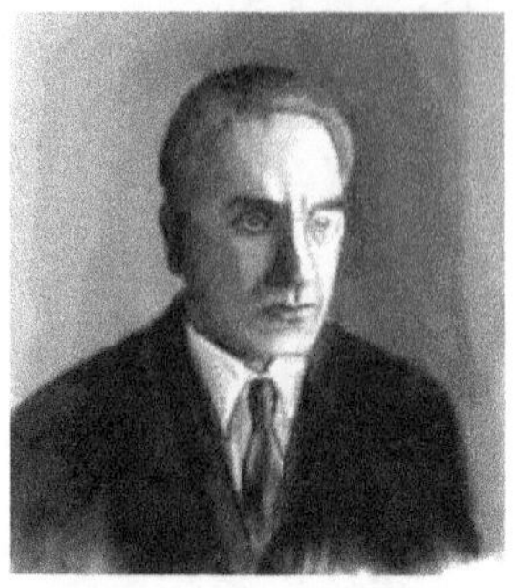

EL YOGA TÁNTRICO

Un camino para la realización del cuerpo y el espíritu

Lo Yoga della potenza, Torino, Bocca, 1949

Publicado por
Omnia Veritas Ltd

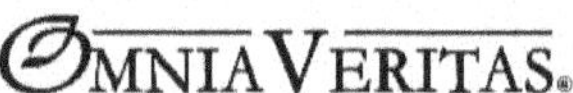

www.omnia-veritas.com

Hemos ido dando la explicación de los términos sánscritos a medida que los hemos ido empleando. Si, cuando los encuentre de nuevo, el lector no se acuerda ya su sentido, puede mirar en el glosario adjunto al texto

J. Evola

SIGNIFICACIÓN Y ORIGEN DE LOS TANTRA

En los primeros siglos de la era cristiana, y de manera más clara todavía en los alrededores de la mitad del primer milenio, asistimos a una revolución característica en la región en la que se había desarrollado la gran civilización indo-aria: aparece, se precisa, se afirma y se extiende una corriente espiritual y religiosa que es nueva en relación con los movimientos que prevalecían en el periodo anterior. Todo lo que se llama en general el hinduismo sufrió la influencia de esta corriente y se vio penetrado por ella; se resienten de ello las escuelas de yoga, la especulación posterior a los Upanishads, los textos de Visnú y de *Siva*; suscita en el propio budismo una nueva corriente, el Vajrayana (la "Vía del Diamante" o "del Rayo"), asocia, finalmente, por una parte, con las variadas formas de cultos populares o de las prácticas mágicas, y, por otra parte, con las enseñanzas estrictamente esotéricas o iniciáticas.

A esta nueva corriente le podríamos dar el nombre de tantrismo. Desemboca en una síntesis de todos los movimientos principales de la espiritualidad hindú, coloreándolos con un matiz particular y expresando su justificación en una metafísica de la historia. Derivado de la raíz tan, extender, o mejor dicho continuar, desarrollar, Tantra (que ha menudo quería decir simplemente "tratado", "exposición y Agama, término que designa a otros textos pertenecientes a la misma categoría, han terminado por significar "lo que ha procedido", "lo que ha descendido". De esta manera se indica que el tantrismo representa una extensión o un desarrollo ulterior de enseñanzas tradicionales contenidas en los Veda en su origen, y después articuladas en los Brahmana, los Upanishads y los Purana; aunque los Tantra han reivindicado a veces el título del "Quinto Veda", es decir, una revelación que se añade a la de los cuatro Vedas tradicionales; más una referencia a la doctrina de las cuatro edades (yuga) del mundo[1]. Se afirma que las enseñanzas, ritos y disciplinas que podían adaptarse a los orígenes (a los satya-yuga, equivalentes a la edad de oro de Hesíodo) no se adaptan ya a los hombres de las épocas siguientes, especialmente de la última época, de la "edad de la sombra" (kali-yuga, "la edad del hierro", "la edad del lobo", en los Edda). Se afirma que no es en los Veda ni en los otros textos estrictamente tradicionales, sino en los Tantra y los Agama, donde esta humanidad puede encontrar los conocimientos, la visión del mundo, los ritos y las prácticas eficaces para elevar al hombre por encima de sí mismo, para darle la victoria sobre la muerte (mrityumjayate), que es el fin general de toda la espiritualidad hindú. Hay que precisar, sin embargo, que sólo las técnicas tántricas basadas en la *Sakti* (sakti-sadhana) se han adaptado a la época actual y son eficaces; todos los otros serían casi tan impotentes como una serpiente sin veneno[2].

Aunque esté lejos de rechazar la sabiduría antigua, el tantrismo reaccionó, sin embargo, contra el ritualismo estereotipado y vacío, contra la especulación o la contemplación puras y contra todo ascetismo de carácter unilateral, hecho de mortificaciones y penitencias. Puede decirse incluso que a la vía

[1] Sobre la doctrina de las eras, cf. EVOLA. *Revuelta contra el Mundo Moderno*, Omnia Veritas Ltd. La forma dada por Hesíodo a esta doctrina, que indica las fases generales del proceso involutivo, tal como se verifica en el curso de la historia, es ya bien conocida y se corresponde con la que reviste en la India. Disponible en castellano, *Revuelta contra el mundo moderno*, Omnia Veritas Ltd, www.omnia-veritas.com.

[2] *Mahanirvana-tantra*, I, 20 y ss.; II, 7, 14, 15; *Tarapradipa*, I; SHIVA CHANDRA, *Tantratattva*, traducido del inglés por A. Avalon, Londres, 1914, v. I, pp. 82 y ss. El *Mahanirvanatantra*, afirma precisamente que la enseñanza adaptada en la primera edad (satya-yuga) era el de la Sruti o de los Veda, la segunda (treta) la de Smrti la tercera (dvapara) la de los Purana. y la última (kali-yuga), la de los Tantra y los Agama.

de la contemplación se opone la de la acción, de la realización práctica, de la experiencia directa.[3]

La práctica —sadhana, abhyasa— es su palabra principal, (según la vía a la que podríamos dar el nombre de «la vía seca»), podemos encontrar ahí un parecido con la posición que fue adoptada originalmente por el budismo, por la "doctrina del despertar", en su reacción al brahmanismo degenerado y en su aversión por las especulaciones y el ritualismo vacío[4].) Hay un texto tántrico, entre muchos otros, que resulta a este respecto muy significativo: "Es un asunto de mujeres el asentar una superioridad mediante argumentaciones y demostraciones; es asunto de hombre, por el contrario, conquistar el mundo con su propio poder. Por tanto, dejemos nuestros razonamientos, argumentos y deducciones a las otras escuelas" (sastra); lo que importa en los Tantra es más bien conseguir actos sobrehumanos y divinos mediante la fuerza de sus palabras de poder (mantrá)[5]. Y se añade también: "La particularidad de los Tantra reside en el carácter de su sadhana (de su práctica). No es ni una lamentación, ni una contrición, ni un arrepentimiento ante una divinidad. Es el sadhana de la unión de purusha y de prakrti, el sadhana destinado a unir en el cuerpo el principio masculino y el principio materno, a liberar de atributos lo que tiene atributos (es decir, a decondicionar el ser)... Este sadhana se consigue con el despertar de las fuerzas del cuerpo... No es la filosofía pura; no se trata de preocuparse de sopesar fórmulas vacías, sino de algo práctico". Dicen los Tantra: "Comienza por ejercitarte bajo la vigilancia de un maestro cualificado. Si no obtienes enseguida resultados positivos, estás en libertad para abandonar[6]". Así, los Tantra

---

[3] El papel decisivo de la práctica está subrayado, por ejemplo, en la iva-Sanhila, II, passim, IV, 9 y ss.

[4] Cf. J. EVOLA, *La Doctrine de l'Éveil, essai sur l'ascèse bouddhiste*, Adyar, París, 1956.

[5] *Tantratattva*, op, cit., pp. 125-127.

[6] P. BANDYOPADHYAYA, en *Sahitya*, Calcuta, julio-agosto de 1913,

evocan a menudo, por analogía, la demostración de la eficacia de un remedio: lo mismo que esta eficacia se demuestra por los resultados obtenidos, así se prueba la verdad de la doctrina y, en particular, por los siddhi, los "poderes" que asegura[7]. Y los poderes, añade otro texto "no se obtienen llevando un vestido [de brahmán o de asceta] ni disertando sobre el yoga; sólo la práctica infatigable conduce al logro. Ahí ya no hay duda[8]".

Esta frase, que se refiere al cuerpo, señala otra nota fundamental. Al examinar el aspecto que ofrece la última era, "la era de la sombra" o kali-yuga, se observan dos rasgos esenciales. El primero es que el hombre de esta era está, sin embargo, estrechamente ligado a su cuerpo; no puede hacer abstracción de él; la vía que le conviene no es la del distanciamiento puro (tal como sucedía en el budismo de los orígenes y en numerosas variedades del yoga), sino más bien la del conocimiento, la del despertar y dominio de las energías secretas que están encerradas en el cuerpo. La segunda característica es el carácter de "disolución" apropiado a esta época.

Así pues, el toro del Dharma no se sostiene más que sobre una pata (ha perdido las otras en épocas precedentes), lo que quiere decir que la ley tradicional (Dharma) oscila; que sólo existe ya en estado de vestigios, que parece casi desaparecida. En revancha, Kali que dormía en las eras precedentes, está entonces "totalmente despierta". Tendremos que volver sobre Kali, diosa de primera importancia en el tantrismo; pero, por el momento, diremos que este simbolismo tiende a significar que, desde la última era, las fuerzas elementales, por así decirlo abisales, están en estado libre, y que se trata de asumirlas, de afrontarlas, de

---

citado por J. WOODROFFE, *Shakti and Shakta*, 3. ed., Londres-Madras, 1928. p. 18.

[7] K. DAWA SAMDUP, *comentario al Shricakrasambhara-tantra*, ed. A. Avalon, Londres-Calcuta, 1919, p. 23.

[8] *Hathayogapradipika*, I, 66.

correr esa aventura que la expresión china "cabalgar el tigre" traduce quizá de la manera más significativa; es decir, de aprovecharse de ello, según el principio tántrico de "transformar el veneno en remedio". De ahí vienen los ritos y prácticas especiales de lo que se ha llamado el tantrismo de la Mano Izquierda, o la Vía de la Mano Izquierda (vamacara), que es una de las formas más interesantes del conjunto de esta corriente, a pesar de que algunos de sus aspectos sean bastante problemáticos (orgiasmo, utilización del sexo, etc.).

Hay que declarar, sin embargo, y esto es muy importante, que, dada la situación del Kali yuga las enseñanzas que antes eran secretos bien guardados pueden develarse en una medida muy diferente, aunque primero haya que en guardia contra los peligros que pueden presentar para los están iniciados[9]. De ahí viene lo que ya hemos señalado: la relación en el tantrismo de enseñanzas esotéricas e iniciáticas.

Hay que señalar un tercer punto. El paso en el tantrismo ideal de "liberación" al de "libertad" constituye un cambio es por relación a las ideas y a la ética que predominaba en el indio. Es cierto que se conocía ya el ideal del *jivanmukta*, de que está "liberado" estando vivo y en su cuerpo, el que ha obtenido, el decondicionado, el sahaja. Sin embargo, el tantrismo aporta específico: a la condición existencial del hombre en la última etapa como se había indicado más arriba, debe corresponderle la sustitución de la antítesis del gozo del mundo y la ascesis o yoga, la divina espiritual orientada a la liberación. Afirman los Tantra que las otras escuelas, lo uno excluye a lo otro; nuestra

[9] Cf. *Mahanirvana-tantra*, IV, 80; VII, 203. Podemos encontrar un para interesante en el hecho de que un texto tardío órfico-pitagórico trata, además las cuatro edades que indica Hesíodo y que corresponden a las yuga hindúes, una última era que está bajo el signo de Dionisos. Ahora bien, Dionisos, era considerado por los antiguos como un dios análogo a *Siva* bajo uno de sus aspectos principales que pone de relieve el tantrismo de la Mano Izquierda.

vía, en cambio liga lo uno con lo otro[10]. En otros términos, se presenta una disciplina que permite ser libre e invulnerable hasta en el gozo pleno del mundo, de todo lo que el mundo ofrece. Pero, al mismo tiempo le quitan a este mundo todos los caracteres de apariencia pura ilusión o de espejismo, de maya, que se le habían atribuido en los Vedânta. El mundo no es maya, sino potencia. Y esta coexistencia paradójica de la libertad o dimensión de la trascendencia en sí del gozo del mundo, de la experiencia libre del mundo, está estrechamente ligada con la fórmula o tarea esencial del tantrismo: la unión del impasible *Siva* con la ardiente *Sakti* nuestro propio ser y en todos los planos de la realidad.

Ello nos lleva, de manera natural, a considerar un último elemento fundamental del tantrismo, "lo que llamaremos el saktismo. El hecho de que resurja, en el movimiento complejo al que llamamos el tantrismo, la figura y el símbolo de una diosa o mujer divina, la *Sakti*, con sus diferentes epifanías (especialmente Kali y Durga), y que sea colocada en el primer plano, dándosele una importancia decisiva. Esta diosa puede presentarse sola, como princesa soberana y suprema del universo, o manifestarse bajo la forma de las múltiples divinidades femeninas que acompañan no sólo a las divinidades hindúes masculinas autónomas en el periodo precedente, sino también a las figuras de Buda o de los bodhisattva del budismo tardío. Así, con mil variantes, se afirma el tema de las parejas divinas, en las que el elemento femenino, çàktico, está tan subrayado que se convierte prácticamente en el elemento principal de ciertas corrientes.

Ahora bien, en realidad, esta corriente tiene fuentes arcaicas

---

10 *Kularnava-tantra*, I, 23: "Se dice que el yogui no puede gozar del mundo, que el que goza de él no puede conocer el yoga; pero en la vía de los Kaula dharma hay al mismo tiempo bhoga" (gozo de las experiencias del mundo) y *Mahanirvana-tantra*, I, 51: Los Tantra "ofrecen a la vez el gozo y la liberación trani bhukti-mukti-karani"; cf. III, 39; II, 20: "Nanyah pantha mukti-hetur ihi sukhaptaye".

de origen extranjero y nos remite a un fondo de espiritualidad autóctono que ofrece analogías visibles con las del mundo mediterráneo protohistórico, el pelágico y prehelénico, pues, por ejemplo, las "diosas negras" hindúes (como Kali y Durga) y las diosas paleomediterráneas (Deméter Melaina, Cibeles, la Diana de Éfeso y la de Táuride, y hasta las "vírgenes; negras" cristianas y la santa Melania, su prolongación) nos remiten a un prototipo único. Precisamente en este sustrato, que pertenece a las poblaciones dravidianas de la India, y en parte a capas y ciclos de civilizaciones todavía más antiguas, como las que hemos conocido gracias a las excavaciones de Mohenjo-Daro de Harappa (alrededor del año 3000 antes de Cristo), el culto de una gran diosa o madre universal (la Magna Mater) se ha constituido en un tema central y se ha revestido de una importancia que ignora totalmente la tradición ario-védica, con su espiritualidad de tendencia esencialmente viril y patriarcal.

Es precisamente este culto el que, habiendo permanecido subyacente durante el Periodo de la conquista y la colonización de los arios (indoeuropeos), emerge de nuevo en el tantrismo, en la variedad múltiple con las divinidades hindúes y tibetanas de tipo sáktico, entrañando, por una parte, una recuperación de lo que había quedado latente en las capas populares, y, por otra, la aparición de un tema determinante dentro de la visión tántrica del mundo.

Metafísicamente, la pareja divina corresponde a los dos aspectos esenciales de todo principio cósmico, el Dios masculino que representa el aspecto inmutable, y la divinidad femenina que representa, por el contrario, la energía, el poder que actúa en la manifestación (la "vida" opuesta al "ser") y, con ello, en un cierto sentido, el aspecto inmanente. Por tanto, podemos considerar la aparición del saktismo en el antiguo mundo indo-ario, en el periodo del que hablamos, como el signo barométrico de un cambio de punto de vista. Se trata de un interés orientado hacia los aspectos "inmanentes" y activos de los principios del mundo, y no hacia la trascendencia pura.

Además, el nombre de la diosa *Sakti*, según su raíz *sak* (ser capaz de hacer, tener la fuerza de hacer, de actuar), quiere decir poder. De ello se deduce, en el plano especulativo, que una concepción del mundo que ve en la *Sakti* a la princesa suprema es también una concepción del mundo en tanto que poder. Sobre todo, el tantrismo de la escuela de Cachemira, al asociar esta concepción con las especulaciones tradicionales, retomando sobre esta base la teoría de los principios cósmicos, o tattva, que pertenecen al Sâmkhya y a otros darsana, ha trazado una síntesis metafísica de un alto interés, de la que nos ocuparemos a su tiempo, y que está por debajo de todo el sistema de las disciplinas y el yoga tántricos. Aquí, la *Sakti* ha perdido casi totalmente sus caracteres maternales y matriarcales originales, se ha revestido con los rasgos metafísicos del Principio Primero y tiene, pues, lazos, estrechos de los Upanishads del budismo Mahayana, al tiempo que éstos reciben un particular acento activista y enérgico.

Es fácil entender que en esta línea, el saktismo y el tantrismo han favorecido también el desarrollo de prácticas mágicas en las áreas hindúes, y sobre todo tibetanas, en un sentido a menudo inferior y que algunas veces llega incluso a la brujería; hoy tenemos también, con frecuencia, una recuperación de prácticas y ritos propios del sustrato preindoeuropeo del que hemos hablado. Pero, tal como veremos, en el curso de su desarrollo el tantrismo elevará a un nivel superior estas mismas prácticas, particularmente aquellas que tienen una base orgiástica y sexual.

En resumen, las diversas diosas, formas variadas de la *Sakti*, se han diferenciado en "luminosas y benéficas" o en "oscuras y terribles". Por ejemplo, forman parte de las primeras Parvati, Uma, Lakshmi y Gauri; entre las segundas se incluyen Kali, Durga, Bhairavi y Camunda. Pero la diferenciación no es clara: una misma diosa asume uno de los caracteres y luego otro, como si reflejara la orientación de aquel que la considera. En cualquier caso, las diosas en las que prevalece el carácter luminoso y maternal, y que en consecuencia se mantienen generalmente dentro de la naturaleza que les correspondía en los orígenes prearios, se han unido en un movimiento popular religioso y devocional paralelo al tantrismo, y comparten con él, si bien en un nivel inferior, la misma intolerancia hacia el ritualismo estereotipado y la especulación pura: se entregan a la devoción y al culto —bhakti y puja— para tener una experiencia emotiva de coloración mística. Es natural, entonces, que bajo su aspecto luminoso la Diosa se haya convertido en el punto principal de referencia, de manera un poco parecida a lo que ha sucedido corría "Madre de Dios" en la devoción cristiana. Es preciso que tengamos en cuenta que esta tendencia no era nueva; tenía ya uno de sus centros en el visnuismo (en la religión de Visnú). El hecho nuevo, el que tiene un valor de índice barométrico, hizo su aparición y tuvo su difusión fuera de las capas inferiores indias, en donde había quedado confinada; y su intensificación, que desembocó en el desarrollo propio de la vía de la devoción, el bhakti-marga, que encontraría en Ramanuja a su principal teórico, de quien con razón se han observado sus analogías con el cristianismo, no se produjo más que en su fondo teísta[11].

Son, sin embargo, las *Sakti*, las diosas, de la vía de la mano Izquierda, y en primer lugar Kali y Durga, las que son propiamente tántricas. Bajo su signo, el tantrismo se asimila al sivaísmo, a la religión de *Siva*, de la misma manera que con las diosas luminosas se une, en cierta medida al visnuismo y a la Vía de la Mano Derecha. Se dice que *Siva* no tiene origen bélico; pero sin embargo, es en los veda donde encontramos a Rudra, que podría ser considerado como su equivalente y que ha favorecido el que el hinduismo adoptara a *Siva*. Rudra, el "señor del rayo", es una personificación de la divinidad bajo su aspecto destructor

[11] El advenimiento del amidismo fue un fenómeno concomitante en el Extremo Oriente budista. Cf. J. EVOLA, *L'arco e la clava*, Milán, 1967, cap. 15, donde se indica el "lugar" ideal de estas corrientes y se muestra el absurdo de pretender que sean expresiones de una alta espiritualidad más alta y superior de la evolución, cuando están condicionadas por la situación negativa propia de la "edad de la sombra". Lo mismo puede decirse, en primer lugar, del cristianismo, religión típica del Kali-yuga.

o, por decirlo mejor, de la "trascendencia destructiva", y, por tanto, es también, en un plano menos metafísico, el "dios de la muerte", "el que mata". El sivaísmo exalta a un *Siva* que absorbe todos los atributos de la divinidad suprema, y que por lo tanto, es también un creador; el símbolo conocido de su danza, el tema de una iconografía admirable y muy rica, constituye tanto el ritmo dela creación como el de la destrucción de los mundos. Pero, en las formas que asume en el tantrismo, *Siva* conserva los rasgos específicos de la trascendencia pura; está asociado especialmente con una bhakti de tipo terrible, sobre todo en Kali o Durga, personificación de su propia manifestación indomable y desencadenada. Cuando el hinduismo aprueba la doctrina de la Trimurti, o del triple aspecto del principio, personificado en tres divinidades, Brahma, Visnú y *Siva*, se nos vuelve clara la significación delas dos vías, la de la Mano Derecha y la de Mano Izquierda. El primer término de la Trimurti es Brahma, el dios creador; el segundo es Visnú, el dios que "conserva la creación, el orden cósmico"; el tercero es *Siva*, el dios que destruye (con la acción de su trascendencia sobre lo que está terminado y condicionado). La Vía de la Mano Derecha está bajo el signo delas dos primeras divinidades, los dos primeros aspectos de lo divino, la Vía de la mano Izquierda está bajo el signo de la tercera divinidad, de *Siva*. Es la vía que toma la forma esencialmente con el encuentro del tantrismo y el sivaísmo.

En resumen, por el momento podemos tomar como característico del tantrismo, en el plano especulativo, una metafísica o teología de la *Sakti*, o del Principio en tanto que poder, del "Brahmán activo". Viene a continuación la revalorización de la sadhana, de la práctica realizadora. El acento puesto en un vasto patrimonio ritual y tradicional, en el aspecto mágico y realizador, va a la par con la metafísica de la *Sakti*, lo que hace que este aspecto revista a menudo una forma esotérica e iniciática. En particular, la doctrina de los mantra, elaborada a partir de una metafísica del verbo, se considera como tántrica: de ser una fórmula litúrgica, oración o sonido místico, el mantrá se convierte propiamente en una palabra de poder y adquiere tal importancia que ha podido darse al tantrismo (sobre todo bajo sus formas lamaico-budistas, por otra parte a veces problemáticas) el nombre de Mantrayana, es decir, la "Vía de los Mantras". Es lógico que el imperativo práctico haya creado así un lazo estrecho entre el tantrismo y el yoga; pero es sobre todo el hatha-yoga el que tiene sobre todo un carácter específicamente tántrico (el yoga "violento", ése es el sentido propio del término, y en ninguna manera la traducción que normalmente se hace del término como "yoga físico"): entendido como "yoga del poder de la serpiente", como kundalini-yoga, está basado en el despertar de la *Sakti* primordial, latente en el organismo humano, y en su utilización para la "liberación"; se asocia con esto el desarrollo de toda una ciencia que estudia la "corporeidad oculta", la anatomía y la fisiología hiperfísicas del organismo humano en el cuadro de las correspondencias entre el hombre y el mundo, entre el microcosmos y el macrocosmos. La respiración y el sexo se consideran como las dos únicas vías que le quedan abiertas al hombre de kali-yuga. En ellos se basará el sadhana. En el yoga en sentido estricto, que retoma la mayor parte de las disciplinas del yoga clásico de Patanjali, se apoya sobre todo en el prânayama, la respiración. La utilización de la mujer, el sexo y de la magia sexual tienen un importante papel en otro sector del tantrismo, en el cual, tal como hemos observado ya, se retoman prácticas oscuras del antiguo sustrato preindoeuropeo, transformadas, completadas y llevadas al plano iniciático. En la Siddhantacara y la Kaulacara, escuelas consideradas como textos que han marcado una autoridad, como el Kularnava-tantra (II, 7, y el *Mahanirvana-tantra* (IV, 43-45; XIV, 179-180), como las mas altas y más esotéricas de las que forman parte de la Vía de la Mano Izquierda, el acento se desplaza, pasa de la liberación a la libertad del hombre-dios, de aquel que ha superado la condición humana se sitúa más allá de toda ley. La exigencia más alta de toda esta corriente concierne al estado supremo, concebido como la unión de *Siva* y de *Sakti*, unión que simboliza el impulso a reunir el "ser (Siva) y el poder (Sakti). A esta unidad, o, por expresarlo mejor, la realización de esta unidad, le corresponde en el budismo tántrico el mahasukha-kaya, "cuerpo" o "estado" colocado por encima de dharma-kaya es decir, la raíz cósmica de la que sale todo "Despertado", todo Buda[12].

* * *

No hace mucho tiempo que se conoce el tantrismo en Occidente, y que se ha reconocido la enorme importancia que tiene dentro del hinduismo. Aparte de algunas monografías de especialistas, el J. Woodroffe (Arthur Avalon es un seudónimo con el que firma las obras en las que colaboran personalidades hindúes) el que ha dado a conocer en Occidente un amplio conjunto de textos y traducciones concernientes al tantrismo hindú [13]. A Evans-Wentz y al lama Kazi Dawa Samdup debemos la traducción de diversos textos de la tradición del Vajrayana (tantrismo budista y lamaico), que no existían anteriormente más que bajo la forma de manuscritos. Hay que mencionar también los trabajos de L. de la Vallée Poussin, de von Glasenapp, de G. Tucci y de H. Hoffmann. Hay que señalar, además, el rico material reunido por Mircea Eliade sobre el tantrismo en su obra *Le Yoga, immortalité et liberté* (París, 1954). Anteriormente, el tantrismo no sólo era muy poco conocido fuera de los grupos de orientalistas especializados, sino que además se le presentaba bajo una luz siniestra (hay quien lo ha definido como "la peor de las magias negras"), porque de esta corriente sólo se habían visto sus excesos o desviaciones, o incluso aspectos que se conforman poco a una mentalidad puritana o "espiritualista", y eran, por

---

[12] L. DE LA VALLÉE POUSSIN (*Bouddhisme, Études et Matériaux*, París, 1898,p. 148) ha dicho que en el budismo tántrico, en el *Vajrayana*, el Absoluto deja de ser una experiencia extática para convertirse en alguna cosa que puede alcanzar y dominar el que ha obtenido la iluminación. A propósito del nombre *Vajrayana* del budismo tántrico, cf. la introducción al *Shricakrasambhara-tantra*, ed A. Avalon, p. IX: «Lo mismo que el diamante es duro y prácticamente indestructible, lo mismo que el rayo es poderoso e irresistible, lo mismo la palabra vajra es utilizada para designar lo que es firme, permanente, indestructible, potente e irresistible». Una especie de cetro que se sostiene en la mano en los ritos y ceremonias mágicas simboliza el vajra y lleva eso nombre.

tanto, motivos de escándalos.

La exposición que haremos nosotros, para la cual nos hemos acercado lo más posible a los textos originales (especialmente los que ha publicado Woodroffe)[13], concernirán a los aspectos esenciales, doctrinales y prácticos, del tantrismo. Pero ya hemos observado que el tantrismo se presenta como una síntesis o enriquecimiento particular de enseñanzas anteriores; por ello, deberemos exponer al mismo tiempo varias de las enseñanzas incorporadas al tantrismo, aunque, prácticamente, el libro ofrecerá al lector un panorama de una gran parte de la tradición hindú, aunque a partir de la perspectiva especial del tantrismo.

Nos hemos propuesto no añadir nada arbitrario y personal; pero teniendo en cuenta que no debemos exponer solamente, sino también interpretar, teniendo en cuenta el papel que juega el saber esotérico en el tantrismo, algunos elementos sólo han podido ponerse al día gracias a lo que puede captarse leyendo los textos entre líneas con ayuda de un material experimental y con comparaciones con enseñanzas semejantes que encontramos en otras tradiciones esotéricas. En este ensayo, hemos adoptado el mismo método y la mismas normas que en nuestros otros trabajos: mantenernos a igual distancia tanto de las exposiciones insípidas y bidimensionales de los especialistas en el orientalismo universitario y académico, como de las divagaciones de los "ocultistas" y "espiritualistas"

---

[13] Mencionaremos sobre todo la reedición por AVALON-WOODROFFE. de un conjunto de textos tántricos (*Tantrik lexis*, diez volúmenes en total) de la editorial Luzac y Co., así como el *Mahanirvana-tantra* y el Príncipes du Tantra = *Tantra-tattva* (traducidos del inglés), y después Shakti y Shakta (3.A ed. Londres-Madras, 1928), *The Serpent Power* (Londres. 1925); *La Puissance du serpent*, Derain, París, 1928), *The Garland of Letters* (Madras, 1922). *Hymns lo the Goddess* (Londres, 1913) y algunas otras obras menores. Por lo que se refiere a los aspectos del tantrismo en Cachemira, cf. los trabajos y traducciones de L. SILBURN (Publications de l'Institut de Civilisation indienne, ed. E. de Boccard. París).

contemporáneos.

CONOCIMIENTO Y PODER

Dando, tal como hemos visto, un valor particular a la acción realizadora, el tantrismo retoma, en forma acentuada, una concepción o idea del conocimiento a la que podríamos denominar "tradicional": ésta ha sido efectivamente comprobada no sólo en la zona hindú desde los orígenes, sino también en otras civilizaciones tradicionales de tipo superior que se han desarrollado antes del advenimiento de la civilización moderna, y en las que no se trataba de un conocimiento profano, sino metafísico. No será, por tanto, inútil indicar brevemente las consecuencias de esa concepción.

Por lo que se refiere a la India, ha conocido una metafísica que se basa en la "revelación" (*akasani sruti*), tomando aquí este término en un sentido diferente de aquel que tiene en las religiones monoteístas, en donde se relaciona con cualquier cosa que la divinidad haya dado a conocer al hombre y que éste debe aceptar pura y simplemente, y donde una organización dada (por ejemplo, la iglesia cristiana) guarda ese depósito bajo la forma de los dogmas.

La *sruti*, por el contrario, es la exposición de lo que ha sido "visto" y después revelado (dado a conocer) por determinadas personalidades, a las que se da el nombre de *rishi*, cuya alta estatus sirve de base a la tradición. *Rishi*, que procede del verbo dris = ver quiere decir exactamente "el que ha visto". Los propios Vedas, considerados como el fundamento de toda la tradición ortodoxa hindú extraen su nombre de vid, que quiere decir ver y. al mismo tiempo saber: un saber eminente y directo que, por analogía, se asimila un ver; por otra parte, en el Occidente antiguo, en la Hélade, tenemos la noción equivalente de "idea", que por su raíz id, idéntica a la del sánscrito vid (de donde viene

Veda), remite también a un conocimiento por medio de la visión.

Así pues, la tradición, bajo forma de *sruti*, registra y propone lo que los *rishi*, han "visto" directamente, según una visión que se relaciona con un plano supraindividual y suprahumano. La base de toda la metafísica hindú, en lo que tiene de interior y de esencial, no es otra cosa.

Ante un saber que se presenta en estos términos, hay que tener la misma actitud que ante cualquiera que afirma que hay cosas precisas en un continente que él mismo no conoce, o ante un médico que expone los resultados de algunas de sus experiencias. Se le puede prestar fe, remitiéndose a la autoridad y la veracidad del testimonio, se puede verificar personalmente la verdad de lo que se ha expresado, bien emprendiendo un viaje, o bien reuniendo todas las condiciones necesarias para llevar a cabo una experiencia de laboratorio. Ante lo que dice un *rishi*, a menos que se rechace desinteresándose de todo lo que tiene algún lazo con una "metafísica", son las dos únicas actitudes sensatas que pueden adoptarse, pues no se trata de conceptos abstractos, de "filosofía" en el sentido moderno, o de dogmas, sino más bien un asunto cuya existencia es verificable, para lo cual la propia tradición ofrece los medios, indicando las disciplinas mediante las cuales se puede "verificar" de manera evidente, directa y personal, la realidad de lo que se ha comunicado.

Parece ser que, en el Occidente cristiano, ese punto de vista experimental sólo ha sido admitido para la mística (la cual, sin embargo, no forma parte del género de conocimientos del que nos ocupamos, a causa de su fondo más emotivo que noético, y del cuadro "religioso" y no metafísico, que le pertenece), mística a la que la teología define como cognitio experimentalis Dei, designándola así como algo que está más allá tanto de la simple "creencia" como del agnosticismo.

Pues bien, la orientación de los Tantra se inscribe en esa línea. En muchas ocasiones afirman que la simple exposición teórica de la doctrina no tiene valor alguno; que lo que les importa es sobre todo el método práctico de realización, los medios y "ritos" con cuya ayuda ciertas verdades pueden reconocerse como tales. Por eso gusta definirse como *sadhana-sastra*; *sadhana* viene de la raíz *sa* que quiere decir la aplicación del querer, esfuerzo, ejercicio, actividad dirigida a la obtención de un resultado dado. Es un autor tántrico[14] el que subraya que "la razón de la incomprensión de los principios del tantrismo (tantra-sastra) reside en el hecho de que no son inteligibles más que a través del sadhana". Por panto, no basta, por ejemplo, con mantener la teoría, según la cual el Yo profundo -*atman*- y el principio del universo, el Brahmán, son una misma cosa, y entonces "quedarse sin hacer nada pensando de una forma vaga en el gran éter hecho de conciencia"; los Tantra se niegan a considerar esto como un conocimiento. Por el contrario, el hombre debe transformarse, y por ello actuar para conocerse verdaderamente. De ahí la consigna de la *kriya* o acción[15]. El tantrismo budista *Vajrayana*, expresa esta misma idea de una manera cruda, plástica simbolizándola en la unión sexual del "método eficaz" (*upaya*) y del conocimiento iluminador o *prajna*, en el que la primera interpreta el papel masculino[16].

Las formas superiores del tantrismo adoptan el mismo punto vista, primero en el culto, y además no sólo en metafísica, en el conocimiento sagrado que transfigura, sino también en su concepción del conocimiento de la naturaleza.

Por lo que se refiere al culto, veremos el sentido especial que toma el puja en el tantrismo, con un conjunto de evocaciones, identificaciones rituales y mágicas. Por otra parte, el principio tántrico quiere que no pueda adorarse un Dios más que "convirtiéndose" en ese Dios[17], lo que nos remite de nuevo a la

---

[14] Cf. WOODROFFE, *Shakti and Shakta*, 2.a ed., p. 14.

[15] Ibid., p. 69.

[16] *Upaya*, en sánscrito, es masculino, y *prajna* femenino.

[17] WOODROFFE, *Sahkti and Shakta*, 3.a ed., p. 19.

experimentación que produce un corte con los cultos religiosos de tipo dualista.

Por lo que concierne a las ciencias de la naturaleza, ya hemos hablado de ello, pero hay que insistir de manera general en la oposición entre el conocimiento de carácter "tradicional" y el conocimiento de tipo moderno, llamado "científico". Aquí no se cuestiona sólo el tantrismo; es una referencia a las tradiciones que le han precedido y de las que ha tomado, adoptado y desarrollado las enseñanzas y principios fundamentales para fijar su cosmología y su doctrina de la manifestación.

He aquí brevemente la situación. En la perspectiva moderna (que desde el punto de vista hindú representa la fase de mayor empuje de la "edad de la sombra"), el hombre puede conocer directamente la realidad sólo en aquellos aspectos que le son revelados por los sentidos y sus prolongaciones, que son los instrumentos científicos: o, dicho de otro modo, en sus aspectos "fenoménicos", para tomar la terminología de determinada filosofía. Las ciencias "positivas" reúnen y ordenan los hechos de las experiencias sensorias, tras haber procedido a una cierta clasificación entre ellos (excluyendo los que tienen un carácter cualitativo, y no adoptando más que aquellos que son susceptibles de ser medidos, o "matematizados"), desembocando después por el método inductivo en determinados conocimientos y ciertas leyes que, en sí mismas, tienen un carácter abstracto y conceptual: no se corresponden ya a una intuición, a una percepción directa o una evidencia intrínseca.

Su verdad es indirecta y condicionada; depende de verificaciones experimentales que, en un momento dado, pueden imponer también la completa revisión del sistema precedente y su refundición en nuevas dimensiones. En el mundo moderno, además de las ciencias de la naturaleza, está la "filosofía"; pero este carácter de abstracción y especulación conceptual pura es todavía más visible en ella; especulación que, por otra parte, se subdivide en una discordante multiplicidad de sistemas elaborados por pensadores aislados cuya subjetividad divagadora de "filósofos" ignora los límites impuestos por el método científico moderno. Es preciso reconocer, pues, que el mundo de la filosofía es "irrealista" en el plano más alto. La alternativa que nos queda parece ser la siguiente: o bien un conocimiento directo y concreto ligado al mundo sensorial, o un conocimiento que pretende ir más allá del mundo "fenoménico" y de la apariencia, pero que es abstracto, cerebral, únicamente conceptual e hipotético (filosofía y teorías científicas).

Esto significa que se ha abandonado el ideal de un "ver" o de un conocer directo de la esencia de la realidad que tiene un carácter "noético" objetivo; ideal que todavía conservaba la concepción medieval de la *intuitio intellectualis*. Es interesante ver que, en la filosofía crítica europea (Kant), la intuición intelectual se considera como la facultad que precisamente podría captar no los "fenómenos", sino las esencias, la "cosa en sí misma", el noúmeno; pero ello únicamente con el fin de privar de ello al hombre (como lo había hecho ya la escolástica), y para iluminar, por contraste, lo que, según Kant, sólo sería posible para lo humano: el simple conocimiento sensorial y el saber científico, del que hemos indicado el carácter abstracto, no intuitivo, y el hecho de que pueden mostrar, con un alto grado de precisión, cómo actúan las fuerzas de la naturaleza, pero no lo que éstas son.

Ahora bien, las enseñanzas sapienciales, y, por tanto, las de la India, creen que este límite puede ser franqueado. Como veremos, del yoga clásico puede decirse que ofrece en sus articulaciones yoganga métodos para superarla sistemáticamente. El principio fundamental es el siguiente: no existe un mundo de "fenómenos" de apariencias sensibles, y, detrás de éste, impenetrable, la verdadera realidad, la esencia; existe un dado único que posee diversas dimensiones, y existe una jerarquía de las formas posibles en la experiencia humana (y sobrehumana) en la que éstas dimensiones se descubren poco a poco hasta permitir que se perciba directamente la realidad esencial. El tipo o ideal de conocimiento que es el conocimiento directo (*sakshatkrta, aparokshajnana*) de una experiencia real y de una evidencia inmediata (*anubhava*), subsiste en cada uno de estos diversos grados. Tal como se ha dicho, el hombre ordinario, sobre todo el de los últimos tiempos, los de kali-yuga, no tiene un conocimiento de este género más que en el orden de la realidad física sensorial. El *rishi* el yogui o el *siddha* tántrico van más lejos en el cuadro de lo que podría definirse como un "experimentalismo" integral y trascendental. Desde este punto de vista, no existe una realidad relativa, y más allá de ella una realidad absoluta e impenetrable, sino que hay, para percibir una realidad única, un modo finito, relativo y condicionado, y un modo absoluto.

El lazo directo entre esta teoría tradicional del conocimiento y la exigencia práctica que pone el tantrismo en primer lugar resulta evidente. En efecto, se deduce de ello que todo camino hacia un conocimiento superior está condicionado por una transformación de la propia persona, por un cambio existencial y ontológico de nivel, y, por tanto, por la acción, el *sadhana*. Ello se encuentra en claro contraste con la situación general del mundo moderno. En realidad, es evidente que si, por sus aplicaciones técnicas, el conocimiento moderno de tipo "científico" da al hombre posibilidades múltiples y grandiosas en el plano práctico y material, lo deja desprovisto en el plano concreto. Por ejemplo, si en el dominio de la ciencia moderna, el hombre llega a conocer aproximadamente la marcha y las leyes de la constancia de los fenómenos físicos, sin embargo, su situación existencial no ha cambiado. En primer lugar, los elementos fundamentales de la física más avanzada no son más que integrales y funciones diferenciales, es decir, entidades algebraicas, que en todo rigor el hombre no puede afirmar que tiene de ellas una imagen intuitiva ni siquiera un concepto, pues son instrumentos puros de cálculo (la "energía", la "masa", la constante cósmica, el espacio curvo, etc., no son más que símbolos verbales). En segundo lugar, tras haber "conocido" todo esto, la relación real del hombre con los "fenómenos" no ha cambiado; y esto vale igual para el sabio que elabora conocimientos de este tipo y para el creador de esta técnica: el fuego seguirá quemándoles; las modificaciones orgánicas y las pasiones turbarán su alma; el tiempo dominará su ley; el espectáculo de la naturaleza no les dirá nada nuevo, por el contrario, le aportará menos que al hombre primitivo, pues la "formación científica" del hombre civilizado moderno desacraliza totalmente el mundo, lo petrifica en el fantasma de una exterioridad pura y muda que, aparte del saber de tipo científico, no admite más que hechos subjetivos, como las emociones estéticas y líricas del poeta y del artista, que evidentemente no tienen valor ni como ciencia ni como metafísica.

La coartada más corriente de la ciencia moderna trata del poder, y en el contexto presente merece la pena tomar en consideración este argumento, dado el papel que juegan en el tantrismo, y en las corrientes semejantes, la *Sakti* en tanto que poder y también los *siddhi*, los "poderes".

Se pretende que la ciencia moderna probaría su valor por los resultados positivos que ha obtenido, y en particular al poner a disposición del hombre un poder del que se dice que nunca, en ninguna de las civilizaciones precedentes, se vio otro igual. Pero en lo que se entiende por poder hay un malentendido; no se traza una diferencia entre el poder verdadero y el poder relativo, que es exterior, inorgánico y condicionado. Resulta evidente que todas las posibilidades que ofrecen la ciencia y la técnica al hombre de kali-yuga se refieren exclusivamente al segundo tipo de poder; la acción triunfa únicamente porque se conforma a leyes determinadas que le han señalado las leyes científicas, y que la acción presupone y respeta escrupulosamente. No existe, pues, una relación directa entre esta acción y el hombre, el Yo y su voluntad libre; por el contrario, entre uno y otro hay una serie de intermediarios que no dependen del Yo y que, sin embargo, son necesarios para llegar a donde se desea. No se trata solamente de motores y de máquinas, sino más bien de leyes, de determinismos naturales que son como son, pero podrían ser de otro modo, que en su esencia siguen siendo incomprensibles, lo que hace que, en el fondo, esta clase de poder de tipo mecánico siga siendo precario. No pertenece en manera alguna al Yo, y no es un poder suyo. Se aplica aquí también lo que hemos dicho sobre el conocimiento científico: no cambia la condición humana, la situación existencial del individuo, y no presupone ni exige cambio alguno en ese dominio. Es una cosa sobreañadida, yuxtapuesta, que no comporta ninguna transformación de lo que es. Nadie puede afirmar que el hombre da muestra de superioridad cuando, empleando un medio técnico cualquiera, llega a ser capaz de esto o de aquello: señor de la bomba atómica, capaz de desintegrar un planeta apretando un botón, no deja de ser un hombre, y no es más que un hombre. Peor todavía: si, por cualquier cataclismo, los hombres de kali-yuga se vieran privados de todas sus máquinas, probablemente se encontrarían, en la mayor parte de los casos, en un estado de mayor impotencia que el primitivo no civilizado ante las fuerzas de la naturaleza y los elementos. Porque, precisamente, las máquinas y el, mundo de la técnica han atrofiado las verdaderas fuerzas humanas.

Puede decirse que, por un verdadero espejismo luciferino, el hombre moderno ha sido seducido por un "poder" del que dispone y del que está orgulloso. Muy distinto es el poder que no sigue las leyes de la -naturaleza, sino que las pliega, las cambia, las deja en suspenso, y es el poder que pertenece directamente a ciertos seres superiores. Sin embargo, ese poder, como el conocimiento del que hemos hablado, está subordinado al cambio de la condición humana, al cambio del límite constituido por el Yo al que los hindúes llaman "físico" (*bhutatman* = Yo elemental). El axioma de todo el yoga, del *sadhana* tántrico y de las disciplinas análogas, es nietzscheano: "El hombre es algo que puede ser superado", pero se toma demasiado en serio. Lo mismo que en las iniciaciones, en general, no se admite que la condición humana sea un destino, no se acepta tampoco que sea sólo un hombre. La superación de la condición humana que intentan conseguir estas disciplinas es también, en diversos grados, la condición necesaria para la obtención de un poder auténtico, para la adquisición de los *siddhi*. Hablando con propiedad, los *siddhi* no son un fin (tomarlos como tales es considerado a menudo, por el contrario, como una desviación), se desarrollan como una consecuencia natural del status existencial y ontológico superior al cual se apunta, y lejos de ser sobreañadidos y extrínsecos, son el sello de una superioridad espiritual (es interesante que *siddhi* signifique no sólo "poderes extraordinarios", sino también "percepciones"). Son personales, intransmisibles y no "democratizables".

Así pues, ésta es la diferencia profunda que distingue a los dos mundos, el tradicional y el moderno. El conocimiento y el poder cultivados por el mundo moderno son "democráticos", están a la disposición de cualquiera que tenga la inteligencia suficiente para hacer suyas, en las instituciones de enseñanza, las opiniones de las ciencias modernas sobre la naturaleza; basta con una cierta habilidad que no influye en absoluto al núcleo más profundo del ser para saber adoptar los medios de acción puestos a la disposición de la técnica; una pistola producirá el mismo efecto en las manos de un loco, de un soldado o de un gran hombre de Estado, y también cualquiera de ellos puede ser transportado por avión en pocas horas de un continente a otro. Puede decirse incluso que esta "democracia" es el principio que guía la organización sistemática de la ciencia y la técnica del tipo moderno. Mientras que en el otro caso, tal como hemos visto, la diferencia real entre los seres es la base de un conocimiento y un poder inalienables, no comunicables, y, por tanto, exclusivos y "esotéricos" por su propia naturaleza y no por artificio: se trata de una culminación excepcional que no puede compartirse con toda la sociedad. A la sociedad no se le puede ofrecer más que posibilidades de orden inferior; precisamente aquellas que se han desarrollado hasta el final de la última era, en una civilización que en efecto, no se asemeja a ninguna otra. En las civilizaciones tradicionales, dejando aparte estas posibilidades materiales (cuyos límites estrechos se debían sobre todo al poco interés que se ponía en ellas),[18] quien quería podía desarrollar actividades

[18] Por otra parte, asombra hoy constatar que el mismo mundo tradicional ha llegado a ciertas comprensiones que parecen suponer

artísticas (a menudo hasta un punto notable, en particular en la arquitectura), y en general éstas se caracterizaban por las diferentes posibilidades que ofrecía una vida orientada esencialmente hacia lo alto. Ese clima se ha mantenido en muchos países hasta tiempos relativamente recientes.

Hemos considerado necesario, a modo de introducción, hacer esta puesta a punto crítica y teórica para orientar al lector en el mundo espiritual al que debemos conducirle.

Para cerrar el tema, añadiremos tan sólo dos observaciones. La primera concierne también a la ciencia de la naturaleza. Tal como hemos dicho, entre los hechos suministrados por la experiencia ordinaria, la ciencia moderna no ha retenido como útiles para sus fines más que los elementos objetivos, las "cualidades primeras" susceptibles de ser traducidas matemáticamente, es decir, la extensión y el movimiento. Las "cualidades secundarias" de las cosas y de los fenómenos, es decir, sus cualidades en un sentido propio, han sido rechazadas como tales y consideradas como puramente psicológicas y subjetivas. Pero, en la realidad, ningún objeto o fenómeno se presenta a la experiencia directa del hombre con las únicas cualidades de la extensión y del movimiento: siempre son percibidos también con las otras cualidades. Ahora bien, en la India se ha elaborado una física cualitativo-psicológica, con "átomos" y "elementos" que no remiten a la realidad considerada bajo los únicos aspectos de la extensión y el movimiento, sino a las cualidades que corresponden a los diferentes sentidos; como, por ejemplo, los *mahabhuta*, los *paramanu* y los *tanmatra*, principios del mundo de la naturaleza que no son, sin embargo, abstracciones especulativas, y que, por tener el valor de principios explicativos del sistema del universo, no son menos susceptibles de ser el objeto de una experiencia directa y pueden

---

conocimientos iguales a los del saber científico moderno, de cálculos algebraicos complicados, etc. Y ha llegado allí, evidentemente, por un camino distinto.

alcanzarse con las facultades especiales que desarrollan el yoga y el *sadhana*. Por tanto, estos principios tienen un sentido, una especie de evidencia o claridad particulares.

El grado perfecto, extremo, del conocimiento superior es aquel en el que el ser se identifica con el conocer, aquel en el que se elimina la oposición entre sujeto y objeto, entré Yó y no-Yo (oposición que subsiste en todas las variedades del saber científico moderno, por el simple, hecho de que está comprendida en las premisas metodológicas). A ello tiende el yoga del conocimiento en su apogeo, el del *samâdhi*. Sin embargo, si nos referimos a la metafísica tántrica, en lugar de al yoga de Patanjali, la esencia, el fondo de una cosa, es una *sakti*, un poder: de ahí viene la relación con la doctrina de los *siddhi*, los poderes supranormales. Esto se inscribe en un cuadro general, en la idea de que existe un proceso universal según el cual la *sakti*, que en cierto sentido se había liberado en la manifestación, se había exteriorizado en el reino del no-Yo, se había oscurecido volviéndose inconsciente, se despierta gradualmente, toma una forma consciente, *cidrupini sakti*, se une a su principio "masculino" (*Siva*) y se hace una con él. Tal como veremos, según el hatha-yoga tántrico, se repite ese mismo proceso en el hombre.

Ésta es también la base de una doctrina especial de la certidumbre. Así lo indica un comentario tántrico. Dice éste que las cosas son poderes y "el poder de una cosa no espera ser reconocido intelectualmente[19]". El hombre puede divertirse lo que quiera diciendo que el mundo es ilusión, irrealidad, "el karma, la fuerza de la acción le obligará a creerlo"[20]. Siempre podrá preguntarse sobre cualquier cosa: ¿por qué es así y no de otra manera? "En realidad, ni el propio Señor (*Isvara*) escaparía a esas preguntas, que son la característica natural de la

[19] *Tantratattva*, op. cil., 1, 24.

[20] *Tantraiaitva*, p. 227.

ignorancia[21]. Estos problemas se plantean mientras uno se mantiene en una relación de extrañeza, casi de pasividad, ante las manifestaciones de *Sakti* en el mundo. No tienen fin, afirma el autor tántrico al que acabamos de citar, hasta que el individuo, gracias a su *sadhana*, realiza en sí el principio "*Siva*", que es contrapartida luminosa del poder primordial, y llega a dominarla. Aparece entonces en él un tipo particular, suprarracional, de evidencia y certidumbre combinada con un poder. De esa manera, subrayando de nuevo la exigencia fundamental acerca de la práctica, se afirma: "Todo lo que está escrito no es más que un medio puro. Es inútil a quien no conoce todavía la *Devi* (la Diosa, la *Sakti*), es inútil a quien ya la conoce.[22]" Por otra parte, esto es también un tema de los Upanishads: "Entran en las tinieblas ciegas aquellos que creen en el no-saber, y en tinieblas más ciegas todavía los que se complacen en el saber", y el que se esfuerza en el estudio "arroja los libros como si quemaran"[23] cuando alcanza el conocimiento verdadero.

La polémica de la que hablamos más arriba contra aquellos que consideran el mundo como una ilusión seguía, evidentemente, esa corriente de pensamiento cuya forma extrema está representada por la doctrina vedántica de Sankara. No carece de interés analiza esta polémica. El Vedânta sostiene que sólo es real el Absoluto en su aspecto desnudo de atributos y de determinaciones: el *nirguna-Brahmán*. El resto, el mundo, toda manifestación, es "falso", es un producto puro de la imaginación (*kalpana*), una simple apariencia (avastu): es el concepto conocido y gastado de la maya, del mundo en tanto que maya. Se profundiza así una discontinuidad: nada une lo real, el Brahmán, con la manifestación, con el mundo. Ni siquiera hay antítesis entre lo uno y lo otro, pues precisamente lo uno es y lo

---

[21] *Ibid.*, 11,34.

[22] *Kulacudamani-ianira*, I, 24-25.

[23] *Isa-upanishad*, 12; *Amrtabindu-upanishad*, I.

otro no.

La polémica que han sostenido los Tantra contra esta concepción confirma su orientación hacia lo concreto. Ciertamente, desde el punto de vista del Absoluto, la manifestación no existe en sí, pues no puede haber seres fuera del Ser[24]. Hay que preguntarse entonces quién es aquel que profesa esta doctrina de maya, si es el propio Brahmán o uno de los seres que se encuentran en el reino de maya.

En tanto que sea un hombre, es decir, un ser finito y condicionado, no puede decirse verdaderamente que es el *nirguna-Brahmán*, es decir, el principio puro e inmutable, sin determinaciones ni formas.

El hombre es entonces maya, puesto que se ha planteado que fuera del *nirguna-Brahmán* no hay más que maya. Pero si él, el adepto extremo del Vedânta, en su realidad existencial, es decir, en tanto que hombre, jiva, o ser vivo, es maya, también será maya, es decir, apariencia y falsedad, todo lo que él afirma, incluyendo su teoría según la cual no hay nada real salvo nirguna-Brahmán, no siendo el resto más que ilusión y falsedad[25]. No es posible oponer nada a esta argumentación, apoyada en una dialéctica sutil. Dicen los Tantra que el mundo, tal como lo conocemos, puede ser maya desde el punto de vista de Brahmán y también del siddha, es decir, de aquel que ha superado completamente la condición humana, pero no desde el punto de vista de una conciencia finita, y, por tanto, del hombre ordinario, y para el cual el mundo es por el contrario una realidad indiscutible de la que no puede hacer abstracción en manera alguna.

Mientras siga siendo lo que es, el hombre no está en

---

[24] Podemos recordar esta frase de San Agustín (In Psalmun, CXXXIV, 4): "Es que, por relación a Él, las cosas hechas no son. Si no se refieren a Él. son [es el ser ilusorio, la maya], si se refieren a Él, no son."

[25] *Tantratattva*, v. I, c. IV passim, p. 224 ss.

absoluto autorizado a decir que el mundo es maya en el sentido vedántico del término. En un comentario al Isa-upanishad, se ha observado que insistiendo en esta doctrina de la maya y en la idea de una contradicción absoluta entre el Principio y todo lo que está determinado y tiene forma, se rechaza la posibilidad misma del yoga y del *sadhana*: pues es "imposible que una cosa pueda transformarse en otra que sea la contraria"[26]. "Somos espíritu y cuerpo; si el espíritu y el cuerpo (en tanto que pertenecientes al mundo de maya) son falsos, ¿cómo esperar alcanzar por ese medio lo que es verdadero?. Con todo rigor, la doctrina de la maya del Vedânta extremo conduciría a negar que el individuo tenga la posibilidad de elevarse hacia el Principio, pues tal posibilidad supone que no hay discontinuidad entre el uno y el otro, y que hay no ya una relación del no-ser con el ser, sino una cierta continuidad. Por tanto, el tantrismo, preocupado por plantear las premisas necesarias para el yoga y, en general para el *sadhana*, por la práctica realizadora, y también por prevenir toda evasión en la contemplación, se ha visto obligado a formular una doctrina del "Brahmán activo", de carácter tan metafísico como el del Vedânta, y se ha visto obligado también a introducir la noción de *sakti* y a dar una dimensión nueva a la teoría de la maya. Nos ocuparemos ante todo de esta doctrina.

---

[26] Jnanendralal Majumdar, *intr. al Ica-upanishad*, ed. Avalon, Londres, 1918, p. 7.

SAKTI, EL MUNDO EN TANTO QUE PODER

Antes que nada, veamos la forma que adopta la metafísica tántrica cuando acepta o traduce la idea arcaica de la *Devi*, de la gran Diosa concebida como la divinidad suprema, a la que convierte de hecho en el principio de la interpretación general del universo.

Puede decirse que el punto de partida consiste en plantear que el principio y la medida de todo ser y de toda forma son una energía un poder actuante que se expresa de una manera o de otra. Se ha comentado que no es casualidad que en alemán "realidad" se dice Wirklichkeit, y que esta palabra derive del verbo wirken, que significa actuar. No es, pues, diferente el punto de vista que la metafísica en cuestión adopta en todos los planos. Ante el poder, *sakti*, incluso el que es "persona", tendría un rango ontológico subordinado, a que se trate de la persona divina, del Dios teísta, de *Isvara*. La de que hay un principio que "tiene" el poder y es distinto se niega esta forma extrema del saktismo: "Si toda cosa existe en virtud la *sakti*, ¿qué sentido tiene buscar a alguien que la posea? ¿Experimenta la necesidad de preguntar en virtud de qué principio apoyo, (*adhara*) existe la *sakti*?[27] Entonces es que no piensa que dría que explicar en virtud de qué principio existe el poseedor *sakti*[28].

[27] Cf. *Tantratattva*, I, 59, y referidas en WOODROFFE, *Shakti and Shakta*, oí p. 164.

[28] Un himno de *Mahakali-Samhita* dice: "En verdad, no eres ni masculino, ni femenino ni neutro. Eres el poder inconcebible, no mensurable, el ser de todo lo que es, tú estas libre de toda dualidad, eres el Brahmán supremo que no puede ser alcanzado más que con la iluminación."

El lazo entre el tantrismo y la metafísica hindú que lo precede puede definirse en estos términos. Esta metafísica no se ha detenido ya en el concepto del ser y la persona: el ser, *sat*, tiene como contrapartida el no-ser, *asat*, y el Absoluto (*Brahmán*, en neutro, a distinguir de Brahma, en masculino) debe colocarse por encima de uno y otro. Así, en un sentido teísta, en tanto que Dios personal (*Isvara*, Brahma u otras hipóstasis análogas), "Dios" no era su punto último de referencia; Brahmán es algo que trasciende a Dios, como una profundidad primordial y abisal. Evidentemente, se le ha identificado con la *Sakti* tántrica, la *Devi*, lo que ha hecho desaparecer en ella toda determinación "femenina" específica (esta cima está incluso más allá de la diferencia entre masculino y femenino),[29] y todo lo que en la civilización arcaica pueda haber sugerido, traspuesto al plano cósmico, la idea de una primacía de lo femenino, es decir, su facultad de engendrar, su fecundidad, pues como la creación en general no es sino una función particular y subordinada, en el hinduismo es la prerrogativa de Brahma, y no del Brahmán trascendente.

Así pues, se le conceden a *Sakti* los mismos atributos que a Brahmán: no hay nada fuera de ella, ella es "sola y sin segundo" (*advaya*). En ella todos los seres encuentran su condición, su vida, su fin. Se afirma: "En todo poder, tú eres el poder en tanto que tal: *sarva saktih svarupini*[30]." "*Sakti* es la raíz de toda existencia, por ella se han manifestado los mundos, por ella se han sostenido; en ella, finalmente, serán absorbidos... ella es el propio Brahmán supremo (*Parabrahman*)... ella es el asiento de todos los otros dioses. Sin *Sakti*, ellos no podrían mantener su existencia personal[31]." Se le da el nombre de parapara, "supremo de lo

(WOODROFFE, ibid., p. 29)

[29] *Mahanirvana-tantra*, V, 1.

[30] *Tantratattva*, v. II, p. XVII; XXI, 355.

[31] Cf. A. AVALON. notas de *Hymns to the Goddess*, Londres. 1913. p. 4.

Supremo", es decir lo que hace que el Supremo (se entiende que el Brahmán de la metafísica hindú *brahmanista*) sea supremo. Ella es "la energía eterna de aquel que sostiene el universo (*vaishnavi sakti*)", y refiriéndose a la tríada divina del hinduismo, a la Trimurti: "No es sino en virtud de tu poder que Brahma crea, que Visnú conserva, y que al final de los tiempos *Siva* disuelve el universo. Sin ti (es decir, sin *Sakti*), son incapaces de ello; tú eres verdaderamente la creadora, la rectora y la destructora del mundo[32]..." "Sostén de todas la cosas, tú misma no tienes ningún sostén." Ella es la que, sólo ella, es "pura" y "desnuda"[33], es decir, que es únicamente ella misma. "Aunque teniendo una forma, tú eres siempre sin forma[34]."

Así agrandada y concebida como primordial, excluyendo todo ser o principio superior a ella, *Sakti* recibe el nombre de *Parasakti*, se convierte "en la que existe en toda cosa bajo un aspecto de poder (*saktirupa*)". Es la forma irreconocible que, en los Tantra, en contacto con la metafísica propiamente aria de los Upanishads, adopta la concepción arcaica y prearía de *Sakti*, en tanto que Magna Mater demetérica, madre de los dioses, divinidad femenina, señora y productora de toda vida y de toda existencia.

Podemos ver en los textos un último punto de particular importancia. Al considerar el Principio del universo exclusivamente como una energía primordial, podría pensarse que su manifestación es un movimiento ciego e interiormente necesario, más o menos lo mismo que la "Vía" en algunas filosofías irracionalistas occidentales, o como en el panteísmo de Spinoza, según el cual el mundo procede eternamente y casi automáticamente de la sustancia de la divinidad con la misma necesidad con la que las propiedades de un triángulo derivan de

---

[32] *Devi-Bhagavaia-Purana*, XIX. V (*Hymne a Jodahambika*, op. cit.).

[33] *Tantrasara*, extracto citado, p. 178.

[34] *Mahanirvana-tantra*. IV. 34; cf. IV 14.

su definición. Por el contrario, en el tantrismo, la manifestación de *Sakti* se considera como libre; *Sakti* no conocía ninguna ley, ni exterior ni interior, y nada la obligaba a manifestarse: "Tú eres el poder, ¿quién podría ordenarte hacer o no hacer lo que sea?"[35] Y como, en el plano humano, el prototipo de la acción libre por excelencia es el juego, lila, los Tantra dicen que la manifestación es juego (*lilamayi sakti*), que su nombre es "la que juega", lalita[36], y que así, pues, en todas las formas humanas, subhumanas y divinas de la existencia manifestada y condicionada no se expresa más que el juego solitario de la suprema *Sakti*, de *Parasakti*[37]. Aquí el simbolismo tántrico se une al del *sivaísmo*, pues hace suyo el tema de la divinidad que danza: la danza como algo libre, sin lazos, es el despliegue de la manifestación. Ya no es *Siva* quien danza, sino la diosa, *Sakti* aureolada de llamas, cuando es comprendida bajo su aspecto propiamente productor.

Sin embargo, era natural que al progresar en este orden de ideas, las posiciones del saktismo extremo, que reflejaban la soberanía arcaica y la prioridad de la diosa, se fueran articulando cada vez más, lo que se produjo con la asimilación de la metafísica *Sâmkhya*, y después con la refundición de la doctrina de la maya en el momento en que ésta había sido formulada ya por *Sankara*.

La *Sâmkhya* es un *darsana*[38] de fondo dualista. Plantea como

---

[35] *Tantratativa*, 1. 194; cf. II. 378. en donde se dice de la *Sakti* que "su sustancia está hecha de voluntad: uchamayi".

[36] NATANANDA, *Commentaire au Kamakalavilasa*, verso 1 (ed. A. Avalon, P- 2): "Para el señor los actos de la creación no son sino un juego simple, pues no son necesarios (*na prayojanam*)". Cf. *Anandalahari*, v. 35: "Por tu juego (el de la *Sakti*). tú manifiestas tu conciencia y tu beatitud en el cuerpo del universo".

[37] *Tantratattva*, 1. 336; *Kamakalavilasa, corn.* a los v. 37-38 (p. 58)

[38] Este término, que habitualmente se traduce por "sistema filosófico", quiere decir en realidad según su etimología: "lo que resulta de un cierto punto de vista". De manera general, las principales "filosofías" hindúes

principio explicativo una dualidad original; la de *purusha* y la *prakriti*, correspondiente a los principios masculino y femenino, o al principio espiritual y a la naturaleza, siendo uno consciente y la otra inconsciente; uno es inmutable y el otro el principio de todo movimiento y todo devenir. La *Sâmkhya* se ha preocupado de excluir rigurosamente del primero, de *purusha*, todo lo que no tiene la calidad de un ser puro, impasible, no impulsado por la acción.

La creación proviene entonces de la unión de dos principios de un género totalmente especial, es decir, de una acción de *purusha* comparable a la de un catalizador en química, que actúa por su simple presencia (*sannidhimatrena upakarin*). Lo que ofrece una analogía mayor con esta teoría es la doctrina aristotélica que explica el mundo y su devenir por la presencia del νοῦς, como "motor inmóvil", despertando el movimiento y el deseo en la materia (*prakriti*). En sí mismo, *prakriti* es concebido como el estado de equilibrio entre tres poderes (los guna, de los que hablaremos adelante). El "reflejo" de *purusha* sobre *prakriti* rompe ese equilibrio y, casi mediante un acto fecundador, provoca el movimiento el desarrollo de *prakriti* en un mundo de formas y fenómenos que el samsara. La *Sâmkhya* admite también que hay una caída, lo se corresponde con la avidya, concepto fundamental de la metafísica hindú y del budismo: *purusha* se identifica con el reflejo de mismo en *prakriti*, con el "Yo hecho de elementos" (*bhutatman*) olvida ser el "otro", el ser impasible hecho de luz pura, el "espectador". "Llevado y contaminado por la corriente de los guna, desconoce lo sagrado, el "augusto creador que hay en él" y "sucumbe en la manía de los "míos" (*abhimano hamakarah*)." Al pensar "yo esto, esto es mío", él "se liga a sí mismo, por sí mismo (*badhna, mana atmanan*) como un pájaro en una red", aunque en su sustancia queda tan poco afectado por todo esto como una gota de agua

---

no son sistemas aislados y cerrados, sino presentaciones de un complejo doctrinal que se articulan sobre diferentes puntos de vista posibles.

se adhiere a la superficie lisa de una hoja de loto[39]. Esto se aplica sobre todo a la condición del ser vivo, *jiva*. El yoga clásico ha sacado sus premisas de la *Sâmkhya*, y ha indicado la vía, por la separación con respecto a la conciencia o el yo (*atman* = *purusha*), mediante la neutralización de las modificaciones (*vritti*) que el yo considera como suyas y propias, cuando en realidad derivan del otro principio de *prakriti*, lleva a recuperar el estado puramente purúshico, podríamos decir "olímpico", y, por tanto, un *mukti*, en la liberación.

Por el momento, sin embargo, no son los puntos de vista de orden práctico los que nos interesan, sino los de orden cosmológico *Sâmkhya* ofrece una explicación del mundo en tanto que éste no es puramente espíritu, ni puramente naturaleza, ni inmutable, ni simple devenir, e introduce la diada *purusha-prakriti*, dos principios que se unen de diversas maneras después de que se haya roto el equilibrio de los guna, y de que *prakriti*, fecundada por el reflejo *purusha*, haya "devenido", se haya desarrollado en el mundo manifiesto de los "nombres" y de las "formas" (para emplear ésta forma clásica, entre los hindúes, de designar el universo diferenciado).

Ahora bien, la síntesis tántrica retoma este esquema pero transformándolo, en el sentido de que, al contrario de lo que sucede en la *Sâmkhya*, *purusha* y *prakriti* no son ya concebidos como una dualidad eterna y primera. Por el contrario, uno y otro se presentan como dos diferenciaciones, o dos formas de *Sakti*; a una le corresponde *Siva* (la divinidad transformada en principio metafísico); y a la otra *Sakti*, en el sentido limitado, es decir, como contrapartida de *Siva*, como la mujer o la *sakti* del dios, como la "esposa" que es también su poder (precisamente el término *sakti* ha tenido tradicionalmente el doble sentido de poder y de esposa), pero manteniendo al mismo tiempo los atributos que le da la *Sâmkhya*: a *Siva* pertenecen el ser, la inmutabilidad, la naturaleza del *atman*, el principio consciente; en cambio, a *Sakti*

---

[39] *Sâmkhyakarika*, 24. 63; cf. *Maitrayani-upanisluul*, III, 2.

le corresponden el movimiento y el cambio; ella es el origen de toda producción, generación y vivificación.

La idea de una fecundación, que no aparece explícitamente en la *Sâmkhya* porque, tal como hemos visto, ésta se limita a hablar de "reflejo" y de acción por presencia pura, si es admitida aquí; de la unión de *Siva* y de *Sakti* procede el universo en sus diversos aspectos, tanto estáticos y estables como dinámicos, tanto en las formas inmateriales y conscientes como en las materiales e inconscientes que puedan encontrarse. Evidentemente, la introducción del elemento *purúshico* o *sivaico* impide pensar que el *saktismo*, bajo su forma extrema, hubiera podido hacer nacer la manifestación de algo semejante a un desencadenamiento salvaje de una energía elemental indiferenciada.

La iconografía tántrica hindú subraya de diversas maneras las características antitéticas de los dos principios. Por una parte, está la iconografía de la danza de *Sakti* hecha de llamas sobre el cuerpo inmóvil y extendido de *Siva* cuerpo mucho más grande que el suyo: aquí inmovilidad significa la inmutabilidad de un principio masculino, y, según las convenciones del arte religioso hindú, su estatura mayor representa su rango ontológico superior en relación con *Sakti* en movimiento. Recordemos también el simbolismo de *Siva* y de *Sakti* (o de otras divinidades hindúes o tibetanas que les son semejantes) que hay en *viparita maithuna*, es decir en una unión sexual caracterizada por el hecho de que el hombre está sentado e inmóvil, y de que la mujer enlazada a él hace todo los movimientos del acto amoroso. A este respecto puede observarse la inversión de las concepciones "activistas" del Occidente moderno: el verdadero principio masculino se caracteriza por el "ser" no actúa, pues es soberano y se limita a suscitar la acción sin verse apresado en ella; por el contrario, todo lo que es acción, dinamismo, desarrollo y devenir está bajo el signo femenino y cae en el dominio de la *prakriti*, de la naturaleza, y no en el del espíritu, el del *atman* o de *purusha*, y no tiene en sí mismo el principio. Inmovilidad activa, y actividad pasiva. El Occidente, que es activista, ha olvidado todo esto, de manera que, por así decirlo, ni siquiera conoce el sentido de la auténtica virilidad.

Durante el periodo en el que el tantrismo desarrolló la doctrina de la diada metafísica, el *Vedânta* era formulado en términos extremos por Sankara. Ya hemos hablado de esta doctrina a propósito de una crítica que le hacía el tantrismo. Desarrollando las ideas de los Upanishads, Sankara se atiene firmemente, y de la manera más intransigente, al principio según el cual no se puede considerar como real lo que cambia y es diferenciado (*kalatrayasattva*). Admitiendo, sin embargo, que nuestra experiencia del mundo no es la de *nirguna-Brahmán* (que corresponde a un *purusha* absolutamente puro, distanciado y solitario), sino que existe un mundo cualificado, condicionado y móvil, *Sankara*, tal como hemos visto, se ve obligado a considerar ese mundo como ilusorio y falso. Pero de esa manera el problema sólo es desplazado, pues falta por explicar de dónde proviene esta apariencia o ficción, y cómo de una manera general ésta ha llegado a ser posible. Entonces *Sankara* introdujo el concepto de maya y lo convirtió en la causa del oscurecimiento del solitario *nirguna-Brahmán*, de la aparición de éste bajo la forma de *saguna-Brahmán*, es decir, de un Brahmán que se manifiesta y se despliega en un mundo de formas y de seres condicionados cuyo Dios teísta y personal (*Isvara*) constituye la cumbre. Maya se concibe como algo insondable e inaprensible; es impensable e indefinible (*anirvacya*).

No puede decirse que sea (pues no es el ser puro) ni que no sea (pues actúa y se impone de hecho sobre la experiencia común), ni que a la vez sea y no sea, afirman los Vedânta. Sigue siendo, pues, un misterio, algo totalmente irracional. Como era de esperar, para *Sankara*, no existe ningún lazo entre *Brahmán* y *maya*.

Todo esto tiende más a mostrar que a resolver la dificultad fundamental a la que se enfrenta el monismo absoluto del Vedânta. El hecho de salirse de la ontología y referirse a una doctrina de los puntos de vista no resuelve la dificultad. Ya en

Grecia, Parménides, concentrado en el ser puro, había formulado una teoría de la doble verdad: a la verdad propia de un pensamiento riguroso, según la cual "sólo el ser es", había opuesto la verdad de la "opinión", δόξα , que puede dar cuenta del devenir y de la naturaleza, pero negándoles "en justicia" el ser. Igualmente, *Sankara* opone un punto de vista profano y empírico (*vyavaharika*) al punto de vista absoluto (*paramarthika*). Desde el segundo punto de vista, maya no existe, y, en consecuencia, para obtener el conocimiento iluminador al cual está ligado este punto de vista, se la ve desaparecer como una nube o un espejismo, y al mismo tiempo incluso desaparece el problema de su explicación. Maya no es más que un producto de la ignorancia, *avidya*, y como su proyección sobre el ser eterno e inmutable.

Pero incluso entonces subsiste la dificultad, pues hay que preguntarse cómo, de manera general, han surgido la ignorancia y el punto de vista no absoluto. Podría encontrase una solución si se estuviera en el contexto de una religión (como el cristianismo o el islamismo), cuyas teologías admiten una creación, pues las religiones postulan la existencia de un ser, la criatura, separado de alguna manera del Dios, del Principio, no idéntico a él, distinto de él (= creatio per hiatum: cómo puede concebirse esto es, evidentemente, un enigma, pero ésa es otra cuestión); incluso podría evocarse justamente el ser finito, creado, el punto de vista "no absoluto" que hace surgir el espejismo de maya. Pero en el monismo vedántico no hay lugar para una idea de este género. Su axioma es éste: "Él (*Brahmán*) no tiene segundo", es decir, que no hay nada fuera de él, ni siquiera un ser creado, sometido a la ignorancia, que experimenta el mundo según la ilusión de maya. Ateniéndose también firmemente al no-dualismo, al *advaita vedántico*, nos veríamos, pues, obligados a admitir que en el mismo Brahmán (pues que no hay otra cosa que él) puede nacer misteriosamente maya con su carácter de espejismo eterno, con su irracionalidad. Y, por tanto, admitiríamos que el propio Brahmán sufre de alguna manera la "ignorancia". Ésta es la única cuestión; sin embargo, la adopción de este punto de vista es un fallo del monismo vedántico.

He aquí algunos argumentos de la polémica tántrica. Bajo un cierto aspecto, no puede decirse que el mundo sea absolutamente "real", sino que maya, por ser la raíz, no es irreal. Puede decirse que es falso del sueño, pero no del poder que lo engendra, y si maya es irreal, ¿de dónde procede entonces el samsara, el mundo finito cambiante? Más todavía: "Si maya es irreal, el samsara deviene a ser irreal", en el sentido de que no puede afirmarse la irrealidad, la contingencia del mundo fenoménico y del devenir —del samsara más que si puede mostrarse que no existe en sí ni para sí, que dentro de una función o poder superior, que, como la ha hecho aparece puede hacer que se desvanezca. Si no se admite este principio, hay medio alguno de considerar el samsara como contingente irreal; en tal caso, éste deberá ser visto como una realidad en eterna y autónoma, mediante la cual el Principio es limitado y alterado. Para los Tantra, la verdadera solución consiste en relacionar maya con un poder, con un *sakti*; sustituyen la misteriosa maya vedántica por *maya-sakti*, la manifestación de la *Sakti* suprema, *Parasakti*. Apelan también al sentido mágico que pueda tener término maya (en efecto, maya- yoga quiere decir un yoga con fines mágicos), siendo evidentemente esta magia no el arte de crear ilusiones, como hacen los ilusionistas y los prestidigitadores, sino arte creador que produce efectos reales. Si se establece una relación entre maya y *maya-sakti*, entonces no hay necesidad de negar ni de tener nada como una ilusión[40]. En su libertad, en su ser, "la que juega", *Sakti*, hace aparecer el mundo del samsara y se manifiesta en él. De esta manera, la unidad del Principio está salvada.

Puede afirmarse también, con razón, que el concepto de poder para que se ejerza en el *sadhana* es una guía más segura que la nebulosa idea del espíritu (*atman*). Para los que no creen

---

[40] *Tantratattva*, I, 206. 281. 295-296.

en *Sakti*, es muy difícil comprender el "uno sin segundo" de la enseñanza tradicional (*sruti*) al mismo tiempo en el plano físico y en el plano espiritual, pues no hay entonces un enlace válido entre los dos órdenes.

Pero un *sakta* (un adepto del *saktismo*) no lucha con esta dificultad. Encuentra en todos los planos de la existencia el poder único que todo lo penetra, por eso se dice en los Tantra: "¡Oh Devi, la liberación sin el conocimiento de *Sakti* no es más que una simple broma!" Y también:

"El problema no está en afirmar o no que esto o aquello sea "irreal", sino en saber hasta qué punto somos capaces de hacer "irreal" (es decir, no existente en sí, lo que implica que se tiene un "poder seguro") aunque no sea más que una sola brizna de hierba[41]." Lo que existe no deja de existir por el simple hecho de que se desee o piense lo contrario: el poder de la acción se encargará de sacarnos de esta fantasmagoría. "En tanto en cuanto el Brahmán no sea percibido en toda cosa, en tanto en cuanto el enlace de la ley de la naturaleza no sea destruido, y la idea de una diferencia entre el yo y los otros no haya desaparecido realmente, el ser particular vivo (jivá) no puede no creer en el universo dualista, y no podrá decir que es sueño, fantasía y falsa apariencia. La fuerza del karma, del poder de la acción, me obligará a creer en ello, lo quiera yo o no."[42]

Así, ocupándose muy poco de saber cómo puede aparecer el mundo desde el punto de vista de Dios (para expresarnos de manera occidental), el tantrismo especulativo ha formulado una metafísica más adaptada a un sadhaka, es decir, a aquel que se compromete en la vía de la realización práctica. Sin embargo, esta metafísica va más allá tanto del dualismo de la Sâmkhya (purusha y prakriti) como de aquel que el Vedânta ha intentado superar en vano (Brahmán y maya). Encuentra así su lugar la

---

[41] *Tantratattva*. I. 225.

[42] *Ibid.*, p. 227.

diada propia de toda manifestación libre. Se piensa, pues, en una "trascendencia inmanente" que se corresponde con *Siva*, es decir, con la forma *Siva* del Principio; es en ésta donde, en un último análisis, todos los poderes de la realidad quedan en suspenso, y es allí donde encuentran su centro y su sostén. Así, se dice que *Siva* es "el que está desnudo" (digambara: libre de toda determinación), y al mismo tiempo "aquel cuyo cuerpo es el universo entero". Con un simbolismo que, como veremos, no carece de relación con la ética tántrica se presenta como aquel que, aunque sumergido en el torbellino de las pasiones, es el señor, como aquel que, señor del amor, él mismo está desprovisto de concupiscencia; unido siempre a las formas, las energías y los poderes (a sakti). No obstante, es eternamente libre, invulnerable, desprovisto de todo atributo[43]. Nada de lo que es diferencia en el juego cósmico de la *Sakti* suprema, afecta a la unidad inmanente de su aspecto *Siva*[44]. Todo lo que es finito e inconsciente deriva así del consciente; es el producto de maya-sakti, que en sí mismo no es inconsciente[45]. Parece importante que la idea de finito no plantea problemas cuando se la remite a un poder que la plantea como tal.

* * *

Todo puede aclarase más cuando consideramos el sentido que, en su conjunto, toma la manifestación de *Sakti* y los "momentos" en los que se articula.

Mientras que un poder particular sólo puede tener un objeto u otro, la *Sakti* suprema sólo puede manifestarse a sí misma, puesto que, por definición, nada existe fuera de ella. Dice un Tantra: "La tierra de tu nacimiento eres tú misma: en ti misma y por ti misma te has manifestado."

---

[43] *Tantratattva*, pp. II. 170-171.

[44] *Kaulavali-tantra*, XI, 12

[45] *Tantratattva*, 1, 281.

Esto no impide que la manifestación implique un "progreso" (prasara), un movimiento hacia el exterior, una "salida" -del estado de identidad estática y una proyección. Corresponde al primer movimiento suscitado en la sustancia femenina por el acto fecundante del *Siva* inmóvil, o purusha, análogo a lo que, en la metafísica aristotélica, despierta los poderes informes de la "naturaleza".

A este respecto, los textos hablan de "mirada hacia el exterior" (bahirmukhi), y ven ahí como un desencadenamiento o una proyección de la *Sakti* bajo las especies de kamaripini sakti, de un deseo, o de una concupiscencia elemental, de un eros cosmogónico que va a crearse un objeto para gozar él mismo de él. Esto es también maya-sakti, el poder mágico de Dios, que termina por hacer aparecer las formas y objetos como si existieran en sí, para confundirse con ellos en el gozo. Esta es la fase llamada pravritti-marga, o vía de las determinaciones, de las formas finitas (vritti) que la *Sakti* engendra y hace suyas. Es también la fase "descendente" en la que predomina la *Sakti* que parece llevar el otro principio. Dicen los Tantra, sin embargo, que la función de *Sakti* es negación: *nishedha vyapararupa saktih*[46]. En realidad, las formas manifestadas no pueden ser sino formas o posibilidades parciales, en relación con el todo no manifestado que reposa en sí mismo. También se dice que maya-sakti es "el poder que mide" (miyate'nena iti maya), es decir, quien crea las determinaciones o límites correspondientes a los diversos seres particulares y a las diferentes formas de la existencia. La ignorancia, avidya, es inherente a este poder en tanto que éste "mira al exterior", hacia alguna cosa distinta[47] como es lo propio del movimiento de deseo y de la identificación del deseo: de manera general, del proceso de objetivación.

Sin embargo, dicho proceso encuentra un límite; a la curva

---

[46] *Yogara* ja, 4.

[47] *Tantratattva*, I. 312.

descendente le sigue otra ascendente, pues la manifestación es automanifestación. En todo aquello que es diferenciado, objetivado y "convertido en otro" por el funcionamiento de maya-sakti, el poder deberá reconocerse a sí mismo; el proceso deberá consumarse en una posesión, el elemento *sivaico* deberá llevarlo al elemento puramente *sáktico* y llevarlo asimismo en todas sus producciones. Al movimiento centrífugo le sucede otro centrípeto; a la "mirada hacia el exterior", a la unión ávida con los objetos que ha hecho surgir la magia de maya-sakti, le sucede el distanciamiento interior de éstos (*nivritti-marga*), opuesto a (*pravritti-marga*). Si en la primera fase la *sakti* le había ganado por la mano a *Siva* y casi lo había cambiado en u propia naturaleza, es lo contrario lo que se producirá ahora, y es *Siva* quien ganará a la *sakti* y la transformará en su propia naturaleza hasta desembocar en una unidad absoluta y transparente. Los Tantra hindúes de la escuela del norte han expresado esto así: "Como en un espejo puro, *Siva* realiza en la *Sakti* la experiencia de sí mismo (*siva-rupa-vimarsha-nirmaladarsa*)[48]." Esto nos hace pensar casi en el sistema hegeliano del Espíritu absoluto que es ante todo "en sí", después se convierte en objeto para sí mismo y, finalmente, se reconoce a sí mismo en la objetivación, y es "en sí y para sí", o podemos pensar también en otros esquemas análogos de la especulación idealista occidental, cuando, comentando este texto, se habla justamente de "ser Yo", en el sentido transcendental -*ahanity evamrupam jnanam*—, como siendo esencia de la experiencia suprema realizada por intermediación de la *Sakti*. Es la misma idea que se ha expresado en los análisis corrientes de la palabra que quiere decir "Yo" en sánscrito: aham. La A, en tanto que primera letra del alfabeto sánscrito, es *Sakti*. Ha, en tanto que última letra del mismo alfabeto, es *Siva*. La fórmula de la manifestación no es ni A ni Ha,

---

[48] *Kamakalavilasa*, v. 2. Añade el comentario: "El señor supremo, contemplando su propia *Sakti* (*svatmasakti*) que está dentro de sí mismo (*svadhinabhuta* conocía su propia naturaleza como "yo soy todo" (paripurno 'ham)."

sino A + Ha = aham o "Yo" en el sentido de la autoidentidad activa conseguida, alcanzada a través de la *Sakti*, como a travéz de un espejo: la cualidad "Yo" (*aham-atmika*) es, pues, la palabra suprema que comprende toda la manifestación, todo el universo, y que en la doctrina de los nombres de poder, en la mantra-sastra (ver las páginas 165 y siguientes), se simboliza por las letras comprendídas entre la A y la Ha[49]. De manera análoga, las diversas manifestaciones del poder en el tantrismo tibetano se refieren a las diferentes partes de la sílaba sagrada Hum, que también significa "Yo" en tibetano[50]. Ahí está el sentido del gesto cósmico del poder supremo, de *Parasakti*, por el cual el mundo de las formas y de los seres finitos se despliega en un movimiento en donde "la dualidad se transforma en unidad y en donde ésta se despliega de nuevo en el juego dualista"[51], en la cual "Brahmán, que es conciencia perfecta (se trata aquí del Brahmán tántrico activo), engendra el mundo bajo la forma de maya compuesta de guna y en donde él mismo juega el papel de un ser particular vivo (*jiva*) para llevar a cabo su juego cósmico[52]". El mismo principio "mirando hacia el interior" realiza la experiencia suprema, y "mirando hacia fuera" experimenta el mundo en tanto que samsara[53].

Se ha establecido una relación entre las "épocas" de la manifestación y la teoría de las dos vías de la que hemos hablado: la de la Mano Izquierda y la de la Mano Derecha, bajo la forma siguiente. El aspecto creativo y productivo del proceso cósmico está ligado con la Mano Derecha, con el color blanco y con las

---

[49] *Kamakalavilasa*, comentarios a los w. 2-4 (pp. 8-11); *Prapancasara-tantra*, IV, 21; 1,86-95.

[50] *Kamakalavilasa*, comentarios a los vv. 3-4 (pp. S-II); *Prapancasara-tantra* IV, 21; I, 86-95.

[51] *Shricakrasambhara-lantra*, p. 7.

[52] *Tantratattva*, I, 312.

[53] Int. de B. K. *Majumdar a los Tantratattva*, v. II. pp. XXVII, CXIX.

dos diosas Uma y Gauri (donde la *Sakti* se presenta bajo la forma de *prakashatmika*: "La que es luz y manifestación"); el segundo aspecto, el de la conversión, está ligado por el contrario con la Mano Izquierda, con el color negro y con las diosas negras, "destructoras", Durga y Kali. El *Mahakala-tantra* dice así que en tanto que el lado izquierdo y el derecho estén en equilibrio, hay samsara, pero cuando el izquierdo supera a la derecha hay liberación.

Viene de ahí una ulterior interpretación de Kali en las actitudes que da a esta diosa la iconografía popular, que la pinta negra, desnuda, adornada sólo con un collar de cincuenta cabezas cortadas. Bajo este aspecto, la-diosa es la sakti de *Siva*, es decir, su poder de trascendencia activa, el color negro expresa precisamente la transcendencia por relación a todo lo que es manifestado y visible. Según cierta etimología, se llama Kali porque devora el tiempo (kala), o el devenir, la "marcha", que es la ley de la existencia samsárica[54]. Su desnudez simboliza su distanciamiento con respecto a toda forma; las cincuenta cabezas cortadas con las que se adorna (en la mitologia popular son las cabezas de los demonios que ha exterminado en un célebre episodio) se corresponden con las cincuenta letras del alfabeto sánscrito que, tal como hemos visto, simbolizan a su vez los diferentes poderes cósmicos que presiden la manifestación (*matrika*); equivalente a los δυνάμεις, de la especulación griega: sin embargo, las cabezas cortadas hacen alusión a estos poderes en tanto que separados de su naturaleza elemental, propia de la fase descendente. Así, si la función del poder bajo la forma de *maya-sakti* es negativa, tal como dicen los Tantra, Kali, bajo el aspecto que acabamos de indicar, bajo la forma de Mahakali, puede definirse como una "negación de la negación". Se afirma aquí la idea de la posibilidad de una orientación autodestructiva o de un autotranscendencia del poder, que en el tantrismo juega un papel fundamental, especialmente en los dominios prácticos

---

[54] *Kamakalavilasa*, comentario a los vv. 1 y 5.

y rituales de la Vía de la Mano Izquierda.

Nos queda por subrayar un punto muy importante, la "destrucción", o la "transcendencia", se concibe esencialmente como yendo más allá de la formas ligadas y manifestadas; es decir, como una recesión de los lazos de identificación extravertida, tanto en el orden humano como en el cósmico: la destrucción no concierne propiamente más que al aspecto de "deseo" y de la autofascinación humillante. Que, en la práctica, en el plano individual, esto exija finalmente procesos de ruptura y destrucción, es algo secundario. En cuanto a las destrucciones que entran en el proceso del mundo manifestado y de la naturaleza, no se confunden con los atributos de Kali que acabamos de describir, atributos que tienen un sentido transcendental, y que en un análisis último se retoman y reconducen hacia lo alto, en tanto que son transcendentes en el sentido latino literal y etimológico. Es por eso que un himno tántrico presenta a Kali como un aspecto de la *Sakti* bajo el cual retoma lo que ella ha producido[55], y la palabra empleada para designar su acción es *visvasamghera*; es la *sakti* el poder de *Siva* el que se manifiesta, pues, esencialmente en ella.

La cosmología hindú tradicional conocía la teoría de la emanación y la absorción (*pralaya*) de los mundos en el curso de los ciclos, no debe confundirse esta teoría con la que acaba de ser expuesta. Hablar de dos "épocas", momentos o fases es impropio, si se da a estos términos un sentido temporal, el de estados que se suceden. En la segunda época no es un orden de la realidad el que resulta eliminado o disuelto; así, como se ha dicho continuamente, no se trata más que de un cambio de polaridad y de una experiencia del ser "sin forma pero poseyendo toda forma (tal como dice el Tantra de la Grande Liberáton)[56], en tanto que él aparece a la vez con y sin forma" (ruparupaprakasa),

---

[55] *Karpuradistotra*, comentario al v. 12

[56] IV, 34.

tal como dice también el Tantrasara.

Bajo él signo de la *Sakti*, reconducida a su principio y en la realización de ese principio, "el mundo, el samsara, permanece y deviene el lugar mismo de la liberación", según la fórmula del Kularnavatantra (mokshaate samsarah). A este respecto, el tantrismo se une a esa forma del budismo Mahayana en el que la suprema y paradójica verdad es la coincidencia del nirvana y del samsara, que se alcanza, según el Zen, por la experiencia del satori. Añadiremos dos reféréncias sacadas de la tradición de los Upanishads que quizas podrían completar lo que acabamos de exponer.

El atman, el Yo espiritual, sirve aquí de punto de referencia. Se consideran-cuatro de sus "sedes" o estados posibles en relación con la manifestación. En el primero, que es de la conciencia normal en estado de vigilia, vaisvanara, el mundo toma un aspecto de exterioridad. En el segundo es percibido bajo su aspecto de sakti productivo, taijasa, no siendo posible esta experiencia más que si el Yo-consigue desplazarse permaneciendo consciente, pasando incluso a una supraconsciencia hacia el espacio que se corresponde, en el hombre ordinario, con el de la vida caótica de los sueños.) En el tercer estado, *prajna*, el mundo de estas energías se revela como "uno"; es percibido en función de su unidad; aquella que, en el plano religioso, es representada por Isvara. Se alcanza este estado cuando el Yo se desplaza hacia esa profundidad que, en el hombre ordinario, se corresponde con el momento en el que duerme sin tener sueño. La ley de las causas y de los efectos no existe nada más que en los dos primeros órdenes; en el tercero sólo existen los principios bajo forma de causas puras. Finalmente, hay un cuarto estado, turiya ("el cuarto"), llamado así impropiamente porque viene tras los otros tres desde el puntó de vista, del *sadhana* y del yoga. Ontológicamente, en sí, retoma y transciende a los otros. Es el nivel de este "Yo" donde, según el texto ya citado, se consuma toda la manifestación. Los Upanishads dicen acerca del *atman* en el estado turiya que "destruye el mundo manifestado entero", "devorando" al propio

Isvara en tanto que "ser por sí"; quien esta más allá tanto de "la mirada hacia el exterior" como de la "mirada hacia el interior", o de las dos "épocas" de las que hemos hablado[57].

Encontraremos la segunda referencia en el Nrisimha-ut-iara-tapaniya-upanishad. En el primer estado, *atman*, el "único", se dice que existe en tanto que "contenido", ati, es decir, inmerso en la materia de su experiencia y como materia de esa experiencia", lo que desde el punto de vista tántrico se corresponde con la forma límite de la función de maya-sakti. En el segundo estado, existe en tanto que anujnatr, o como "aquel que afirma"; no simplemente deseo, sino afirmación: el *atman* "afirma este mundo, afirma su Yo (como Yo del mundo), estando sin Yo el mundo en sí". Hay otra expresión para describir este estado: "Dice sí (om) al mundo entero", gracias a lo cual "da una sustancia a todo el mundo sin sustancia". Así, pues, la realidad exterior es reconducida a una proyección de la realidad del principio espiritual en tanto que "afirmación" y en tanto que aquel que dice "sí" al mundo. En el grado siguiente, el tercero, la experiencia es simplemente, anujna, afirmación pura sin objeto, sin la persona de aquel que afirma; después, la propia fuerza es superada y accede al estado supremo, que no tiene ya más referencia que él mismo y que se llama no-diferencia, *avikalpa*. Aquí, el *Atman* "conoce y no conoce" (es decir, no conoce por el conocimiento que comporta una objetivación, un "otro", el conocimiento es una cosa "simple", *anubhuti*). "Difiere del devenir, aunque no sea diferente"; es él mismo "en todas las formas del ser de las que parece ser diferente"; esta forma de ver es, por tanto, idéntica a "la perfección del conocimiento", a la *prajnaparamita* del budismo Mahayana: "En verdad, no hay ni desaparición ni devenir, no hay nadie que una, persona que actúe, persona que tenga necesidad de liberación ni persona que

---

57 Para todo esto. cf. *Mandukya-upanishad*, I. 1-5; II. II. 11. 13; *Maitravant-upanishad*, Vil. II, 7-8.

sea liberada[58]."

En el mundo, fuera de esta alta metafísica, el límite del proceso descendente, o de extraversión, es representado por la objetividad material de este mundo mismo, por la "materia" física. Se condensa en él la forma extrema de "pensar lo otro". La Chandogyaupanishad, lo mismo que el Ghandharva-tantra, habla de un poder que se podría calificar de autohipnótico y mágico a la vez, por el cual el pensamiento engendra su objeto y se transforma en él. Siguiendo la ley del deseo, la conciencia que piensa lo "otro", una realidad distinta de sí misma, engendra lo otro y es lo otro; en el límite de la identificación total, se tiene la materia en tanto que experiencia y símbolo, pero la "ignorancia" nacida del deseo y de la identificación (de *maya-sakti* en tanto que kamarupini), actuando en la fase de extraversión, hace aparecer la "naturaleza" en su realidad de hecho aparente. En Occidente, el Maestro Eckhart ha escrito que incluso una piedra es Dios, pero que no sabe que lo es, y que es precisamente el no saberlo (o ese no-conocimiento de la parte de Dios que hay en sí = *avidya*) lo que hace que sea una piedra.[59]

En la fase de la manifestación en la que rige *Sakti*, la idea es la misma: la realidad y la naturaleza no son reales por sí mismas, sino una precipitación mágica cósmica de una idea, de un estado. No serian percibidas como tales por el hombre si no actuase en él la función correspondiente a la que le deben todo su ser: la *maya-sakti*.

Más allá del límite de la naturaleza, siempre como objetivaciones y símbolos cósmicos, los grados del proceso ascendente (grados de despertar de "saber", *vidya* -lo contrario de *avidya*) se reflejan en la jerarquía de los seres que, elevándose por encima de la pasión oscura de la materia y del demonismo

---

[58] *Nrsimha-uttara-tapaniya-upanishad* (texto en P.Deussen, Sechzig Upanishaden, 3a. ed. Leipzig, 1921), 2,8,9.

[59] Maestro Eckhart, *Schriften und Predigten*, ed. Bütlner, v. I,p. 135.

de la materia inferior, prehumana, se despiertan en formas cada vez más animadas de la vida consciente y libre; el límite correspondiente es el estado en el que el espíritu es para sí mismo no ya bajo la forma del un objeto o de lo "otro" (o incluso bajo la forma de la alteridad), sino en tanto que sí mismo (*atma-svarupiri*), y donde la *Sakti*, en lugar de ser un principio de sujeción y magia de maya, se manifiesta como Tara, "la que libra", esa gracia a la cual todo lo que parece imperfecto y finito se revela perfecto y absoluto.[60]

Desde el punto de vista de la inmanencia, el hecho de percibir como naturaleza y materia lo que metafísicamente corresponde a una serie de estados de la única realidad espiritual, proviene del grado de *avidya* inherente a una experiencia, que define esta realidad como la de un individuo particular. Esta es la acción de *maya-sakti* en él. Pero en cada uno reside también, en principio, el sujeto o el señor de la función, *Siva*; él es el poder supremo mismo que hace de la experiencia un aspecto determinado del juego cósmico y es tal como quiere ser.[61] Se es pasivo delante de *maya-sakti*, incapaz de asumirla y de relacionarla con su principio: ésa es la única razón por la que no se encuentra en toda forma y en todo lugar a la *Sakti* original, intacta y libre. No se vive el mundo como liberación, según la fórmula del *Kularnava-tantra* que hemos citado o según la verdad suprema del *Mahayana*.

De manera más específica, en toda forma o todo ser del universo debe percibirse una conjunción particular, un nudo

---

[60] *Tantratattva*, I, 280.

[61] *Tantratattva* 1,293,294; "Nuestro Brahmán es otra cosa muy distinta que el Brahmán exclusivo del *aryastra* (es decir, de la doctrina brahmanista). En el cielo como en el infierno, en la virtud como en el pecado, en el deseo como en su destrucción, en el bien como en el mal, en la creación como en la disolución. Él es el mismo en todas partes: en la conciencia, en la inconciencia, y en el juego variado de las dos. El es lo que causa la esclavitud, y lo que, a su vez, da la liberación".

dinámico particular de *maya-sakti* y de *siva-sakti*. La síntesis última se asemeja a una llama que ha consumido toda la materia y que es entonces puramente ella misma: energía pura o acto puro. Por relación a esta energía, toda existencia particular se caracteriza por una inadecuación de dos principios, una diferencia de potencialidad. La materialidad, la inconsciencia, el de condicionamiento de maya en el sentido vedántico, se corresponden en la metafísica tántrica a esa diferencia, y en ella encuentran su raíz.

En todo ser finito, las dos formas primordiales de Parasakti, la masculina y la femenina, *Siva* que es "conocimiento" y *shakti* que es "ignorancia" o movimiento hacia el exterior e identificación extravertida, tienen entre ellas relaciones y "dosis" diversas. Bajo este punto de vista, es *sakti* la que, en un ser, es poder todavía no actualizado bajo la forma de *Siva*; por el contrario, *Siva*, o *siva-sakti*, es lo que en él está unificado y transformado, reunido consigo mismo, lo que es transparente y luminoso. En particular, a la primera le corresponde todo lo que es materia, cuerpo y espíritu; a la segunda, el elemento atman, pero, sin embargo, uno y otro no se presentan en el tantrismo más que como dos maneras de aparecer de un principio único, de una realidad única.

Sólo el hecho de que en una u otra de las condiciones de la existencia, la unión de *Siva* y de *Sakti* no es tan perfecta o absoluta como en el nivel de la síntesis suprema, sólo ese hecho es la causa de que el espíritu viva lo que bajo la forma de *sakti* y *maya-sakti* no es en el fondo más que su propio poder, como una cosa de lo otro, y secundariamente como el fantasma de un mundo exterior. Ser dominado por la *sakti* en lugar de dominarla: ahí está el sentido que toma la finitud de los seres. La diferencia entre *Isvara* (correspondencia Hindú del Dios teísta), o *Siva*, y el ser vivo y finito, *jiva*, consiste, dicen los Tantra, en aquello que, aunque los dos estén unídós a maya (es decir a *maya-sakti*) y sean una sola y única cosa en el plano metafísico, el primero domina al segundo, y por el contrario, el segundo está bajo la sumisión del primero[62]. Tratemos de resumir lo que se ha expuesto en este capitulo: en los Tantra resulta evidente la intención de conciliar la verdad transcendental que corresponde al monismo (o doctrina de la no-dualidad) de los Upanishads con la verdad propia a la experiencia concreta y dualista del ser vivo[63]. La conciliación se realiza por la concepción de un Brahman bajo la forma de una unidad en acto de *Siva* y dé *Sakti*, principios que toman aquí el lugar que tenían en la *Sâmkhya purusha* y *prakriti*. El concepto de *sakti* juega el papel de mediador entre el Yo y el no-Yo, entre lo incondicionado y lo condicionado, el espíritu consciente y la naturaleza, el espíritu y la corporeidad, physis, la voluntad y la realidad, y lo que reconduce esos principios, aparentemente opuestos, a su unidad superior y transcendental, cuya realización se propone al hombre. Mientras que el Kularnava-tantra (I, 110) hace decir a *Parasakti*: "Hay quien me comprende de manera dualista (*ávaitavada*), otros me comprenden de manera monista (*advaitavada*), pero mi realidad está más allá del dualismo y del monismo (*dvaitadvaita-vivarjita*)"; podemos citar de nuevo las palabras del autor del *Tantratattva* "El concepto de poder, para que se ejerza en el *sadhana*, es una guia más segura que la nebulosa idea del espíritu (*atman*)." Es muy difícil para quienes no creen la *Sakti*, comprender el "uno sin segundo" de la enseñanza tradicional (*sruti*) al mismo tiempo en el plano físico y en el espiritual, pues no hay (para ellos) enlace verdadero entre los dos órdenes. Pero un *sakta* (un adepto del *saktismo*) no tiene que luchar con esa dificultad. Por eso se dice en los Tantra: "¡Oh Devi, la liberación sin el conocimiento de la *Sakti* no es más que una simple broma!"[64]

---

62 *Tantraiauva*, 1, 173-174. *Kularnava-ianira*, IX, 42: "El jiva es Siva y Siva es el jiva, la única diferencia es que uno está ligado, y el otro no".

63 *Tantratattva*, 1,83, S5-87.

64 *Tantratattva*, p. XXVI.

LA TEORÍA DE LOS TATTVA Y LA CONDICIÓN HUMANA

Además de la concepción general de la manifestación que hemos expuesto en el capítulo precedente, el tantrismo especulativo conocía la teoría de los *tattva,* que había tomado en gran parte del Sâmkhya y del Vedânta. El término *tattva* tiene muchos sentidos. En este contexto puede traducirse aproximadamente por «principio» o «elemento». La doctrina de los *tattva* concierne a las articulaciones de la manifestación. Es una doctrina bastante abstrusa. Sin embargo, es necesario abordarla, porque gracias a ella, entre otras cosas, puede explicarse la constitución del hombre y su experiencia, y porque la práctica, el *sadhana* y el yoga, la presuponen.

Por una parte, en el plano ontológico, los *tattva* son principios de la realidad; por otra parte, estados y formas de la experiencia. En lo que concierne a su «desarrollo», tenemos que volver a decir lo que ya habíamos expresado a cerca de las dos grandes «épocas» de la manifestación, es decir, que no es necesario pensar en un desarrollo en el tiempo, pues la temporalidad no aparece en este desarrollo ni juega en él más que en cierto grado, y forma parte de un conjunto que comprende también estados que no están sometidos al tiempo y en los que el tiempo no es el habitual. «Cuando se habla del desarrollo de las posibilidades de la manifestación», fia observado con precisión R. Guénon[65], «o del orden en que deben

[65] R. GUÉNON, *L'Homme et son devenir selon le Vedânta,* París, 1947, p. 63.

ser numerados los elementos que corresponden a las diferentes fases de este desarrollo [y tal son precisamente los *tattva*], hay que tener cuidado de precisar que un orden semejante no implica más que una sucesión puramente lógica, que por otra parte traduce un encadenamiento ontológico real, y que no se trata aquí en modo alguno de una sucesión temporal. En efecto, el desarrollo en el tiempo no se corresponde más que con una condición especial de la existencia: una de las que definen el dominio en el que está contenido el estado humano; y hay una indefinición de otros modos de desarrolle igualmente posibles e igualmente incluidos en la manifestación universal.» Un pandit tántrico moderno, P. N. Mukhopadhyaya, ha comparado la acción de los *tattva* con «secciones» diversas hechas en el todo; existen en simultaneidad, como una jerarquía de funciones que se transmutan una en otra.

La relatividad de la ley del tiempo, de la que acabamos de hablar, la cual no reina más que en un cierto estadio del desarrollo de los *tattva,* merece ser subrayada, pues permite eliminar muchos problemas filosóficos pequeños. Por ejemplo, no habrá que preguntarse de qué manera un Absoluto *preexistente* ha pasado a lo finito, pues lo Absoluto no es temporalmente un «antes». Así pues, en el plano crítico es un absurdo colocar al Absoluto en el «término» de una secuencia temporal (la de los grados de la realización). En el nivel samsárico en el que aparece, el tiempo es por naturaleza indefinido, sin fin; por ello, en el budismo, se dice que no se producirá jamás el fin del mundo (la liberación) «marchando», lo que corta de raíz toda fantasía «evolucionista». No es posible alcanzar el Absoluto en un sentido horizontal, sino verticalmente, fuera del tiempo, superando la condición en la que, de manera general, hay un «antes» y un «después». Y así con todo...

Los *tattva* de los que tratan los Tantra de la Escuela del Norte (Cachemira) son treinta y seis y se dividen en tres grupos: los *tattva* puros *(suddha tattva),* puros-impuros *(suddhasuddha tattva)* e impuros *(asuddha tattva).* Se entiende aquí por impureza el grado en el cual en el nivel correspondiente subsiste una «alteridad» (es decir, donde existe una diferencia y se percibe alguna cosa de lo otro, de lo diferente: *idam).* Pero, desde este punto de vista, los *suddha tattva* también son impuros de cualquier manera, pues en lo absoluto no se puede considerar como puro más que la síntesis que, en tanto que sustrato o sustancia de todos los *tattva,* no puede ser incluida en su serie. Ésta, llamada *para samvid* o conocimiento supremo que lo abarca todo, se pone aparte, fuera de los *tattva* propiamente dichos. Se la designa como el estado del espíritu o del poder «que reposa en sí» *(svarupavishranti),* como el conocimiento cuyo contenido no es otro que el «Yo»[66], «inmantente y transcendente a la vez por rela-ción a los treinta y seis *tattva,* ella sola en sí *(kevala)»*[67].

En cuanto a los tres grupos de *tattva,* desde el punto de vista cosmológico, podermos ligarlos con los «tres mundos» de la tradición hindú: el mundo sin formas *(arupa),* el mundo de las formas puras *(rupa)* y el mundo de la materia; o también con los estados de la manifestación —esencial, sutil y grosero *(sthula)*— . Puede relacionárselos tarnbién con los tres estados primeros del *atman —vaisvanara, taijasa* y prajna—, de los que hemos hablado anteriormente (ver páginas 57-59); el cuarto estado, *turiya,* se corresponde con *para sam-vid.* Desde el punto de vista de la *sakti* productora, estos tres grupos se relacionan en los Tantra con el estado del sueño, los sueños, y el despertar: la *sakti* se despierta y el proceso se desarrolla hasta alcanzar la forma límite de la alteridad, la del Yo opuesto a un no-Yo. Ahí, desde el punto de vista ontológico, se agota entonces la progresión de los *tattva.* En la nueva serie, que corresponde a la precedente, pero cuyo recorrido es inverso, no hay ya «producciones» bajo el signo de la *sakti* demiúrgica concebida como un «deseo», sino únicamente estados en los que la alteridad y la ley de la dualidad son dominados poco a poco. Se trata esencialmente de estados de la conciencia iniciática y del yoga, realizados más allá de las formas

---

[66] *Nitiashodashika,* 49-51; *Kamakalavilasa,* comentarios a los vv. 13-14.

[67] *Kamakalavilasa, v.* 18.

de la percepción sensorial en estado de vigilia.

Expondremos ahora cómo se desarrollan los *tattva* hasta alcanzar el límite correspondiente a la dualidad completa. Seguiremos después el recorrido ascendente que conduce al estado humano perfectamente desarrollado. En cuanto al recorrido restante, pertenece a los capítulos siguientes de este libro, pues se refiere a la práctica, el *sadhana,* pues no se trata ya de modalidades de lo real, sino de logros, de realizaciones a las cuales el hombre no puede llegar más que yendo a contracorriente y transformándose en sí mismo.

a) Más alla de *para samvid,* los dos primeros *tattva* son *siva y sakti;* dos principios que en este nivel son distintos, pero están inse-parablemente lindos, lo que simboliza su unión sexual. De ahí el principio tántrico según el cual «en toda manifestación no hay *siva* sin *sakti,* ni *sakti* sin *siva» (na sivah saktirahito, na saktih sivavarfi-ta).*[68] No se trata, sin embargo, de la unión absoluta y transcendente, de *siva y sakti (para samvid),* sino de la unidad dinámica inmanente de la manifestación. Interviene ya un principio de diferencia y de diferenciación, *y siva y sakti* son aprendidos en este nivel bajo la forma de dos *tattva* distintos, como los dos primeros *tattva.*

b) Fecundada por el principio *siva,* la *sakti* se despierta. De ello se deduce, como consecuencia primera, un estado que no es el del ser firme, luz pura, que reposa en sí mismo, sino el del espíritu, materia de la percepción y del gozo. Ante todo, el despertar de la *sakti* comporta una especie de negación del ser bajo forma de una inmersión completa en una subjetividad pura que se alcanza a sí misma, se percibe a sí misma; por así decirlo, se roba a sí misma. Ahí está precisamente el origen primero del deseo, de la «sensación» cósmica original. Ella provoca la negación a la que hace alusión el principio tántrico del que hemos hablado: «la función de la *sakti* es la negación.» En la

[68] *Tantraloka-ahnika, III.*

antigua Grecia se conocía un mito que puede esclarecer lo que estamos diciendo y al que los neoplatónicos dieron una interpretación metafísica análoga: el mito de Narciso. Narciso mirándose a sí mismo puede simbolizar, en efecto, el distanciamiento del estado del «ser», la aniquilación en la mirada a sí mismo, en la percepción y el amor a sí mismo (de ahí viene el término sánscrito *nimesha,* «cerrar los ojos», aplicado a la *sakti* para significar que se absorbe en una percepción de este tipo). Ahí está el nivel del tercer *tattva,* el *sadakhya o nada. Nada* quiere decir literal-mente «sonido»: es el primer movimiento, el *motus* primordial, ori-gen de esta primera disociación.

c) Por una especie de precipitación, el ser «mirado» se convierte en objeto de la conciencia y del deseo. Cesa entonces de ser *aham* (Yo) y se hace *idam* («esto»). Surge así el elemento que se encuentra en el origen de la objetivad o la «alteridad», actuando como una mirada hacia el otro *(yas tu anonyomukhah sa idam iti pratyayah)* y ligado a *unmesha,* la «abertura de los ojos» de la *sakti.* El *tattva* que se corresponde a éstos se llama *bindu-tattva* y también *Isvara-tattva.* Se sabe que, en el plano religioso, Isvara se corresponde con la divinidad personal asociada al mundo manifestado. Se entiende entonces que pueda hablarse de un *Isvara-tattva* si por lo «otro», *idam,* se entiende el conjunto de las posibilidades de la manifestación incluidas en la unidad. Por eso se habla de *bindu,* que literalmente quiere decir «punto»: es el punto sin dimensión que comprende la pluralidad en modo transcendente *(Parabindu,* es decir, el punto supremo). Tal como se dice en un texto, al nivel de este *tattva* hay una «condensación» *(ghanibhuta)* del poder[69], formando una unidad los poderes de la manifestación, imagen de la sustancia del «Yo», o *aham,* bajo la forma del *idam,* de «eso». Podría emplearse así el término químico de «precipitado». Pero aquí, lo «otro» sigue estando totalmente compenetrado por el *aham,* el Yo; es retomado en el «punto» transcendente en

[69] *Prapancasara-tantra,* I, 4.

donde reside *Isvara,* el señor de la manifestación.

d) La dualidad en sentido propio aparece en el nivel del *tattva* siguiente, llamado *sadvidya,* y que es el desarrollo del estado precedente. Objeto y sujeto se encuentran ahora, por así decirlo, uno frente a otro, y en equilibrio perfecto *(samana-dhikarana).* Quizá por eso se da a este *tattva* el nombre de *suddhavidya,* «conocimiento puro», lo que indica precisamente una transparencia asociada, sin embargo, a un principio de la dualidad general, y ésa es la razón de estas palabras: «Todo eso (el universo) no es más que mi propia manifestación» *(sarvo mamayam vibhavah),* que se relaciona con la conciencia «isvárica» en el sentido de que el principio de la diferenciación *(bhedabuddhi)* no ha abolido ahí la identidad. Se termina aquí la serie de los *tattva* puros. Los *tattva* semipuros vienen a continuación, e incluyen a *maya-sakti* y a los cinco *kancuka.*

e) Bajo la acción de *maya-sakti,* la diferencia se refiere a la identidad, y el contenido de la experiencia se hace autónomo. Lo que era transparencia de un «conocimiento puro» universal y *bindu,* punto transcendental que comprende en un solo acto todas las posibilidades de la manifestación, se divide entonces en tres aspectos relativos y distintos: el conocedor, lo conocido y el conocimiento; el primero *(bindu),* a través de la díada *(maya),* se convierte en la tríada, el «punto triple», *tribindu.* Éste es el esquema, o arquetipo, de lo que será toda experiencia finita.

A partir de este nivel se produce un desdoblamiento, como de una persona que se encontrara entre dos espejos, por lo que cada uno de sus movimientos se inscribiría en dos imágenes distintas pero correspondientes. Por una parte, se tiene la serie espiritual regida por el principio *sivaico,* y, por la otra, la serie real o material regida por el principio *sáktico.*

Tenemos que decir ahora algunas palabras sobre los *guna.* Ya habíamos dicho que, en el Sâmkhya, los *guna* son los tres poderes constitutivos de *prakriti,* pero también fuerzas en acto de todo lo que es producido por *prakriti.* En la metafísica tántrica, que no concibe a *prakriti* como un principio en sí, los *guna* tienen un sentido algo diferente y se corresponden a las modalidades de la *sakti* que entran en acción una vez que el proceso ha superado el «punto» metafísico, el *tattva* de Isvara. Los tres *guna* se llaman *sattva, rajas y tamas. Sattva* deriva del término *sat,* ser; designa, pues, el modo de todo lo que refleja de alguna manera la naturaleza estable, luminosa e iluminadora del ser, y que puede entonces ponerse en relación con la naturaleza sivaica. *Tamas,* en cambio, expresa el modo que es fijo, en el sentido opuesto de una rigidez o de un automatismo: inmovilidad inanimada, pasividad ante sí mismo o la fuerza, pero fuerza de la inercia, de la gravedad, de la masa; fuerza de caída, poder que ofusca y limita: todo proceso agotado, pero también todo lo que es potencialidad inerte, está regido por *tamas.* Finalmente, *rajas* es el modo del dinamismo y del devenir, de la transformación o la mutación, de la expansión; corresponde a lo que en sentido estricto podríamos llamar energía, vida y actividad. *Rajas* puede recibir la huella de los dos otros principios: influenciado por *sattva,* es fuerza ascendente y expansiva, como la fuerza en virtud de la cual un ser particular deviene y se desarrolla; influenciado por *tamas,* es, por el contrario, la fuerza que actúa en el proceso de alteración, de caída, de disolución. Del juego dinámico y alterno de los tres *guna,* que presentan transformaciones y conversiones incesantes *(napari-namya kshanam apy avatishthante gunah),* ha salido la variedad de seres y aspectos del mundo. Así, en las doctrinas hindúes, los *guna* son puntos de referencia no sólo para una ciencia de la naturaleza (dando lugar entonces a una física cualitativa semejante a la de Aristóteles), sino también para las clasificaciones tipológicas y caracteriales. Las diferencias entre los seres son determinadas por los diversos modos según los cuales están presentes los tres *guna:* es en función de estos *guna* que el principio purúshico (= sivaico) se en-mascara bajo una forma u otra en el mundo manifestado.

El estado en el que, según el Sâmkhya, no hay ningún devenir, encontrándose los *guna* en perfecto equilibrio, puede corresponder al último de los *tattva* puros de la metafísica tántrica, en el nivel en el que toda la manifestación se reúne «esencialmente» en la transparencia del Gran Punto, *Parabindu.* A la ruptura del equilibrio de los *guna* que, según el Sâmkhya, engendra el devenir del mundo, correspondería el «punto», *bindu,* que se articula y se desarrolla en el nivel de los *tattva* semipuros. En el límite de los *tattva* de este segundo grupo, cuando entra en acción la función de desdoblamiento de *maya,* hay dos modos paralelos de manifestación de los *guna:* por una parte, en el plano espiritual, y, por otra, en el real de lo otro. Dicho de otra manera, los *guna* actuarán como poderes cualificativos tanto en la esfera mental como en el mundo de la naturaleza en sentido estricto y de la materia.

f) De la misma manera que el *tribinciu y* los diferentes modos de aparición de la tríada en la manifestación representan el desarrollo de lo que está contenido sintéticamente, esencialmente y en transparencia, en el *bindu-tattva, los kancuka* representan el despliegue y la explicación de lo que está contenido en *maya-sakti.* Tal como hemos visto le corresponde a ésta hacer nacer la experiencia del *idam,* de lo «otro»; pero hemos observado también que la alteridad implica la finitud, la particularización: lo «otro», por relación al todo, no puede ser más que la parte. Así, a este nivel, lo que en el *bindu-tattva* era todavía el objeto de una experiencia unitaria, intemporal, simultánea, se divide en una multiplicidad, heterogeneidad y sucesión. Los *kancuka* son los poderes transcendentes que presiden este proceso de finitud. *Kancuka* quiere decir literalmente forro, revestimiento: es una alusión al poder destinaco a velar, a ocultar el ser. Correlativamente, los *kancuka* toman también el sentido de principios de la individuación y la determinación: encarnan la función de la «medida» —cortan y definen formas diversas en lo que espiritualmente es homogéneo--, la cual caracteriza, tal como hemos dicho, a la acción de *maya.*

El primer *kancuka* es *kala,* el tiempo, en el sentido general de todo lo que se presenta en sucesión. Es tal que el *atman,* el principio punishico, o sivaico si así se quiere, no podrá encontrarse jamás totalmente en las formas particulares y finitas de una condición dada de la existencia. Así, el *arman* será conducido de una experiencia a otra. En el tiempo, en la multiplicación indefinida de lo finito, se creará perpetua y sucesivamente un sucedáneo de esa totalidad que no puede ya poseer en la simultaneidad. De ello se deduce que todo estado se presenta a sí mismo como insuficiente, teniendo necesidad de un otro para completarse. Es la manifestación de *raga,* que es el segundo *kancuka.* Faltando la plenitud propia en el nivel de los *bindu-tattva,* la conciencia finita está existencialmente suspendida en uno u otro objeto, y eso es, precisamente, lo que desarrolla una sucesión temporal, un devenir. Queda presa así en una red de dependencias, principalmente en las que derivan de la causalidad y la irreversibilidad, pues en el tiempo todo punto está doblemente condicionado: por aquel que le precede y del que sale, y por aquel que le sigue, hacia el cual le impulsa una sed inconsciente de absoluto. Cuanto más avanza, más complejo se vuelve el sistema de condicionamientos. A eso se alude al decir que la acción *(karma)* y la «ignorancia» *(avidya)* giran en redondo, pues *karma* engendra *avidya,* ya su vez *avidya* engendra *karma.*[70] Esto significa que el estado en que no se «sabe» otra cosa que el «otro» es el propio Yo-engendra el deseo y la acción condicionada por el deseo. Pero la acción dictada por el deseo confirma esta dualidad ilusoria, liga cada vez más al Yo con cualquier cosa que parece diferente de él. Vuelve así al Yo cada vez más indigente. Sus desilusiones renovadas, sus acciones igualmente renovadas, le impulsan siempre en la serie temporal, el «curso», en las mismas vicisitudes vanas del que corre para atrapar su sombra.

Esta limitación de la autonomía, determinada por el sistema de relaciones que tienen como origen a *raga,* se corresponden con la función de *niyati,* el tercer *kancuka.* El cuarto es *kala* (que no hay que confundir con el primer *kancuka, kala,* cuya acción extiende la finitud al poder: desde la energía plena y reunida

[70] Cf., por ejemplo, los comentarios citados de *ka-upanishad,* p. 3.

(sarvakartrita) que pertenece al plano de los *bindu-tattva,* se pasa a un poder determinado, definido por una condición de la existencia dada y por un cuerpo dado. Lo mismo sucede en el plano del conocimiento: no sólo el omnisciente toma la forma de un «pequeño conocedor», sino que además el conocimiento, que es transparente y objetivo en el nivel de Isvara, se encuentra alterado ahora por complejos emotivos, tendencias innatas *(samskâra),* por todo lo que está ligado al deseo y al impulso vital, a una situación existencial dada, etc.[71] El poder que actúa en este sentido se llama *vidya-kancuka*[72].

Con todo esto, la función de *maya-sakti* se ha realizado totalmente. Particularidad, multiplicidad (espacio), tiempo, causalidad, impulsos y acciones derivan del estado de privación existencial, condicionando toda experiencia posible. Lo que sucede es que en el nivel de los *tattva* semipuros, estas limitaciones todavía no se han concretizado realmente; se definen como condiciones potenciales generales, unidas a las formas variadas de la existencia finita, que no se realizan más que en el nivel del último grupo de *tattva, los* impuros.

En los Tantra, los *tattva* impuros son casi los mismos que en el Sâmkhya y el Vedânta. El primero es *buddhi.* El *bucldhi* es el *tattva* que, sin estar por sí mismo ligado a una forma particular de la existencia condicionada, es el principio de toda individuación. A su nivel, las conciencias individuales aparecen corno reflejos samsáricos cle la conciencia superior. Por eso el

---

[71] *Tantrasara,* comentario de Agamavagiga, c. IX.

[72] Sobre los *kancuka,* cf. WOODROFFE, *Garland of Letters, op. cit.,* p. 91 y c. XV (pp. 146-154); *Shakti and Shakta, op, cit.,* donde se encuentra también un esquema gráfico de los *tattva; Ahirbudhnya-samhita,* trad. O. Shrader, pp. 63 y ss. Cf. *'l'ya-rapratyabhiina, III,* II, 9: «El ser que parte de *sunya* (que se corresponde a *para samvid)* y de los otros *(tattva* puros), es ser, envuelto por los cinco *kancuka,* por *kala y* los otros, se convierte en un objeto para sí mismo, y deviene, sin embargo, aquel que percibe los objetos como distintos a él.

Sâmkhya había considerado el *buddhi* como el punto de intersección entre lo que es purúshico y lo que es prakrítico.[73] Así pues, el *buddhi,* en tanto que *tattva,* sirve en cierto sentido, en principio, de intermediación entre el orden individual y el supraindividual. Como es en sí mismo superior a la individuación, puede asegurar una continuidad entre las formas y los estados individuales que nada parece unir, desde el punto de vista de que se identifica con ellos y es llevado por la corriente. En cierto plano; esto puede aplicarse incluso a las apariciones particulares del Yo o a las vidas particulares que parecen separadas unas de otras (puede aplicarse aquí a la serie de existencias tal como la supone, de manera bien primitiva, la teoría popular de la reencarnación). Así, para la conciencia individual limitada a una vida particular, *buddhi* se llama también *mahat,* es decir, «el gran principio». Por lo que se refiere a su modo de ser en el plano de la psicología individual, corresponde a todo lo que es decisión, deliberación, determinación; actúa en los aspectos propiamente volitivos y determinativos de la vida interior.

A *buddhi* le siguen *ahamkara o asmita-tattva.* Ya hemos encontrado este término; como a muchos otros, se le da sentidos algo distintos según sea el punto de referencia o el plano en que se le coloca. Aquí, *ahamkara* es propiamente la expresión de esa forma de sentimiento de un «Yo» que, llegado a la conciencia individual, se define por la apropiación de los contenidos de una experiencia interna y externa dada. Por la acción de *ahamkara,* la experiencia es sentida como «mía», es decir, que es subjetivada y que, correlativamente, el Yo hace suyas las determinaciones dadas, hasta llegar a la sensación que expresan estas palabras:

---

[73] Se dice, en PATANJALI (IV, 22), que la conciencia individual aparece cuando *purusha* (Siva), aunque inmutable por naturaleza, es «arrojado» en el *buddhi* como en una matriz, En su comentario, Vyasa dice que esta conciencia no es lo mismo ni algo diferente de *buddhi;* es como su doble prakrítico, sujeta al cambio, y se une a los objetos finitos. Más adelante explicaremos estas ideas.

«Soy este ser determinado de tal y tal manera[74]» Es por esa razón que Patanjali estima que *ahamkara y avidya,* ignorancia, son casi sinónimos, pues el *atman,* en su esencia no es «esto», sino un poder intermedio entre sí mismo y toda forma. En tanto que *ahamkara,* la determinación de *buddhi* se concretiza, se expresa en un estado de existencia particular, condicionado por el lazo entre el Yo y lo «mío».

La individuación se desarrolla después sobre todo a través del tercer *tattva* semipuro, que es *manas,* y después a través de los cinco *tanmatra. Manas,* que tiene la misma raíz que el *mens* latino, puede corresponder en un cierto sentido al espíritu, visto no en el plano psicológico, sino como ligado a un órgano y a un «poder»: el poder que actúa en la percepción, o en las reacciones motrices de un individuo, o en la producción de imágenes (fantasía, imaginación). Difiere en dos puntos de lo que se entiende corrientemente hoy por espíritu y por pensamiento.

Primeramente, se distingue del *atman,* es decir, que el espíritu o el pensamiento no se confunden con el principio espiritual. Por *manas* se entiende simplemente un órgano, un instrumento; para el Sâmkhya, es *prakriti,* es decir, la naturaleza, la *physis,* que constituye la sustancia, y no *purusha* (así se está muy lejos de la glorificación y la exaltación del «pensamiento» propias del Occidente moderno, para quien parece inconcebible, o absurdo y aberrante, «neutralizar» y «matar» el *manas,* tal corno se hace con la práctica del yoga.) A su vez, el *inanas* es la raíz y el principio fundamental de diferentes sentidos, casi como lo que la filosofía medieval europea había llamado el *sensorium commune.* Tal como decían ya los *Upanishads,*[75] es por el *manas*

[74] Cf. WOODROFFE, *The Garland of Letters, op, ch.,* p. 180. 11 Cf. por ejemplo, *Brhadaranyaka-upanishad, I, v*. 3.

[75] Cf. DAS GUPTA, *The Study of Patanjah,* Calcuta, 1920, p. 68: «El mismo libro escrito en el microcosmos interior con la lengua de las ideas se escribe en el mundo exterior con la lengua de la materia.» Esto debe comprenderse en un sentido pleno: los *paramanu,* elementos

que se ve, se siente, se degusta, etc. Los sentidos son, pues, articulaciones de *manas,* órganos del *atman.* El *manas* permite el conocimiento perceptivo por el hecho de que está unido a los poderes de la realidad sensible —a los *tanmatra* de los que hablaremos enseguida—, los cuales, bajo el efecto de la función desdobladora de *maya-sakti,* toman para el individuo el aspecto de una serie doble: por una parte, representaciones e impresiones subjetivas («nombres»), y por otra, la realidad exterior (las «formas»).[76] La congruencia o correspondencia entre las dos series —problema de base de toda la teoría del conocimiento (gnoseología)— sería así, pues, posible mediante una unidad esencial y de un orden superior, que existe en el *manas,* igualmente en un plano supraindividual y preconsciente.

En segundo lugar, tal como hemos dicho, la función de *manas* no es simplemente psicológica. Asociado a *ahamkara,* y, por tanto, con una individualidad particular, *manas* es el poder que, por así decirlo, «corta» la totalidad de la experiencia, de manera que un ser toma conciencia de algunas de sus zonas o secciones, excluyendo otras que permanecen ocultas en el subconsciente o el inconsciente. Una gran parte de lo que es experiencia cósmica se convierte en el inconsciente o el subconsciente del ser vivo individual.[77]

«atómicos» de la realidad física, poseen las mismas cualidades que corresponden a las de las sensaciones y las emociones.

[76] Es necesario subrayar, además, que en la doctrina hindú, la correspondencia que liga las modificaciones mentales a su contrapartida objetiva no sufre excepciones. Así, los pensamientos abstractos y los movimientos del alma tienen su contrapartida en «formas» reales a su manera, objetivas y susceptibles de ser captadas por modos especiales de la percepción.

[77] En el plano psicológico, esta función de *manas* está ligada a la facultad de la atención. El texto upanishádico citado arriba nos dice: «Yo estaba, por otra parte, con el *manas,* no he visto; yo estaba, por otra parte, con el *manas,* no he oído.»

Prácticamente, esta acción selectiva de *manas* se ejerce sobre la materia de una experiencia que ha determinado ya la acción de los cinco *paramanu* y de los *tanmatra.* Para comprender estos *tattva,* hay que abandonar la idea que habitualmente tenemos del proceso de la percepción y del conocimiento sensorial, idea según la cual habría percepciones porque existen cosas reales y materiales. La forma de ver hindú es diferente: no existe una materia en el sentido occidental, y no hay ya realidades físicas objetivas. Se apela aquí, por el contrario, a principios suprafísicos, anteriores y superiores, bien a percepciones simplemente subjetivo- sensoriales, bien a lo que se entiende por realidad física. Estos principios son, precisamente, los *tanmatra,* término que, ligado a la idea de medida *(matra),* expresa un poder de cualificación y determinación. Esta determinación está en relación con las cualidades sensibles, y por eso se habla de *tanmatra* del sonido, del tacto, de la forma, del color, del gusto y del olor. En el orden objetivo correspondiente a la naturaleza, los *tanmatra* se manifiestan en los cinco *mahabhuta*—los «grandes elementos»--, que son el éter, el aire, el fuego, el agua y la tierra. De ahí vienen las correspondencias transversales entre éter y materia sonora, aire y materia tangible, fuego y materia formal coloreada, y finalmente tierra y materia olfativa. Como es natural, no se habla aquí de «materia» más que por analogía, ignorando la teoría en cuestión que es la materia en el sentido moderno: el único sustrato de la realidad es la *sakti* bajo una u otra forma. Hay que subrayar, sin embargo, que las impresiones sensoriales tienen un sustrato real, preciso, que se corresponde con su naturaleza; no tienen un simple alcance psicológico.

Como pertenecen al plano causal, los *mahabhuta* no se confunden con los elementos de la naturaleza en el sentido de estados de la materia física. Los *tanmatra,* con los que hay que relacionarlos, deben ser considerados más bien como «elementos elementantes», como principios que actúan en los elementos y que se corresponden bien a modalidades variadas de la *sakti,* bien a formas de la experiencia suprasensible. Los elementos físicos no son más que manifestaciones o modos de aparición de los *tanmatra* y de los «grandes elementos» en un plano particular que, ontológicamente, se corresponde con el último de los cinco elementos, con la «tierra», siendo concebida ésta como el estadio extremo de la «condensación» o de la objetivación completa de la *sakti* exteriorizada. Así, todo lo que aparece bajo las especies físicas y materiales, en los sentidos de una conciencia individual en estado de vigilia, no tiene como principio más que el elemento «tierra». Y el éter, el aire, el fuego y el agua, de Jos que puede hablarse haciendo referencia a la experiencia humana normal de la naturaleza (sin embargo, a este respecto habría que excluir al éter, pues para el hombre de hoy constituye un concepto de la física, y no el objeto de una experiencia directa), no son los elementos que llevan estos nombres, sino sus apariciones simbólico-mágicas en la «tierra». Sólo cuando como, en la experiencia supranormal del yoga, se retira el *manas* de los órganos de los sentidos, y se percibe directamente, los «grandes elementos» pueden ser conocidos más allá de la «tierra» (de ahí la posibilidad de una percepción extrasensorial supranormal y de los otros poderes del mismo género). Pasar al conocimiento del «agua», por ejemplo, quiere decir que se deja ya detrás de sí el mundo sensorial de la percepción —al cual está ligado no solamente la tierra, sino también el agua, el aire, etc., en tanto que estados de la mencionada materia física— y se llega a un modo de percepción jerárquicamente superior a la «tierra». Tal como se verá en la doctrina de la corporeidad sutil u oculta, este modo se corresponde con el *svadhishthana-chakra,* en un «centro» que sigue inmediatamente al de la tierra.

En lo que concierne a la organización ulterior de una vida finita, tenemos la doble serie de los diez *indriya:* cinco del conocimiento *Unanendriya)* y cinco de la acción *(karmendriya). Indriya* quiere decir «poder», hablando propiamente; los *indriya* son poderes en el sentido de facultades ligadas a órganos por las cuales el *manas,* asociado al *ahamkara* (al principio que hace que se lleve toda percepción y toda acción a uno mismo, a una individualidad), actúa «cortando», tal como ya hemos dicho, la materia global de la experiencia posible según la ley, la forma y el destino que definen una existencia individual dada. Estos cinco *indriya* del conocimiento están ligados a los oídos, a la piel (órgano general del tacto), a los ojos, a la lengua y a la nariz; habría también ahí una progresión que iría de la audición, que corresponde al éter, al olfato, que entre los elementos se corresponde con la «tierra». Los *indriya* de la acción están en relación con los órganos de excreción, de generación, de prensión (las manos), de locomoción (los pies) y de expresión (la voz, la palabra). Cinco por una parte, cinco por la otra, cinco los *mahabhuta* y cinco los *tanmatra:* según la concepción orgánico-cualitativa hindú, todo esto está ligado por relaciones de correspondencia que son particularmente importantes en la ciencia de las realizaciones sutiles, de las evocaciones y despertares. Debemos recordar que la progresión va siempre del interior hacia el exterior, y que, en consecuencia, el exterior se apoya siempre en el interior que lo condiciona. Así, los objetos del conocimiento dependen metafísicamente de los órganos del conocimiento, los del «órgano interno» *(buddhi + ahamkara = manas),* y el del principio espiritual, que se ilustra con esta imagen: «Así como la llanta está sujeta a los radios del carro, y los radios sujetos al cubo, asimismo los elementos de la realidad están sujetos a los de la conciencia, y los elementos de la conciencia al *prâna.»* En este texto, el *prâna* tiene un estrecho lazo con el principio espiritual, el *prajnat-man.*[78] Ello no impide que, en el plano empírico de la existencia dispersa, el sujeto de la conciencia sea el «Yo de los elementos», *bhutatman,* el Yo que es prisionero del juego variado de los *guna* y es más o menos pasivamente transportado por su propia experiencia.[79]

---

[78] *Kaushitaki-upanishad, III,* 8.

[79] Cf. *Maitrayani-upanishad, III,* 2: «El *atman* inmortal se mantiene como una gota de agua sobre una hoja de loto (a la que no ataca), pero este *atman* es transmitido por los *guna* de *prakriti.* Transmitido por ellos, cae

Ahí esta, según los Tantra, la serie de los treinta y seis *tattva.* Cuando llegan a *prithivi,* a la «tierra», el poder se detiene y se fija; se está en el límite de su propia diferenciación, y al mismo tiempo de su identificación y su adherencia a lo «otro». Se ha consumado entonces el movimiento de la manifestación en sentido estricto. *Sakti* se convierte en *kundalini,* es decir, está enrollada. Se la representa como dormida en el centro de la corporeidad oculta del hombre, que se corresponde con la tierra *(prithivi-chakra),* bajo la forma de una serpiente enrollada en tres espirales alrededor del *phallus* simbólico de *Siva,* el Señor inmóvil de la manifestación: las tres espirales simbolizan los tres *guna,* y la otra mitad todas las formas y determinaciones *(vikriti)* que se desarrollan a través de *maya y* los otros *tattva.* Así pues, en el centro, que se corresponde con la «tierra», se encuentra reunida y perdida en sí misma la infinita potencialidad de *Sakti* que he recorrido el proceso de manifestación.

Desde el punto de vista tántrico, por lo que concierne a la naturaleza en general, son los *guna* los que diferencian los aspectos de esta naturaleza. En el mundo inorgánico, el poder está esencial-mente bajo el signo de *tamas;* tiene así un grado mínimo de libertad que se agota en procesos automáticos y mecánicos, representando la «materia», la objetivación o el precipitado de la «ignorancia» en su límite extremo, y por ello de la pasividad del poder en relación consigo mismo. La acción de *tamas* se atenúa en el mundo orgánico; la «vida» representa aquí una forma sáktica parcialmente liberada en una proporción cada vez mayor a medida que se van subiendo los escalones de la

---

en la confusión, no conoce al santo, el augusto creador que hay en sí mismo; contaminado por la corriente de los *guna,* deviene incoherente, vacilante, quebrado, ávido y descentrado; sucumbe a la locura y piensa: "Soy esto, esto es mío" (ésa es la función de *ahamkara)* y queda prisionero de sí mismo, como un pájaro en una red.» Se añade, sin embargo, que «no es *purusha* lo que es llevado, sino solamente el "Yo de los elementos", porque está contenido (sumergido en su experiencia)», *ibid., III,* 3.

evolución orgánica. Así, las diferentes existencias de este mundo pueden considerarse como la objetivación, el símbolo hecho sensible de grados crecientes de «saber» *(vidya).* Dicho de otra manera, se ve ya en la vida un fuego que consume la «ignorancia»; en un organismo vivo, lo «otro» está ya en cierta medida retomado en una unidad y atravesado por una cierta luz. La *sakti* está aquí esencialmente bajo el signo de *rajas,* que es movimiento de expansión, impulso y dinamismo. Finalmente, cuando la vida, por ejemplo en el hombre, se reúne y se liga con formas superiores de la conciencia, comienza a manifestarse la influencia de *sattva* (cuya esencia es «ser» y luz pura).

El hombre es *sakti* bajo la doble forma de poder consciente y activo frente a sí mismo (ahí está lo que de ordinario se llama el espíritu) y de poder inconsciente y pasivo frente a sí mismo, que se corresponde con la vida orgánica y con el cuerpo. Este inconsciente del individuo tiene correspondencia con el macrocosmos; es la forma tamásica bajo la cual un ser finito tiene la experiencia del macrocosmos, es decir, del conjunto de los poderes de la realidad. Esta idea constituye la base de las prácticas del hatha-yoga tántrico. Las fuerzas cósmicas están encerradas en el inconsciente y en el organismo vital. Éstos forman la corporeidad oculta del hombre. Así, cuando las enseñanzas tántricas, y en general las de la India, se sirven de la expresión *kaya* (cuerpo), se refieren, con un deslizamiento del sentido, a los elementos presupuestos por cada existencia individual en cuanto que sustratos de la percepción directa y normal: así, una mano, aunque sólo ella sea visible, presupone el conjunto del organismo.

En cuanto a estos «cuerpos», los Tantra siguen sobre todo al Sâmkhya, que había discernido un cuerpo triple, el cual, relacionándose con los *tattva* tántricos, puede ser interpretado de la manera siguiente. Está, ante todo, el cuerpo llamado «causal» *—karana sarira—,* que retoma el conjunto de los *tattva* superiores. Viene después el «cuerpo sutil» *—sukshma sarira—,* que a su vez presenta dos aspectos. Primero un aspecto mental, (es el «cuerpo hecho de espíritu», *manomaya o vijnanamaya),* en donde actúan *buddhi, manas y* los elementos fundamentales que, tal como hemos dicho, son también los principios inmateriales superiores y anteriores a las diferentes facultades de la percepción sensoria que, por otra parte, condicionan. En segundo lugar, un aspecto «vital» (el cuerpo llamado de la vida o del aliento, *prânamaya),* que juega el papel de sustrato de todo lo que es orgánico, fisiológico, y de todas la fuerzas y funciones vitales. Cuando se manifiesta en la existencia samsárica, el cuerpo hecho de espíritu se cubre, por así decirlo, con ese cuerpo vital o cuerpo de aliento.[80] Finalmente, está el cuerpo material *—sthula sarira—* que es el cuerpo propiamente dicho, el soma. Compuesto de un cierto grupo de cinco elementos *(bhuta),* representa la forma más exterior y espesa de la manifestación de la entidad humana. El cuerpo material está gobernado por el cuerpo sutil, y éste por el cuerpo causal. Toda la manifestación está potencialmente comprendida en el conjunto de los tres.

---

[80] El cuerpo sutil se corresponde, en la antigua tradición egipcia, con el *sekhem,* que podríamos traducir por «poder» (= *sakti),* «forma» y también «fuerza de vida» (cf. W. BUDGE, *Gods of the Egyptians,* I, pp. 163-164). Las correspondencias con las doctrinas relatadas por AGRIPA *(De occulta philosophia III,* 37, 43) son importantes; habla de un «corpúsculo celeste y aéreo, que algunos llaman el vehículo etérico del alma, y otros su carro», por el cual el alma penetra en el cuerpo partiendo del centro de éste, del corazón, como en la enseñanza hindú. Añade después: «Yo lo llamo *eidolon,* el poder que vivifica y rige el cuerpo, que es el origen de los sentidos, y por el cual el alma ejerce en ese mismo cuerpo las facultades sensoriales. Siente las cosas corporales en medio del cuerpo, pone el cuerpo en el espacio, le sostiene en el espacio, y le nutre durante el sueño. En este *eidolon,* dos virtudes muy poderosas dominan; la primera se llama fantasía ... o virtud imaginativa o cogitativa; la otra se llama el sentido de la naturaleza [en tanto que realidad animada].» «Por el cuerpo, el hombre —siempre según Agripa, que retoma también aquí la enseñanza iniciática tradicional— está sujeto al destino *(karma),* por el *eidolon,* su alma transporta la naturaleza en el destino, pero por el espíritu = principio *siva,* está por encima del destino.

Conviene decir algunas palabras del segundo cuerpo, bajo su aspecto del cuerpo de vida o de aliento, a causa de las relaciones importantes que tiene con el yoga. Es una entidad que juega, frente al cuerpo material, el papel que atribuye Aristóteles a la «entelequia», noción retornada por algunas escuelas modernas de biología con orientación vitalista. La entelequia, por así decirlo, es la «vida de la vida», algo inmaterial y simple que, compenetrándolo y animándolo, hace del cuerpo una unidad y está en el origen de su forma o constitución particular y con el acuerdo y el tono particulares de sus diversas- funciones. Aquí, la diferencia con la entelequia aristotélica y con el vitalismo moderno reside en que, en la enseñanza hindú, no se reduce a un simple principio explicativo. El *prâna,* la fuerza vital, cuyo cuerpo sutil está constituirlo bajo este aspecto propio, según la enseñanza tradicional, puede ser objeto también de la experiencia en el estado «sutil» de la conciencia del cuerpo. Se dice que éste era entonces la impresión de algo luminoso, irradiante *(tejas).* Leemos en los *Upanishads*[81]: «Lo que es *prâna* es *prajna y* lo que es *prajna* es *prâna»,* remitiendo el término *prajna* a una percepción de este género.

Aunque no es la respiración, como en algunas interpretaciones groseras de estas enseñanzas, el *prâna* está ligado, sin embargo, al aliento vital. La fisiología suprafísica de la India distingue cinco modos principales: *prâna, apana, vyana, samana, udana.* Son los cinco *vayu,* palabra que viene de la raíz *va,* moverse como el viento y el aire, y que podría traducirse por «corrientes». La enseñanza sobre los *vayu* es bastante complicada, bien porque se trata de elementos de una ciencia experimental suprasensible (del yoga), bien porque los textos emplean de formas diversas las denominaciones de los *vayu.* Según la opinión que prevalece, el primer *vayu* que lleva el nombre de *prâna,* de la fuerza de la vida en general, es «solar» y se corresponde a una función aspirante y atractiva ejercida sobre

[81] *Kaushitaki-upanishad,111,* 2.

el medio cósmico; absorbe en el cuerpo de vida lo que sirve de *prâna* cósmico a este cuerpo y está ligado a la respiración en su fase de inspiración, bajo forma de aliento torácico. Los textos dan interpretaciones variadas de *apana;* se corresponde sobre todo con la fuerza vital que actúa en las funciones de excreción y de eyección (en la emisión del esperma, en particular, y por esto no deja de tener cierta relación con la sexualidad), y tiene un carácter «terrestre». En tercer lugar, *vyana,* el «aliento difuso» o «penetrante», que penetra el cuerpo, lo mantiene en un todo y preside también el metabolismo, los procesos de distribución y de circulación orgánica. En cuarto lugar, *samana,* «el aliento que reúne», ligado a los procesos de asimilación vital y orgánica. Y, finalmente, *udana,* cuya función, contraria a la del primer *vayu,* no es de inspiración sino de espiración, de salida al medio cósmico. A partir de ahí se establecen varias relaciones: relación entre *udana* y la función de la palabra y de la pronunciación, de la emisión de la voz; relación con la restitución de la energía vital de aquel que, en la muerte, emite su último suspiro; relación también con la corriente ascedente que sube a lo largo de *sushumna,* con aquel que sale del modo de la existencia humana por la muerte activa del yoga. En el hatha-yoga, se considera principalmente a *prâna y apana* bajo forma de antítesis; *prâna* se dirige hacia lo alto, *apana* hacia lo bajo, y *vyana* sirve para mantener a ambos en un conjunto[82].

Su carácter dinámico y vivificante pone el cuerpo pránico en relación particular con la *sakti;* siendo *sakti* por relación a *Siva* el principio del movimiento y de la «vida». A él alude el simbolismo hermético-alquímico occidental de la «mujer oculta» o de la «mujer del filósofo».

---

[82] *Maitrayani-upanishad,* II, 6, *y Mundaka-upanishad, 11,* 2, *5; Amrtabindu-upanishad,* 34-37. En este último texto, se dan los «colores» (que no es necesario comprender en un sentido físico) de los *vayu: prâna,* rojo rubí; *apana,* rosado; *samana,* como de cristal opalescente; *udana,* amarillo pálido; *vyana,* semejante a una llama.

Este cuerpo sutil se considera también como la sede de los *samskâra o vasana.* El sistema de los *tattva* da cuenta de las condiciones generales de una conciencia individual particular en una forma dada de la existencia; pero no explica la existencia real de una concíencia individual dada, de un *jiva* dado en lugar de otro. Hemos visto que *manas-tattva* «corta», circunscribe y organiza una experiencia particular posible. ¿Cuál es la causa que determina esta experiencia precisamente, y no otra? Este mundo tiene que corresponder a lo que el *jiva,* el ser individual vivo, afirma o desea en su voluntad de devenir, profundo y transcendental (del que hemos visto que está ligado a *buddhi-tattva).* De ahí viene el sentido más general de los *samskâra.* Los *samskâra* se corresponden a una preformación interior y transcendental a la que se ordena la acción de discriminación y de individuación de *manas.* En un círculo más restringido, en el cuerpo de vida, éstas son potencialidades subconscientes, algunas de carácter orgánico, otras de carácter psíquico; no se trata, pues, solamente de la forma de un cuerpo dado y de su constitución, sino también del temperamento, del carácter, de las tendencias innatas de un individuo. La presencia de un cierto grupo de *samskâra* y no de otro, hace que cada uno sea lo que es (y, además, se encuentre en su «mundo»). Esto es lo que ha presentido la filosofía occidental (Kant, Schopenhauer), dándole el nombre de «carácter inteligible» o «nouménico»; pero la concepción hindú es más amplia, pues comprende también el dominio biológico y «sutil» y lo que determina, de manera general, la situación existencial del individuo en su particularidad.

¿Cuál es, a su vez, el origen de los *samskâra?* El problema es complejo. Remite a las doctrinas de las herencias múltiples. Las formas populares de la enseñanza hindú dan una explicación basada en la reencarnación, y con la que hay que mantener ciertas precauciones: los *samskâra,* razones y causas de lo que es un ser finito, serían, como cuerpo, espíritu, tendencias y experiencia, la consecuencias y el resultado de formas anteriores de existencia y también los rastros y hábitos salidos de una actividad anterior *(karma).* Evidentemente, el problema no está resuelto; simplemente ha sido desplazado, pues si para explicar la acción de los *samskâra* en la existencia actual nos remitimos a las acciones cometidas en una existencia precedente que los habría engendrado, con el fin de explicar por qué precisamente existen esos actos, habría que remitir a otra existencia precedente y seguir así indefinidamente sin llegar a nada. Será necesario detenerse en un punto u otro, hacer referencia a un acto de autodeterminación. Falta por conocer el lugar de ese acto.

No puede encontrarse ni en el tiempo ni en la historia, pues en el tiempo o en la historia no existe ninguna continuidad entre las diferentes manifestaciones de una conciencia individual, entre las «existencias» del mito de la reencarnación. La continuidad existe sólo en el plano sutil vital (pránico), en la fuerza de vida que no está ligada a un cuerpo particular y no se agota en él. Sin embargo, existe en un grado más elevado: en el nivel de *buddhi-tattva,* del *tattva* del «individuo individuante», podríamos decir, y cuya función está por determinar. Aquí, en el límite superior de los *tattva* impuros, hay que pensar que se produce una interferencia en esos términos. Por un lado, la autodeterminación pura de la que hemos hablado, y que, en cierta medida, viene de lo alto, de la esfera de los *tattva* puros y del «cuerpo causal», y se traduce en el acto del *buddhi.* No hay que buscar causa a esta determinación, pues se encuentra aquí en una región en la que la razón última del acto es el acto mismo, en la que las causas no están determinadas por otras causas y toda forma se manifiesta como un momento de lo que se ha llamado «juego», *lila,* de la *Sakti.* En este plano superior, el plano de *prajna,* no existen, pues, antecedentes ni *samskâra.* Sin embargo, los *samskâra* son asumidos inmediatamente después, por elección, coalescencia y apropiación *(ahamkara),* al encuentro de lo que puede llamarse la corriente *samsárica* en sentido estricto, la cual comprende fuerzas preformadas, líneas de herencia de diferentes tipos, bien biológicas bien pránicas, que reenvían a antecedentes próximos o lejanos más o menos ligados entre ellos. En este sentido, los *samskâra* actúan en el cuerpo sutil en donde se manifiesta el cuerpo causal y dirigen bien la acción individualizante y selectiva de *manas* y de sus órganos, o bien la vitalidad que sostiene, alimenta y modela la forma física. Bajo un cierto aspecto, las antiguas nociones de «demonio» y de «genio» pueden corresponderse con el cuerpo de vida informado por un grupo de *samskâra* dado y destinado, por intermedio de *buddhi,* a dar vida a la imagen samsárica de *Siva* inmóvil. Sin embargo, los *samskâra* no tienen ninguna relación con el verdadero núcleo de la personalidad, con lo que podríamos llamar su elemento sobrenatural, con ese núcleo más profundo que, ya en el nivel de *buddhi,* se coloca fuera de las condiciones que permitirían atribuirles antecedentes temporales, formas anteriores de la existencia individual. Ello nos inclina a desmitificar la concepción popular de la reencarnación que, a pesar de lo que pretenden algunos, no forma parte de la enseñanza esotérica.[83]

Acabamos, pues, de exponer los principales aspectos de la visión que se da en los Tantra del mundo y del hombre. El papel que haya podido jugar allí la especulación metafísica no debe permitir concebir esta visión como una simple «filosofía». Ha sido elaborada esencialmente pensando en la práctica realizadora y forma parte de un *sadhana-sastra.* Es la base y el cuadro de un

---

[83] Encontramos la misma concepción, en gran parte, en la doctrina del demonio múltiple que cuenta AGRIPA *(Decc. philos., III,* 22). Habla ante todo de un «demonio sagrado» que «no viene de los "astros", sino de una causa superior, del Señor eterno de los espíritus.» Tiene un carácter universal y supera todo lo que es naturaleza *(samsara).* Según la terminología de Agripa, es el «espíritu» *(mens)* el que se corresponde con él, comprendido como la parte transcendente del hombre que «no puede ser condenada», pero que, dejando a su destino *(karma)* las fuerzas a las cuales se alía, regresa totalmente a su origen (III, 36), así como, en la doctrina hindú, el *atman* no es tocado ni por las buenas acciones ni por las malas. Después viene un segundo demonio, el del «engendramiento», que, según algunos, es elegido por el alma en el momento de su descenso al cuerpo, y está ligado a los astros (es decir, determinado por un destino dado, por una influencia o una línea samsárica dada): es el «ejecutor y conservador de la vida, que él concede al cuerpo, del cual cuida tras habérsela transmitido.

conjunto en el que la acción juega el papel decisivo. Y, en efecto, se dice: «Toda cultura de un espíritu vasto es vana si no se obtiene al mismo tiempo el poder que confiere el *sadhana*».[84] Pasemos, pues, al plano práctico, al estudio de los ritos, las técnicas y el yoga tántrico.

[84] *Tantratattva,* I, 25.

PASU, VIRA Y DIYYA. LA VÍA DE LA MANO IZQUIERDA

Ya hemos dicho en la introducción que el tantrismo, en tanto que práctica, presenta diversos aspectos. Antes que nada, hay que distinguir entre sus formas populares —en las que encontramos su-pervivencias y reminiscencias de cultos y prácticas del sustrato preario de la civilización hindú— y las formas diferenciadas que forman parte de la iniciación y del yoga. En éstas, aparte de la orientación particular dada por el saktismo y sivaísmo, se persigue el ideal más elevado de la espiritualidad hindú: el decondicionamiento del ser humano: la «Gran Liberación».

No nos retrasaremos en las formas populares. Pertenecen esencialmente al dominio de la etnología. Está presente en ellas el culto a Devi, asociado a veces a prácticas de brujería y orgiásticas. Por lo tanto, nos referiremos a continuación a ciertas formas del mismo género, cuando las encontremos integradas en una u otra de las variedades del *sadhana* tántrico.

Se puede unir las articulaciones principales de este *sadhana* a una tipología y al problema de la clasificación de los individuos *(adhikara).* Se admite, en efecto, que las diferentes vías corresponden a diferentes cualificaciones, que una vía adaptada a un tipo humano dado puede no ser conveniente para un tipo humano diferente, y, por tanto, hay que desaconsejársela o prohibírsela. A este respecto, y a propósito de ciertas experiencias de un carácter bastante inquietante para el profano, Woodroffe ha observado, con razón, que en lugar de decir «esto está mal» habría que decir: «Esto no me conviene».[85]

La tipología de la que hemos hablado se fundamenta en la teoría de los tres *guna,* que hemos expuesto anteriormente (cf. pp. 69 y ss.): hay hombres tamásicos, hombres rajásicos y hombres sáttvicos, es decir, individuos en los que predominan respectivamente las cualidades de *tamas, rajas o sattva.* Los Tantra hacen una distinción muy general, en el sentido que oponen los seres del primer tipo a los de los otros dos tipos, y se dedican exclusivamente a los segundos para el *sadhana* y el yoga. El concepto específicamente tántrico de *pasu* se aplica a la primera categoría. *Pasu* puede querer decir también «animal», y puede designar así al hombre instintivo y bestial, impulsado por bajos intereses. Pero la palabra sale del verbo *pas,* que quiere decir ligar, y es por eso que se aplica no sólo a aquellos que están sujetos a lazos naturales, a los seres en los que predomina la naturaleza material y animal, sino también a aquellos que están sometidos a lazos sociales y morales, que siguen de una manera pasiva y conformista las diversas normas y ritos, sin poseer el «conocimiento». De esta manera se manifiesta la forma limitativa y obtusa de *tamas.* Así, no es que *pasu* sea necesariamente «malo», incluso puede parecer «bueno» para el juicio común. Dicen los Tantra que en el *kali-yuga,* es decir, en la última era, los que tienen una naturaleza de *pasu* (en los dos sentidos) constituyen la mayoría, por no decir la totalidad de los seres. Hay que reconocer que estas ideas, formuladas hace muchos siglos, dan cuenta bastante bien de la situación de nuestro tiempo. En la India, es una característica de los Tantra el limitar a los *pasu* todo lo que es práctica devocional y religiosa. Algunas veces llegan incluso a considerar que el *vedacara* (el conjunto de las prácticas védico-brahmánicas) es relevante para los *pasu* o todo lo más para los grados más bajos del grupo siguiente, los *vira.*

La palabra *vira* tiene la misma raíz que el término latino *vir,* que quiere decir hombre en el sentido eminente, por oposición

[85] *Shakti and Shata, op. cit.,* p. 408.

a homo; designa a una naturaleza viril y «heroica» (*vira* se emplea también para designar a un «héroe») determinada esencialmente por *rajo-guna.* Los *vira* han sido subdivididos a su vez en muchas categorías. Según el *Kularnava-tantra*[86], hay *vira* de la Vía de la Mano Derecha *(dakshinacara) y vira* de la Vía de la Mano Izquierda *(vamacara);* se considera a los segundos como superiores a los primeros, y el texto utiliza el simbolismo guerrero *(kshatriya)* para subrayar sus cualidades de fuerza, valor, audacia y desprecio del peligro. Vienen finalmente los *siddha y los kaula,* cuya vía, *kaulacara,* sería tal que «no la hay ni más alta ni mejor»; retomando una imagen budista, se dice que su ley, o verdad, *dharma,* borra o hace desaparecer todo otro *dharma,* de la misma manera que la huella de un elefante hace desaparecer la huella de todos los otros animales[87]. La palabra *siddha* contiene una idea de perfección, de logro, y por esto podría tener el sentido de «adepto». En cuanto a la palabra *kaula,* viene de *kula,* que en su acepción ordinaria quiere decir gran familia, caGta noble o clan, pero que ha venido a designar una organización o cadena iniciática en la que se supone la presencia real de *Sakti* (por eso se llama a *Sakti* «la Señora de Kula». Los *kaula* son aquellos que forman parte de una organización semejante. Si *en* general los *vira* se caracterizan por *rajo-guna,* en los grados de la jerarquía de los que acabarnos de hablar esta cualidad se purifica y tiende a transmutarse en *sattva-guna,* es decir, en el *guna* de la cualidad luminosa y soberana que caracteriza a la categoría tercera y principal de la clasificación tripartita, la de los *divya* (de *deva,* dios). Tenemos, pues, tres categorías: *pasu, vira y, divya.*[88]

---

[86] *Kularnava-tantra, II,* 7-8 ss.; *Mahanirvana-tantra,* IV, 43-45. En cuanto a la tripartición, en general, cf. *Vilvasara-tantra, XXIV ; Nitya-tantra,* III.

[87] *Mahanirvana-tantra,* XIV, 180, y otras exaltaciones de *kaula, ibid.,* 183-193. Cf. WOODROFFE, *Sahkti and Shakta,* pp. 490-498, 141.

[88] En el *Kalivilasa-tantra* (VI, 1-12), los tres tipos cie *pasu* de *vira y* de *divya* se ponen en relación con las cuatro eras del ciclo actual: la naturaleza *(bhava)* del *divya* correspondería a las dos primeras eras (de

En lo que concierne a los *vira,* ha desaparecido en ellos todo límite y toda coacción. Los ritos, las prácticas e incluso el culto tradicional pueden mantenerse todavía, pero teniendo en cuenta la diferencia que separa a aquellos que tienen el conocimiento *(prabuddha)* —es decir, que ven su esencia y sus valores superiores, esotéricos e iniciáticos— de los ignorantes *(mudha).* En particular se reserva a los *vira* el ritual secreto, el *pancatattva,* del que hablaremos más tarde, y que entre otras cosas incluye la utilización del sexo y de bebidas embriagadoras. Para el *kaula* y para el que ha alcanzado el estado de verdadero *siddha-vira,* para aquel que *es* y que *sabe,* que es dueño de sus pasiones, que se identifica completamente con *Sakti,* no hay ninguna prohibición[89]. Como la *Sakti* suprema (Parasakti) ha superado a los contrarios, incluso el bien y el mal, el honor y el deshonor, el mérito y la falta, así como todos los otros valores humanos (o, por mejor decirlo, los valores que rigen a los *pasu),* éstos dejan de tener un sentido para el *vira.* Y, lo mismo que *Sakti* es absolutamente libre, el *vira* es llamado *sveccherin,* o «el que puede hacer todo lo que quiere». De ello se deduce que su comportamiento puede ser tal que los profanos le teman, evitándole y condenándole.[90]

«oro» y de «plata», *satya y treta-yuga),* la de *vira,* a la segunda y tercera eras (de «plata» y de «bronce», *treta- y dva-para-yuga),* la de *pasu* a la última era («era de hierro» o *kali-yuga).* De ello resulta-ría que los *vira y los divya* representan los restos de una raza del espíritu que casi ha desaparecido hoy. El *Jnana-tantra* afirma que «no hay ya hoy calificación *(bhrava)*superior a la de los *pasu»;* por eso prohíbe el ritual *pancatattva,* o exige al menos que no sea revelado a aquellos que son, a pesar de todo, *vira o divya.*

[89] Cf. *Tarkalamkara, op. cit.,* en *Shakti and Shakta,* p. 350; *Kularnava-tantra, IX,* 4.

[90] Podemos recordar con este fin !a historia tibetana de Naropa, quien busca en vano al maestro Tilopa: cada vez que lo encuentra, Tilopa se le escapa porque el 01 ro no sabe reconocerlo. Por ejemplo, Naropa encuentra a un hombre que le pide que ayude a matar a una mujer.

Un hecho significativo: entre las diferencias que separan las dos vías tántricas de los grados superiores (las de la Mano Derecha y Mano Izquierda, puestos aquí los dos bajo el signo de *Siva, saivacara),* una de ellas muestra que incluso el logro de lo más alto *(siddhi)* encubre siempre en la primera vía «alguna cosa por encima» del adepto, mientras que en el *siddhi* de la Vía de la Mano Izquierda, en cambio, «él mismo se convierte en el soberano» *(cakravartin =* rey del mundo)[91]. Esto quiere decir que todo rastro de dualidad entre el hombre cumplido y la transcendencia (y, por tanto, toda hipóstasis divina) queda superado. Con la realización del estado de *Siva (sivatva),* caen todo sentimiento de diferencia y todo sentimiento de subordinación. En los Tantra budistas (Vajrayana), el propio Buda anuncia a menudo la ley de los *vira* o de los *kaula* y presenta a éstos como algo que está «más allá de los Veda» *(vedasyagocara),* totalmente liberados de las disposiciones propias de los *pasu,* poderosos tanto cuando golpean como cuando conceden favores, gozando de todo tipo de objetos de los sentidos. Toman formas variadas: tanto la de hombres que siguen la leyes morales y sociales *(sishta), tanto la de hombres que la infringen (bhrashta),* o tanto incluso la de seres no encarnados, supraterrestres.[92] Siempre en el Vajrayana, el propio Buda afirma paradójicamente la relatividad de toda norma moral, la inutilidad de todo culto, el no sentido de los cinco preceptos fundamentales del budismo original e incluso del triple homenaje

---

Naropa se precipita enseguida y libera a la víctima, pero la visión se, desvanece y se encuentra solo. Era una prueba; oye la voz del maestro que le dice irónicamente: «Ese hombre era yo.» La misma situación se repite en una serie de otros encuentros en los que el maestro Tilopa no es reconocido porque se presenta como una persona que realiza o propone actos reprensibles. (A. DAVID-NEEL, *Mystiques et Magiciens du Tibet,* París, 1929, pp. 179-180).

[91] Texto en WOODROFFE, *op, cit.,* p. 153.

[92] *Rudrayamala, XVII; Nitya-tantra, III; Guhya-samaja,* 120-142 (cit. en H. VON GLASENAPP, *Buddhistische Mysterien,* Stuttgart, 1940, p. 167).

de la veneración budista (a Buda, a la ley y al orden) en términos tan crudos que en la exposición figurada de un texto, los *bodhisattva,* es decir, aquellos que solamente se dirigen al despertar, se desvanecen, mientras que permanecen impasibles en la asamblea aquellos que lo han logrado, los *tathagata*[93]. El punto de vista de los Tantra hindúes es idéntico. El *siddha* permanece puro e intacto incluso cuando cumple acciones cuya sola idea bastaría para perder a otro".[94]

Todo esto exige algunas explicaciones. En primer lugar, hay que distinguir lo que caracteriza un ideal y a aquellos que lo han realizado con respecto a lo que se relaciona con una disciplina especial. De una manera general, la India ha ignorado todo moralismo; ha permanecido extraña al fetichismo moral que, en cambio, ha predominado en Occidente. No ha atribuido a las normas morales ningún valor absoluto, ningún carácter categórico; en el plano espiritual, no ha visto en estas normas más que simples medios, ordenados hacia un fin superior; de ahí, por ejemplo, la célebre imagen de la balsa que aparece en el canon budista: la moral, *sila,* se asimila a una balsa que se construye para atravesar un curso de agua, pero que se abandona inmediatamente después.[95] En segundo lugar, y esto no deja de tener relación con lo que precede, se reconoce un carácter invulnerable a aquel que posee el conocimiento transcendente. Ya el código indo-iranio más antiguo, el *Manavadharmacastra,* describe casi con ostentación todo lo que el brahmán que posee la ciencia espiritual puede cometer sin pecar,[96] se compara esta ciencia con un fuego que hace arder toda atadura. Y el mismo tema se retoma en la tradición de los *Upanishads:* el destino del hombre que «conoce» a Brahmán, se

---

[93] *Guhya-samaja,* 20 (en von Glasenapp, p. 47).

[94] *Tantratattva, 1, 100.*

[95] *Mahhimanikaya,* Sutra n.° 22 (vol. I, pp. 130-142).

[96] Cf., p. ej., *Manavadharmaostra,* XI, 246, 261, 263.

dice, no está influenciado ni por las buenas acciones ni por las malas, pues todas se «distancian» de él, es decir, no tienen ninguna fuerza sobre él.[97] Dicho en otros términos, ese hombre está por encima del *karma* o de la ley por la cual una acción engendra un efecto determinado. Puede añadirse que en el sivaísmo la transcendencia por relación a las normas de la vida ordinaria se traduce en el piano popular por el hecho de que *Siva*, entre otras cosas, es representado como el dios o «patrón» de aquellos que no llevan una vida normal, e incluso están fuera de la ley.

También los Tantra ponen en evidencia, de una manera coherente, lo que deriva de una doctrina rigurosa de la no-dualidad *(ad-vaita-vada).* El Vedânta y las otras escuelas especulativas, dicen, está lleno de disertaciones metafísicas sobre la no dualidad. ¿Pero cómo poner de acuerdo esas disertaciones con el conjunto de las prohibiciones y restricciones que encontramos a cada paso?[98] Si Brahmán es verdaderamente «uno y sin segundo», tal como quiere la tradición *(sruti),* ¿qué sentido tiene decir que esto está bien y esto mal, esto es puro y esto impuro, que es preciso hacer esto y no aquello? Estas oposiciones de valores no existen más que para aquel que está dominado por *maya-sakti* en lugar de dominarla; puesto que no hay un «otro», puesto que lo «otro» del Brahmán no es más que el poder de la manifestación con el que está indivisiblemente unido, nada es metafísicamente bueno o justo; o por decirlo mejor: existe un nivel en el que no hay nada que pueda no ser puro, bueno y justo. La doctrina del «juego» *(lila)* de la libertad de Parasakti, quien no tiene nada por encima de sí, que no está sometida a ninguna ley

---

[97] *Kaushitaki-upanishad,* I, 4, y III, I (donde se encuentra también una lista de los actos tenebrosos que no afectan a aquel que «conoce» a Brahmán). *Maitrayani-upanishad, II,* 7: «Este *atman* no es vencido en este mundo por los frutos claros o sombras de las acciones.» *Chandogya-upanishad, IV,* XIV, 3; *Brhadaranyaka-upanishad, IV,* IV, 22.

[98] Vimalananda, intr. a *Karpuradistotra,* ed. Avalon, pp. 9-11

superior, hace que todo esto resulte todavía más evidente. En general, se valoriza, sin medias medidas, un principio enunciado ya por la tradición: «Tú has proclamado la acción y la libertad de aquel que actúa; *karta svatantrah karmapi tvayoktam vyavaharatah.»*

Sin embargo, los Tantra, aunque permanecen unidos a estas verdades metafísicas, abordan de manera conforme a su orientación (dirigida hacia lo que es concreto) la cuestión de la práctica individual. No puede ignorarse que, de hecho, el punto de partida de un ser está condicionado y que estar libre de todo lazo, no ser un *pasu,* incluso para aquel que tiene la calificación y la vocación de *vira,* es una meta, una tarea a realizar, más que una realidad esencial. La teoría del juego y de la libertad de *Sakti* sirve de segundo plano; pero un ser particular vivo, un *jiva,* no es, sin embargo, Parasakti; y mientras permanezca así no tiene talla suficiente para hacer impunemente todo lo que quiera; puede permitirse carecer de ley o no respetar ninguna, pero sufrirá las consecuencias adscritas al plano de existencia que le condiciona. De manera general, el condicionamiento puede estar ligado a la noción hindú de *dharma.* El *dharma,* en este contexto, es la naturaleza propia de un ser, es lo que lo define en el plano samsárico y le hace ser lo que es, y no otra cosa *(svalakshanadharanad dharmah);* es, pues, también la ley interior que lo constituye y se traduce por una cierta norma (el *dharma* de una casta corresponde, por ejemplo, a las normas propias de esa casta).[99] Esta ley puede o no reconocerse y seguirse; de ahí resultaran las consecuencias debidas a la elección del ser, siguiendo el principio del *karma* del qué ya hemos hablado. El *karma* actúa de manera que cada uno recibe con toda equidad, directa o indirectamente, lo que se conforma al género de su acción. No se trata, sin embargo, de una sanción extrínseca o ligada a juicios morales, sino de una ley neutra e inmanente: la

---

[99] Cf. A. AVALON, *Quelques concepts fondamentaux des Hindous,* Calcuta, 191.7, pp. 11 y ss.

acción misma engendra un efecto dado, casi mecánicamente. Sin embargo, la correlación de *dharma* y de *karma* expresa el condicionamiento de los seres en el orden manifestado.

No puede hablarse aquí de determinismo más que en un sentido relativo, porque la posibilidad de actuar en oposición al *dharma,* de violar el *dharma (= adharma)* está admitida, salvo en lo que respecta a sufrir las consecuencias: es lo mismo que sucede cuando, sabiendo que un alimento es perjudicial para el organismo, lo tomarnos sin preocuparnos de lo que suceda. Normalmente, desde el punto de vista ontológico, no desde el moral, el *adharma* entraña, Para un ser condicionado, un retroceso en la jerarquía de los seres, Phes en él el *adharma* no puede ser más que un predominio de la Parte informe, caótica, puramente sáktica de su persona, en detrimento de lo que es formado y estable. Es lo mismo que la imaginación popular transmite con la frase «bajar a los infiernos».

Ahora bien, el ideal más elevado de la tradición hindú, la liberación, es sinónimo de un descondicionamiento total del ser, y comporta, por tanto, la superación, tanto del *dharma* como del *karma.* En el plano social, la India había reconocido ya el derecho a distanciarse del *dharma,* a dejar de comprometerse con la ley de las castas, a aquel individuo que tiende hacia lo incondicionado y marcha Por el camino de la áscesis y del yoga comtemplativo. Pero, tal como ya hemos visto, es preciso subrayar el carácter absoluto del fin último, un carácter que resulta casi inconcebible para la mayor parte de los occidentales. Lo que se trata es de superar toda forma de existencia, divina, humana o subhumana, material, sutil o espiritual. Se afirma ahí que la naturaleza divina no es menos limitadora que otra, y asimismo que «no se está menos atado por el hecho de que la cadena sea de oro y no de hierro».[100] Nos encontramos aquí ante una doctrina del universo o del «mundo», por oposición a lo incondicionado, que incluye incluso el Sukhavati, el «paraíso»

[100] *Mahanirvana-tantra, XIV,* 110;11, 115.

que, como consecuencia del *karma,* puede ganarse mediante una vida santa y de conformidad con el *dharma.* No hay ningún interés por pasar a uno u otro grado de la jerarquía celeste (identificación con los diferentes Deva): esos grados son siempre formas de la existencia condicionada, tal como lo declara esta máxima: «La materia y el lazo pueden cambiar, pero la modalidad (que es la de un ser condicionado) sigue siendo la misma, tanto en el soberano de los dioses como en el último de los animales»[101] A propósito de los *tattva,* hemos visto que el propio Señor, Isvara o Brahma, el dios teísta, es concebido como perteneciente a la manifestación, aunque constituya, por así decirlo, la cima o el límite de ésta. El budismo, que también atribuye a Brahma un rango ontológico inferior al del Despertado,[102] lo expresa de una manera drástica cuando afirma que los dioses no pueden obtener la liberación porque están «embrutecidos» por la beatitud celeste. Desde otro punto de vista, tanto en Patanjali, la mayor autoridad del yoga, como en los Tantra, se dice que los «dioses» son los enemigos del yogui porque, en tanto que poderes destinados al mantenimiento del orden natural, tratan de impedir el camino del que quiere distanciarse o dominar ese orden.[103]

Esclarecidas estas ideas, veamos cómo se presenta la liberación al nivel de los *siddha* y de los *kaula* tántricos. Aquí, la anomia, la destrucción de los lazos y el *adharma* (el acto que viola el *dharma)* se toman como medio y disciplina. Semejante comportamiento es, en general, destructor, pues, tal como lo hemos indicado ya, un profano, un *pasu,* se vería disgregado y

---

[101] *Vairagya-atava,* VI, 4.

[102] Cf. EVOLA, *La dottrina del Risveglio,* 2.' ed., Milán, 1966, pp. 124-126 (ed. Adyar, París, 1956).

[103] En su comentario a los *Yoga-sutra (III,* 50), Vyasa habla de las tentaciones que los dioses tratan de ejercer sobre el yogui para desviarle de la liberación absoluta e impulsarle a que desee convertirse en un simple dios.

descendería en la jerarquía de los seres. El adepto de naturaleza heroica, el *vira,* imprime en cambio al mismo proceso una dirección tal que le conduce hacia lo alto, puesto que actúa de una manera positivamente decondicionante. Podríamos decir que actúa aquí en contra del *dharma,* el fondo sáktico elemental que está por debajo del *dharma,* con el fin de colocarse por encima de *dharma:* el *adharma* se asemeja a una catarsis, con un carácter ritual y transcendente. Es como si se arrancara los velos que cubren la realidad original, como si se evocara el mundo sáktico en donde el bien y el mal, lo divino y lo humano, lo alto y lo bajo, no tienen ningún sentido; como si se transcendieran las formas, se rompieran los límites, se despertara el sentido del abismo —por el cual «el propio Isvara es devorado»-- sin ser derribado, y ganando en cambio una transfiguración, la abertura a lo incondicionado. En general, uno de los principios fundamentales del tantrismo de la Mano Izquierda consiste en no distanciarse de los poderes de *pravrtti-marga,* es decir, de las fases descendentes, sákticas, de la manifestación, para en cambio asumirlas y llevarlas a una intensidad tal que se quemen ellas mismas. La enseñanza tántrica de la *Jnanasiddhi* de Indrabhuti, que debía, sin embargo, mantenerse en secreto, según se dice, y no ser comunicada más que a los iniciados, pues de ello resultarían males inmensos, es ésta: *karmana yena vai sattvah kalpakotisatany api pacyante narake ghore tena yogi vimuc-yate,* es decir: «Mediante esos mismos actos por los cuales algunos hombres arden en los infiernos durante eones, el yogui obtiene la liberación suprema.»[104]

El riesgo que comporta todo esto es evidente. A este respecto, los Tantra evocan la imagen de una serpiente que se ha

[104] INDRABUTI, *Jnanasiddhi,* ed. B. Bhattacharyya *(Two Vajrayana Works,* Baro-da, 1929, Gaekwad Oriental Series, n.° 44) p. 29 (XV). El señor de Indrabhuti, ANANDAVAJRA, enuncia el mismo principio en la *Prajnopayavinicayasiddhi* (I, 15) —citado por M. ÉLIADE, *Le Yoga, liberté et immortalité,* París, 1954, p. 395.

deslizado hacia el punto superior de una caria de bambú, y que, si sigue subiendo y deja de agarrarse, se descolgaría y caería a la extremidad inferior de la caña.[105] Los textos reconocen el peligro que presentan las desviaciones: la posibilidad de que lo que sirve para el bien (lo que es «anagógico», lo que conduce hacia lo alto) se transforme en mal.[106] Por una parte, los Tantra piensan que el que ha obtenido el estado humano y no trata de superarlo, es como alguien que se entrega a la muerte;[107] por otra parte, afirman también que es tan arduo seguir el camino de los *vira* y de los *kaula* como marchar sobre el filo de una espada o cabalgar en un tigre salvaje[108]. Repiten sin cesar que esta vía está llena de peligros, que el *pasu,* el ser animal, débil y encadenado, que no ha vencido al miedo, debe evitarla absolutamente[109], que es bueno, por ejemplo, guardar en secreto un ritual como el del *pancatattva,* tanto para no causar incomprensiones entre los profanos, incapaces de captar su sentido más elevado, como a causa de los peligros que presenta[110]. Así pues, es necesario examinarse uno mismo hasta el fondo de su propia naturaleza, examinar sus propias posibilidades y vocación, pues también se ha dicho: «Dura es la gran vía *(mahapantha),* y muy pocos los que la recorren hasta el final. Pero es bien culpable aquel que, tras haberse comprometido en el camino del yoga [que hay que relacionar en este contexto con las disciplinas de las que hemos

[105] Cit. por WOODROFFE, *Shakti and Shakta,* p. 609.

[106] Cf., p, ej., *Mahanirvana-tantra,* I, 59, 67.

[107] *Kularnava-tantra,* I, 18.

[108] Tarkalankara, notas al *Maharnivana-tantra, apud* WOODROFFE, *op. cit.,* p. 592. Además, fuera incluso del tantrismo, los *Upanishads* habían afirmado: «La vía es tan difícil como marchar sobre el filo de un cuchillo» *(Kathaka-upanishad, I, III,* 14).

[109] *Kularnava-tantra,* I, 222; I, 124.

[110] *Kulacudamani-tantra,* I, 28, ss.; *Kularnava-tantra, I, passitn; Inana,siddlo* hacia el final.

hablado], se vuelve atrás[111].» Eso es como cavar su propia tumba.

Así pues, se necesita una preparación y una orientación adecuadas. Más adelante hablaremos de la preparación, a propósito de la purificación de la voluntad y del simbolismo de la Virgen, así como de la superación de los *pasa,* los lazos de la existencia ordinaria. Dicha preparación trata de despertar el principio *siva* y establecerse en él sólidamente antes de evocar la elementalidad de *sakti.* En lo que concierne a la orientación, sería un error muy grave asimilar la vía de los *vira* a la de un «superhombre» de tipo nietzscheano e «individualista-anárquico». No se trata aquí de conducir la naturaleza humana hasta su límite extremo, sino de «quemarla», quemando así también el «Yo» individual y su *hybris,* para ir más allá.

Antes de la difusión del tantrismo, la tradición hindú había propuesto ya el problema de este tipo de acción, que no encadena, que no crea *karma.* Se había trazado a este respecto una distinción entre el *sakama-karma* y el *nishkama-karma;* el primero es la acción cumplida con pasión, deseo, etc., donde el Yo samsárico depende del objeto de esta acción; el segundo es la acción pura, querida por ella misma, cumplida como un rito, con un sentido sacrificial; en el lenguaje religioso: ofrenda al Supremo; en términos metafísicos: vuelta hacia lo incondicionado[112]. Por lo que respecta a este segundo tipo, el

---

[111] Texto de *Mahabharata* (V, 52 ss.) citado por LA/km, *op. cit., p. 19),*

[112] Es el único sentido, la orientación hacia la transcendencia, que puede tener en una doctrina de la no-dualidad el elemento «sacrificial», la idea de alguna divinidad personal es la propia de «aquel que no sabe», del *mudha.* Un Tantra recuerda también las palabras del *Bhagavad-gitá:* «Brahman es la ofrenda [sacrificial]; Brahman es el acto de ofrenda; en el fuego que es Brahman, es por Brahman que se cumple la oblación y en Brahman se transforma el que es consciente de que la acción misma es Brahman» *(Bhagavad-gitá,* IV, 24). Este tema se encuentra también, por ejemplo, en la *Mahanirvana-tantra,* y en el *Gandharva-tantra.*

Bhagavad-gitá[113] había puesto en desuso ya muchas prohibiciones relativas a la ética y una moral ascética; entre ellas, por ejemplo, la *ahimsa,* la regla que prohíbe matar. En ese texto, el propio dios, Krishna, incita a Arjuna a combatir y matar, incluso a sus amigos y a personas de su sangre que estén en el campo opuesto, afirmando que ese acto no crea *karma* y no constituye una falta si se lleva a cabo de una manera «pura», impersonalmente, más allá de las nociones de victoria o de pérdida, de gloria o de dolor, de felicidad o de desgracia, del «Yo» y del «Tú»[114]. Parece, sin embargo, que en este texto subsiste un límite, el que constituye el *dharma,* el modo de ser y la norma del guerrero *(kshatriya),* al que se dispensa esa enseñanza. Pero, a fin de cuentas, se ve que ese límite es muy flexible cuando el dios, por lo que concierne al fondo metafísico y el sentido último de esta enseñanza, se refiere de una manera general a la transcendencia, a lo incondicionado, como a una fuerza que, en el plano de los seres finitos, no puede actuar más que de una manera destructora, casi como el Dionisos Zagreus, que lo trasporta y nivela todo. Por ello, la doctrina transmitida a Arjuna culmina con la visión en la que se le hace participar, propia de esa dimensión de la divinidad, que evidentemente encuentra una correspondencia en los atributos destructores y aterradores de *Siva* y de la Kali tántricos[115]. Queda resuelto así el problema; se indica una acción que no crea *karma,* que no condiciona, sino que decondiciona y abre la vía de la liberación.

---

113 *Bhagavad-gitá,* Editorial Edaf, 1978.

114 *Bhagavad-gitá, II,* 38, 48-49;. IV, 19-22, 41-42; cf. III, 9: «Este mundo está encadenado por los actos, excepto por aquellos que son sacrificiales; por eso, Kauntcya, libre de toda atadura, no realices actos más que dándoles ese sentido [sacrificial]»; IV, 23: «Para el hombre liberado de toda atadura, el pensamiento sólidamente asentado en el "conocimiento", que cumple todo con un espíritu sacrificial, toda acción se disuelve (es decir, no crea *karma).*

115 *Bhagavad-gitá, XI, passim.*

Ahora bien, todos los aspectos inquietantes que hemos indicado en la Vía de la Mano Izquierda presuponen el mismo tipo de orientación, de orientación hacia la transcendencia, la «pureza» de la acción, la «ascesis» de la acción, podríamos decir, a pesar de que ésta conduce a experiencias muy alejadas del mundo corriente del ascetismo, hecho a base de mortificaciones y de renuncias; presuponen, por ejemplo, experiencias orgiásticas, o crueles. Bajo esta luz, debemos entender el principio tántrico fundamental, mientras que en las otras escuelas, el yoga (en el sentido general de *sadhana* o de práctica orientada hacia la superación de la condición humana) rechaza *bhoga,* el gozo, es decir, la apertura a toda experiencia mundana. *Bhoga* excluye el yoga admitiendo que lo uno se une a lo otro en la vía de los *kaula*[116]. Este principio vale también tanto para la vía que conduce a ser *siddha* como para el comportamiento del que ya lo es, es decir, del que está al término de ésta: ese ser puede hacerlo todo, puede vivir toda experiencia si permanece distanciado, es decir, libre del lazo del Yo. En esas condiciones, el *karma* no puede hacer nada; se está más allá del *dharma* y del *karma.* Hay ahí una diferencia clara con respecto al superhombre individualista, por no hablar de personajes como el Marqués de Sade.

Un principio tántrico, entre otros muchos, afirma que se puede lograr el cumplimiento por lo mismo que conduce a la «caída» *(yair eva patanam dravyaih siddhist air eva sadhita):*[117] ponemos comillas en la palabra «caída», pues la palabra no encierra nada religioso. Se relaciona igualmente con las pasiones. Aryadeva[118] se expresa así: «Encadenado por las pasiones, el mundo no puede librarse sino por ellas... de la misma manera que

---

[116] *Kularnava-tantra,* I, 23; *Mahanirvana-tantra,* I, 51; cf. III, 39; II, 20; *Kula-cudamani,* I, 28, ss.

[117] *Kulurnava-tuntru,* V, 48.

[118] Cf. de VON GLASENAPP, *Buddhistische Mysterien, op. cit.,* p. 30.

el cuero, tratado con un pintura mágica, se convierte en oro puro, asimismo, por lo que se sabe, las pasiones se convierten en coadyuvantes de la liberación.» Aquí se pone por delante un cambio interno, *ragacarya,* en virtud del cual se extrae una fuerza pura de lo que el *pasu* (es decir, tal como expresa el término, cualquier cosa por relación a la cual se es pasivo) considera una «pasión»; una fuerza, o incluso una *sakti,* que nutre la llama interior y conduce a la iluminación. Volveremos a esto enseguida. La intensidad adquiere aquí una importancia especial. Los textos del Vajrayana subrayan la relatividad de los valores morales, proclamando justamente que las pasiones pierden su carácter de «impureza» *(klishta)* cuando se vuelven absolutas, es decir, fuerzas elementales como el fuego, el agua, la tierra, el viento, etc.[119] Hay que entender por esto que, en esos casos, se desindividualizan —para emplear una expresión alquímico-hermética, «se lavan quemándose»—, y permiten así aperturas al más allá de la conciencia condicionada.

Se presenta aquí claramente la oposición de los dos métodos. El yoga, sobre todo el que se inspira en el Sâmkhya, quiere cauterizar, por así decirlo, los hornos de la infección samsárica, quiere destruir con sus disciplinas hasta las raíces subconscientes y preindividuales, los hogares de los movimientos pasionales y de las concupiscencias, tras haberíos aislado. Como este yoga considera en principio que un acto determinado por un *karma* produce un nuevo *karma,* y, por tanto, un nuevo condicionamiento, postula por ello la renuncia a la acción. Si en la esfera de los *vira* tántricos el objetivo final no es, en general, diferente, el método elegido no consiste en aislar, sino en evocar y asumir en toda su intensidad el fondo sáktico del ser, con el fin de provocar una especie de autoconsumo que desemboca en una catarsis extática.

Expresado con mayor precisión, se trata en los dos casos de un *sadhana* que excluye todo lo que pueda asemejarse a una

[119] Cf. de VON GLASENAPP, *Buddhistische Mysterien,* pp. 29, 170.

«represión» y engendra esas consecuencias que en nuestro tiempo ofrecen un material tan rico a la «psicología de las profundidades» y al psicoanálisis. En el campo del yoga, la conciencia se lleva a una extensión que ilumine las capas subterráneas de la psique. La teoría de los *samskâra* y de los *vasana* enseña que los estados psicológicos, mentales y emotivos de la vida consciente de un individuo —los *cittavritti*— son una cosa, y otra muy distinta sus raíces, las cuales, tal como ya hemos dicho, pueden tener incluso un carácter preindividual, preconsciente (prenatal), constituyendo por tal el sustrato. Para los fines del yoga clásico, no basta con modificar los *cittavritti* para excluir ciertas inclinaciones y favorecer la aparición de otras, para reprimir o sublimar ciertos aspectos del carácter y de las tendencias bajo el signo de tal o cual moral (en un sentido corriente y profano). De hecho, en la doctrina de los *samskâra* no se dice que, porque se han modificado y eliminado las formas por las que se manifiesta una raíz, un *samskâra,* en la conciencia individual común del estado de vigilia, esa raíz (que habitualmente es subconsciente) haya quedado eliminada. Generalmente subsiste en estado latente, un poco como una cepa que reposa y se reproducirá en cuanto se presenten de nuevo ocasiones favorables, o como un fuego que no espera más que un nuevo combustible para retomar vigor. Si en el yoga hay que superar ciertas disposiciones y ciertos movimientos del alma, hay que llegar a ellas y quemar las raíces, precisamente tal como se hace con un foco de infección. Si esas raíces han de ser transformadas, hay que proceder a cambios que tengan consecuencias duraderas en el plano de los *samskâra,* las capas más profundas de la psique.

En las prácticas y los ritos de los *vira,* la orientación, tal como hemos visto, es diferente. Aunque esto esté más próximo de la práctica que del análisis y de los métodos que hacemos aquí, es útil dar algunos detalles sobre el régimen tántrico de las pasiones. La idea de la purificación de las pasiones toma aquí un sentido especial que supone un desplazamiento desde el plano subjetivo y mental al de los poderes, y un «desnudarse» correspondiente de éstos (purificar = desnudar). El que entra en esta vía llega poco a poco, gracias a las disciplinas a las que se aplica, a ver con claridad, directamente, que las pasiones, emociones, impulsos, etc., no son más que manifestaciones, atenuadas y diversamente condicionadas, de los poderes: casi simples ecos. La misma manera de ver que se aplica, en la teoría de los *mahabhuta,* al mundo de la naturaleza, resulta válida aquí: los «grandes elementos» existen en sí Mismos más allá de sus diversas manifestaciones sensibles. Por ejemplo, el fuego, en tal o cual llama, hace simplemente una aparición particular y contingente, posibilitada por la presencia de ciertas condiciones que para ser normalmente constantes son tomadas como sus causas, por el fuego mismo, lo que es un error.

Asimismo, la concupiscencia, el odio, el miedo, la cólera, la tristeza, etc., tal como se manifiestan en los diferentes individuos y según las circunstancias, remiten a *sakti,* o a entidades, *devata,* a fuerzas, en suma, de un carácter transubjetivo, de tal forma que no deberíamos decir «amo», «odio», etc., sino más bien «ahora se manifiesta en mí una fuerza 'bajo la forma de amor, de odio, etc.». El carácter compulsivo de las pasiones y las emociones, el escaso poder que tiene en general el individuo sobre ellas, aunque se las atribuya a sí mismo, es una prueba del apoyo a esta teoría.

Ver todo esto como una evidencia inmediata se dice que puede provocar estados críticos. Ante todo, porque se da cuenta de que el hombre sufre fuerzas supraordenadas, que la acción reviste la forma engañosa de las manifestaciones de su propia alma, mientras ésta, en cierto sentido, no es más que el instrumento: se produce entonces el derrumbamiento de todo un mundo de ilusiones del Yo y del «Mío». Y después, porque las pasiones y los movimientos del alma ya no se ven bajo la forma de reflejos subjetivos, sino en su desnudez, como poderes. Se afirma que adquieren una vehemencia y una elementaridad tales que provocan graves desequilibrios en la vida personal. Se abre un diafragma que, en cierto sentido, juega un papel protector.

Ahora bien, el método tántrico investiga precisamente esas experiencias, con el fin de alcanzar una libertad superior. Todo el secreto estribaría en esta fórmula, aparentemente simple, que consiste en transformar la pasividad en actividad. Cuando se manifiesta una pasión o un movimiento del alma, como una ola que sube, no hace falta ni reaccionar ni sufrir; lo que hace falta es abrirse e identificarse de manera activa guardando una reserva de fuerzas, para en lugar de ser transportado, transportar, intensificando este estado para provocar la emergencia total de la raíz. Es como una variante de la unión de *Siva*, personificado por aquel que actúa, y de una *sakti;* unión a la que basta con estar atento con el fin de que la *sakti* no tome el predominio, pues podrían producirse formas de obsesión suceptibles de hacer regresar al individuo a la condición de un ser «demoníaco», instrumento puro de la fuerza evocada que había querido dominar. Veremos que, en un cierto nivel, el ritual secreto emplea una técnica que no es diferente en algunos de los elementos que utiliza.

Si el punto crítico fuera superado, si este género de experiencia se desarrollara de forma positiva, se provocaría una desaparición del carácter necesario y compulsivo de las pasiones y las emociones; podría llegarse a ser el «señor de las pasiones», en sentido positivo, lo que es algo muy distinto a tenerles respeto o reprimirlas. Además, se dispondría de ellas libremente. Según la doctrina del yoga, el que conoce el *bija* (el «elemento») del fuego no tiene necesidad de medios ordinarios para provocar su aparición, o también puede hacer que el fuego no aparezca, aunque se hayan reunido las condiciones normales de combustión. Asimismo, el que marcha por este camino adquiere el poder de evocar o suspender a voluntad las pasiones y las emociones, independientemente de los objetos y situaciones que suscitan ordinariamente esas pasiones, según una elementariedad ignorada por el hombre común, el cual cree que no se puede mandar sobre los sentimientos y las pasiones, que sólo quienes las dominan son verdaderos y auténticos, y que los otros son falsos. Las *sakti* de las pasiones terminan por formar parte del ser mismo del *siddha,* son sus poderes[120]; el principio tántrico de la unidad del yoga (de la disciplina) y de *bhoga* (el «gozo») vuelve a verificarse; se esclarece la situación en la que el *siddha,* o el *kaula,* pueden hacer todo lo que quieran permaneciendo espiritualmente invulnerables.

Podemos referirnos aquí a ciertas instrucciones prácticas dadas para una vía análoga. Se parte de un estado de espera, de calma constante. Se compara con el agua, la cual, cuando no ha sido removida, se vuelve transparente y permite que se vea el fondo, o lo que hay en él. Tras lo cual, el texto añade: «Sean cuales sean, por una parte, no deberemos abandonar los pensamientos, ideas y pasiones que pueden ser causa de problema; por otra parte, es preciso impedirles que nos dominen. Hay que dejar que surjan, sin tratar de dirigirlas o formularlas (encerrarlas en formas subjetivas). Si nos limitarnos a contemplarlas claramente en su surgimiento, y mantenemos esta actitud, todas las ideas o pasiones desvelarán su verdadera esencia porque no se las habrá dejado ser ellas mismas (es decir, no se les ha dejado actuar como habrían hecho espontáneamente)». Gracias a este método, todo lo que parece ser un obstáculo al crecimiento espiritual puede servir de sostén en la vía seguida. Es por eso que este método se llama «utilización de los obstáculos como sostén en el camino[121]» Es una indicación esquemática de la ruta a tomar para conocer las pasiones-fuerzas, las pasiones-sakti, más allá de sus manifestaciones psicológicas y afectivas. Se las absorberá e integrará al ser en una segunda fase.

---

[120] Cf. RAMA PRASAD, *Nature's finer forces,* 2.' ed., Londres-Madrás, 1984, p. 157: «El fin último de la vida es un estado del espíritu en el que sus manifestaciones devienen completamente potenciales. Por su poder, el alma puede hacerlas pasar a acto, pero ellas pierden todo poder de transportarla.»

[121] Texto en EVANS-WENTZ, *Tibetan Yoga and secret doctrines, op. cit.,* p. 138.

Hasta aquí hemos examinado, sobre todo, las vías de *vira,* del ser que tiene una naturaleza en la que predomina el *rajo-guna.* Recordemos que es preciso destinar a este tipo de hombre no sólo las experiencias ligadas al ritual secreto y los métodos de ruptura decondicionantes que indicamos más arriba, sino también la utilización mágica y evocadora de los ritos referidos a la percepción más allá de los aspectos exteriores de las cosas y de los fenómenos de la naturaleza, de las formas suprasensibles bajo la forma de *sakti:* formas, manifestaciones y modos de la *Sakti* suprema. Sin embargo, todos los rituales de los grados tántricos intermedios, y también de otros, presuponen una visión del mundo mágica y simbólica. Eso es también, en una buena parte, lo que presupone el yoga en Un sentido estricto y supraordenado. Tal es, de hecho, el fundamento de la teoría y la práctica de los *mandala y los yantra,* símbolos gráficos muy utilizados en el tantrismo de todas las escuelas, y concebidos no como signos inventados por el hombre, útiles todo lo más para la acción sugestiva que pueden ejercer, sino más bien como *signaturae rerum,* expresiones de las estructuras suprasensibles objetivas de la realidad. Encontramos una base semejante en la doctrina de los *mantra* y de los *bija* —sus contrapartidas—, fuerzas formativas y suprasensibles que constituyen el alma y el principio taumatúrgico del «nombre de poder», de la «palabra que actúa», Las premisas de los *asana* y de los *mudra,* es decir, de las posiciones y gestos cargados de un valor mágico e iniciático, siguen siendo las mismas. Por ello, revive en los Tantra una parte del espíritu de la primera época védica, cuando el hombre no parecía tanto un asceta enfrentado al mundo y el *samsara,* como una fuerza libre y viva entre los dioses y los poderes, entre formas de iluminación y energías suprasensibles, saludables o peligrosas, con una plenitud cósmica y «triunfal».

Tal como hemos visto, además de los seres que están bajo el signo de *tamas —los pasu— y* los que están bajo el de *rajas, los vira y los kaula—,* hay individuos en los que predomina *sattva,* y son los *divya,* seres que tienen una cualificación puramente espiritual (literalmente, «divina»). No se habla mucho de ellos en los textos tántricos, quizá porque éstos se preocupan de la situación de la última era, de *kali-yuga,* época en la que esas naturalezas son muy raras. Si se quiere definir la tercera categoría sin salir del dominio del tantrismo, podría decirse que el *divya* sigue una vía esencialmente interior, que no se interesa por los rituales de superación violenta, ni por los rituales mágicos; que se distancia del dominio de la acción, lo mismo que los adeptos del Sâmkhya y del primer budismo; que su dominio apropiado es el del yoga en el sentido específico de prácticas que se aplican a las fuerzas encerradas en el organismo. Lo que dice el yogui tántrico que tiene una cualificación de *divya* puede iluminar esta diferencia:

«¿Qué necesidad tengo yo de una mujer exterior? Tengo una mujer en mí.» No practica los ritos sexuales de los *vira,* que se unen a una *sakti* en la persona de una mujer, sino que se esfuerza por despertar en su cuerpo la *sakti* a la que debe unirse para alcanzar su fin.

La característica del yoga tántrico consiste probablemente en una particular valoración del cuerpo. El *Kularnava-tantra* contiene una expresión típica: «El cuerpo es el templo de dios. El ser vivo —*jiva*— es Sadasiva» (Siva bajo su aspecto puro de «ser»). Abandona la «ignorancia» como se lanza una ofrenda y piensa y siente en su culto: «Yo soy Él[122]» El cuerpo no se considera en manera alguna como un enemigo, pero lo que se recomienda aquí no es tampoco un método de contemplación intelectual pura. Lo propio de las escuelas tántricas, tanto de las hinduistas como de las budistas, es el dar al cuerpo una dimensión hiperfísica, estableciendo así relaciones analógico-mágicas entre el macrocosmos y el microcosmos, y orientarse hacia la unidad suprema a través del cuerpo al que se obliga a despertar, conocer y dominar completamente por su lado

[122] Cf. también el *Shricakrasambhara-tantra* (p. 41), en donde se. encuentran muchos elementos para la contemplación del cuerpo como un templo, y el empleo de analogías cósmicas.

interior, oculto. La jerarquía de sus elementos y sus poderes marca también las etapas hacia el fin supremo. Es esto lo que expresaba ya una frase de los *Upanishads:* «Todas las divinidades están encerradas aquí, en el cuerpo.»[123] Por tanto, no se desprecia el cuerpo; lo asume y se exploran los secretos y poderes que están contenidos en él.

El último carácter distintivo del yoga tántrico es el de ser un *hatha-yoga,* en el sentido de *kundalini-yoga,* es decir, un yoga en el que el agente principal es la *Sakti* presente en el organismo, y en el que en consecuencia la llave de toda la obra es el despertar de ésta y la unión con ella. Se ha dicho: «*Kundalini* es la base[124] esencial de todas la prácticas de yoga.» Esto es lo que caracteriza al yoga tántrico por relación a lo que se ha llamado el yoga del conocimiento, *jnana-yoga o dhyana-yoga.* En este último, el cuerpo juega un papel secundario, se tiene en cuenta cuando se trata de los *asana,* es decir, de las posiciones del cuerpo que facilitan el proceso de meditación y, también, cuando con el mismo fin se practica el *prânayama,* el control y la regularización de la respiración. Fuera del tantrismo se sigue entendiendo por *hatha-yoga* un conjunto de prácticas que tienden a hacer que el organismo sea fuerte y sano, y que tienen igualmente un valor higiénico y terapéutico, pero no están ligadas a ninguna significación superior, por lo que puede hablarse aquí de «yoga físico». A este respecto, el *hatha-yoga* ha sido y es considerado todavía todo lo más como un simple grado preliminar o como un auxiliar del yoga del conocimiento; en el sentido de que este yoga exige que el estado físico del que se entrega a él esté perfectamente ordenado, sin ningún problema ni desequilibrio orgánico que pueda estobar la marcha de los procesos espirituales. En sí mismo, este *hatha-yoga* no tiene, pues, más valor que un sistema gimnástico y terapéutico. Si el yoga ha adquirido últimamente una notable popularidad en Europa y

---

[123] *Prânagnihotra-upanishad,* 4.

[124] *Hathayogapradipika, 111, 1.*

América, ha ganado esa popularidad esencialmente (sin hablar de algunas fantasías ocultistas) precisamente en la medida en que se ha tratado de esta manera banal y primitiva, únicamente física. Lo que es bastante significativo del actual estado espiritual en Occidente.

Por el contrario, en el tantrismo, *el hatha-yoga* reviste una dignidad, una significación y un alcance muy distintos. Se convierte en el yoga por medio del cual se tiende a la ruptura del nivel ordinario de la conciencia, al decondicionamiento del ser y a la transcendencia, por medio del poder de base en el que enraíza tanto la fuerza mental como la vital del cuerpo de todo individuo: es decir, *kundalini-sakti,* la «presencia» de la *Sakti* primordial en el hombre. Se convierte así en parte integrante, inseparable, del auténtico *raja-yoga,* o «yoga real», en la acepción más elevada del término[125]. Esta expresión evoca una designación semejante a la que emplea una de las principales corrientes iniciáticas europeas, el *Ars Regia* hermético-alquímico; y la palabra *hatha,* que implica también una idea de violencia, permite establecer una cierta continuidad de orientación entre el yoga y la vía propia de los *vira y los kaula.*

Algunos medios tántricos tienden a considerar que entre el *hatha-yoga* y las otras formas del yoga hay una diferencia no sólo en lo que concierne al método, sino también en los resultados generales. En particular, podría esperarse del *hatha-yoga* un poder supranormal sobre el cuerpo. No sólo permitiría la *jivanmukti,* es decir, la liberación que, para ser completa, no necesita esperar a la separación del cuerpo provocada por la muerte del organismo físico, sino que también ofrecería, en una gran medida, la posibilidad de doblegar la ley que rige la

[125] *Ibid., I,* I, donde se dice que «el *hatha-yoga* es la vía que lleva al *raja-yoga* más elevado». Recordemos el IV, 79: «Son numerosos los que son *hatha-yogin* sin conocer el *raja-yoga.* Pienso que son simples practicantes cuyos esfuerzos no darán fruto alguno.» Se hace alusión aquí al *hatha-yoga* realizada en un sentido físico.

corrupción orgánica, la senescencia e incluso la muerte; prolongar los límites normales de la existencia humana, conservar todas las fuerzas psicofísicas, dominar la vida y la muerte hasta adquirir el poder real de «matarse» a voluntad, es decir, de poner fin a la vida de su cuerpo sin recurrir a medios físicos *(iccha-mrityu).* Volveremos a esto a su debido tiempo y hablaremos también de otros poderes supranormales *(siddhi)* que integrarían la voluntad humana en la vía del *hatha-yoga* en un sentido tántrico[126].

El Iran problema del *hatha-yoga* se refiere evidentemente a la manera de tomar contacto con las fuerzas secretas del cuerpo y de dominar la «corporeidad oculta», pues una gran parte de los procesos orgánicos se desarrollan automáticamente. Se sustraen a la con ciencia ordinaria y son retomados en el inconsciente ya bajo sus modalidades físicas, por no hablar de sus contrapartidas sutiles. Posiblemente no es ilegítimo suponer que la cualificación de *divya,* presentada por la categoría de personas que hemos creído poder asociar al yoga en sentido propio, no se refiere sólo a una disposición espiritual, sino también a una condición existencial, es decir, que se trataría de un tipo de hombre en el que la sensibilidad a las fuerzas «sutiles» que actúan en el organismo no se ha atrofiado, tal como le ha sucedido de manera creciente, en el curso de los siglos, al hombre en general. Se trata, pues, de un tipo humano en el que las puertas de la «corporeidad oculta» no están totalmente cerradas, o en el que los cierres se han disminuido en gran medida. Volveremos a hablar más tarde de este tema.

Falta un punto por subrayar, para impedir todo equívoco: la oposición entre *hatha-yoga y jnana-yoga* no debe hacernos creer que el primero no incluye disciplinas mentales y contemplativas por una parte y disciplinas que conciernen a la voluntad por otra. En realidad, estas disciplinas están en la base de toda forma de

---

[126] Para otras referencias sobre esta división del yoga, cf. WOODROFFE, *Shakti and Shakta,* pp. 643-645.

yoga. El yoga tántrico debe una buena parte de sus instrumentos al yoga clásico de Patanjali, pues sin una intensa concentración del espíritu, tal como se prescribe en los *Yoga-sutra,* no es posible franquear los límites de la percepción sensorial ordinaria y avanzar en el camino. Es lo que se exigía ya al *vira* en el *Rudrayamala,* que sea puro, *suci,* capaz de una discriminación intelectual precisa *(viveka),* absolutamente exento de las disposiciones de los *pasu,* dueño de sí mismo ante el placer, el dolor, la cólera y toda pasión[127], todo eso, evidentemente, vale en la misma medida para el yogui. Examinaremos más a fondo, en el capítulo siguiente, este trabajo general de preparación, así como algunos otros aspectos de las cualificaciones requeridas.

---

[127] *Rudrayamala, XVIII.*

LOS PRESUPUESTOS Y LOS INSTRUMENTOS DE LA PRÁCTICA. APROXIMACIÓN A LA EXPERIENCIA DE LO «SUTIL». LAS POSICIONES

El punto de vista general que se tiene en la India acerca de la posibilidad de practicar el verdadero yoga, punto de vista que deberían mantener presente en el espíritu aquellos que se interesan por esta disciplina no con una simple idea de información, sino porque se sienten atraídos por los horizontes que ofrece, se resume en estas palabras: "Son muy raros aquellos que están cualificados para el yoga; más raros todavía, entre ellos, los que logran hacerlo." Se dibuja así un contraste, por una parte, entre las premisas metafísicas genérales de una teoría de la no-dualidad, la cual postula, tal como se hacía ya en los Upanishads, la existencia de la dimensión de la transcendencia, del atman en el ser humano, y, por otra parte, la situación de hecho de individuos particulares.

En Occidente, Alberto el Magno afirmaba también, a propósito de la eficacia de los ritos que indicaba para la Gran Obra: "Es preciso haber nacido para esto." Y otros muchos autores del dominio iniciático se han expresado más o menos en los mismos términos. En la India existe con respecto a esta idea una expresión popular según la cual no pueden triunfar verdaderamente en el yoga más que aquellos que tienen cualidades privilegiadas, ganadas con los esfuerzos realizados en esa dirección en el curso de vidas anteriores. Ya hemos comentado que, metafísicamente, la doctrina de la reencarnación carece de consistencia. Es una manera simple de indicar la necesidad de una cualificación privilegiada, innata y natural; en este dominio, las veleidades intelectuales y los simples deseos no tienen valor alguno, y sólo lo tiene aquello que es orgánico, esencial. Agripa nos recuerda "que la "dignificación" del hombre constituye la clave de todas las obras mágicas; ése es el arcano necesario y secreto para funcionar en este arte".[128] Es un concepto de valor general. De ordinario se distingue entre una "dignidad natural" (en la cual, tal como dice el mismo Agripa, pueden jugar ciertos datos "fatales"), y una dignidad adquirida por sus propios esfuerzos, por una regla de vida precisa y además por "un cierto arte religioso". Le corresponde a la primera la cualificación privilegiada de la que hemos hablado, postulada también en la India, mientras que la segunda se basa en un proceso, el proceso de "dignificación del individuo".

Con ambas se relaciona lo que podríamos llamar el "sentido de la realeza": rajabhava. Para el tantrismo, esto se corresponde esencialmente con la presencia, el recuerdo el despertar del principio *Siva*-en-uno-mismo. En un comentario hecho en el Sâmkhyasutra (IV, 1), Vijnana Bhikshu emplea una imagen: cuenta la historia de un hijo de rey exiliado, que ha crecido en tierra extraña e ignora su origen, pero que ese origen le es bruscamente revelado, haciendo nacer en él esta certidumbre: "Soy un rey." El ritual de los mándala, imágenes que representan gráficamente las diferentes partes del universo y sus fuerzas, con la entronización de la persona que lo realiza y que, sentándose en el trono, en el centro, recibe las insignias reales.[129] Ya hemos recordado además que el vajra (= dordja[130]) que se lleva en la ceremonias del budismo tántrico y lamaico tiene el valor de un cetro, y por tanto, un sentido real.

Los Tantra ponen también de relieve tres cualidades

[128] De *occ. philos.*. III, 3.

[129] Cf. G. Tucci, *Teoría e práctica del mándala*, Roma, 1949, p. 51.

[130] Se pronuncia *dordje*, pero su ortografía es rdor je.

consideradas por el yoga clásico: sraddha, virya y vairagya. Vairagya consiste en una actitud de distanciamiento, de indiferencia y de desprecio, sobre todo por aquello que está ligado a "una vida mediocre, condicionada, impulsiva y dispersa. Plantea una distancia y remite al sentimiento de la realeza interior. En su forma superior, vairagya está ligada a la discriminación entre lo "real" y lo "irreal" (lo efímero), y al establecimiento decisivo del sentido de uno mismo en lo "real", siendo aquí el cuadro el mismo que en el Sâmkhya: real, inmutable e impasible son sinónimos, siendo las cualidades de la naturaleza "purúshica", soberana y "espectadora". Sraddha es la "fe", que hay que tomar en una acepción positiva, en el sentido de una certidumbre inquebrantable, no admitiendo dudas, oscilaciones o desánimo. La contrapartida es el virya, o la "fuerza", en el sentido eminente, susceptible de establecer una continuidad en el comportamiento y la acción. Se dice que dos elementos lesionan y destruyen sobre todo al virya: el miedo y el deseo (y, por tanto, también la esperanza). Pero no hay que olvidar que la palabra virya puede tener también un sentido técnico particular (sobre todo en el budismo): el de una fuerza que no pertenece al plano samsárico y que puede ir a contracorriente. Por extraño que esto pueda parecer, en este sentido se ha podido asociar a virya un simbolismo fálico. Sólo de esta manera puede explicarse el hecho de que los ascetas sivaicos lleven como colgante, como emblema, el phallus, el linga, símbolo de su dios. Én este contexto, el emblema está destinado a simbolizar el virya, la fuerza viril en el sentido superior. Y uno de los errores más corrientes de la historia de las religiones consiste en ver en todas partes en donde aparece el phallus cultos fálicos en un sentido/priápico, es decir, símbolos exclusivos de la fuerza física de la procreación; incluso cuando, por ejemplo, en la antigüedad, en Egipto y en el mundo grecorromano, figuraba en los cementerios, donde representaba la fuerza de una esperada resurrección, o también cuando se le atribuía en los templos el poder de paralizar o alejar las influencias oscuras y demoníacas. La dignidad natural y la "dignificación" comportan una cierta calma o (impasibilidad soberana) sentida como natural. Ligada a esta dignidad, la fuerza, virya, puede adquirir el carácter de lo que alguien ha llamado la "fría cualidad mágica".[131] En cierto nivel, esta cualificación puede reforzarse con la renuncia", y en este contexto se descubre el sentido más profundo de ciertos preceptos, a los cuales se da habitualmente una significación banalmente moral. Puede comprenderse que la renuncia sea un factor de virya, del poder y la cualidad mágica, en tanto que rechaza y destruye la situación propia del deseo.[132] Pero la teoría básica es que todo deseo o concupiscencia del hombre ordinario implica un estado de privación. Se experimenta una necesidad porgue no se tiene algo y por eso la concupiscencia, la pasión o el deseo nos impulsan hacia alguna cosa, de la que dependeremos en esas condiciones. Pero es evidente que no puede dominarse verdaderamente, o poseerse realmente, una cosa que se desea; así, desde el principio, nos ponemos en un estado de dependencia con relación a esa cosa, de pasividad ante su atracción. Al "renunciar", es decir, al no desear, al no demandar, la relación se invierte, porque en este caso se testimonia un estado de autosuficiencia, de integridad y de independencia. Entonces, en lugar de ser el Yo el que va hacia la cosa, será la cosa la que irá hacia el Yo, como a su "macho", como a su Señor, el cual, precisamente en su estabilidad y su impasibilidad, posee una fuerza mágicamente atractiva.[133] Así, toda "renuncia" —comprendida evidentemente como un estado interior—, pone un poder a la disposición del hombre. La fuerza oculta que se desarrolla se llama ojas. Es la condición fundamental para poseer un objeto o gozarlo sin estar encadenado a él.

Llegamos así, por otro camino, al concepto tántrico del

[131] La expresión es de G. MEYRINK (en *Der iveisse Dommikaner*).

[132] Tal es el sentido de la "renuncia"; (yaga = bhogecchachavah, cf. *Hathayogapradipika*, I, com. al v. 9.

[133] Cf. *Kaushitaki-upanishad*, II, 1-2; DAS GUPTA, *The Study of Patanjali*, Calcuta. 1920, pp. 149-150; *Yoga-sutra*, III, 37.

gozo, bhoga, que no lesiona al ser interior, presentando perspectivas más interesantes que las que pueden ofrecer, por ejemplo, la árida ética estoica o el ascetismo de tipo religioso. A este respecto, algunos textos hablan de una serie de sakti, resentadas bajo la forma de divinidades femeninas, yogini o dakini irresistiblemente atraídas por la cualidad que engendra la "renuncia" y uniéndose a aquellos que la practican.

El principio general es que una sakti no se entrega a quien la desea, sino que acude ella misma a ofrecerse a quien encarna la naturaleza tranquila y "fija" de Síva, de su esposo.

Pero no nos retrasaremos demasiado en todo esto. Más adelante hablaremos de las disciplinas específicas concernientes a la voluntad. Nuestra intención se limita aquí a iluminar los aspectos principales de la "dignidad natural" y la "dignificación". Este tema no excluye el problema general de lo que podría llamarse la "iniciación" en un sentido específico y restringido, correspondiente a este "arte religioso" que Agripa había incluido entre los factores susceptibles de asegurar la dignidad requerida en las operaciones mágicas.

Este problema está estrictamente ligado al de las realizaciones de orden superior que pueden esperarse cuando, por el sadhana, sólo se dispone de fuerzas de un carácter simplemente individual. De nuevo, las premisas no dualistas de la metafísica hindú no han ignorado el estado de hecho que, se dice, es casi general en la época de la sombra (kali-yuga). Se sabe, y puede que esto esté en relación con lo que nos ocupa, que en la religión que predomina en Occidente se afirma que la "gracia" y una iluminación concedida por la divinidad son condiciones necesarias para la "salvación", para una vida verdaderamente sobrenatural de la criatura, tarada y paralizada por el pecado original: Pero la enseñanza iniciática y la metafísica de Oriente no conocen esta posición dualista; sin embargo, admiten, en general, la relativa transcendencia de la fuerza realmente capaz de actuar en el plano suprasensible por relación a las facultades del hombre ordinario. De ahí el concepto de iniciación concebida como el injerto de un principio nuevo, de una influencia supraindividual que se manifiesta en un despertar, en una animación particular y eficaz del ser, si las condiciones requeridas están presentes en el neófito. Podría verse ahí una aplicación especial del principio tántrico según el cual "sin una sakti, *Siva* está inerte y es incapaz de actuar", y aquí *Siva* podría remitir al Yo humano, y la sakti, su complemento femenino, a la influencia en cuestión.

Ya hemos hablado suficientemente de estos privilegios, y en principio no queda excluido que, a favor de las circunstancias particulares, pueda llegarse por uno mismo al mismo punto, y lograr la activación de un principio actuante "que no pertenece a la corriente". Por su parte, el budismo de los orígenes ha admitido una posibilidad semejante de realización autónoma, tipificándola en la persona de su maestro, el Buda histórico, el príncipe Siddharta. Sin embargo, teniendo en cuenta la creciente materialización del hombre en el curso de la historia, y el refuerzo de la individualidad física que la acompaña, se ha insistido a menudo en las formas de budismo que se han seguido, especialmente en el Mahayana, en el concepto de iniciación, Diksha, como la forma más normal de llegar a la integración de la que hemos hablado. Desde este punto de vista, la iniciación se define como la transmisión real de una sakti en tanto que poder y luz. Lo mismo que el catolicismo concibe una sucesión apostólica y una continuidad en la fuerza que confiere a los sacramentos su eficacia, asimismo, la India ha conocido linajes, casi dinastías, de maestros espirituales, gurús, que se han transmitido de manera interrumpida no sólo la tradición de su ciencia, sino también la fuerza no humana, la sakti, necesaria para comprender verdaderamente su sentido y hacerlo activo. Esta continuidad está representada por la imagen de una llama que ilumina a otra, y las organizaciones —que en el tantrismo se llaman kula, de ahí el nombre de kaula dado a sus adeptos— se definen probablemente sobre una base semejante.

La fuerza es transmitida a menudo por el maestro al neófito por medio de palabras de poder, de mantrá, en el que una sakti está ligada a una palabra que tiene una virtud vivificante y fecunda: se trata propiamente de un "segundo nacimiento".[134] Pero las premisas no dualistas se afirman de nuevo en el hecho de que este "segundo nacimiento", en un último análisis, es un nacimiento de uno mismo más verdadero. Ha podido decirse así que "los que abrazan a los que están iniciándose en el Brahmán supremo, a sí mismos se abrazan", y en el rito se murmura, entre otras cosas, la gran palabra de los Upanishads: "Eres esto" (tat tvam asi), añadiendo: "Piensa: "Yo soy Él. Él es Yo". Exento de toda atadura (nir-mama: por referencia al individuo; en inglés mineness) y de todo sentimiento del Yo (nir-ahamkara), ve como quieras, impulsado por tu verdadera naturaleza."[135]

Pero cuando los textos insisten en la necesidad de un gurú para otra cosa que para este "comienzo", posiblemente incluyen cierta exageración, o quizá hay que tener en cuenta, en parte, las circunstancias contingentes; por ejemplo: el hecho de que no existían libros para ciertas enseñanzas (o de que era difícil conseguirlos), lo que hacía que el gurú fuera prácticamente la única fuente, incluso para lo que pertenecía a los aspectos más exteriores de la enseñanza.[136] Pero no hay que olvidar lo que

---

[134] Así, en la tradición iniciática occidental, se habla de la "generación unívoca" donde "el Hijo es igual al Padre desde todos los puntos de vista y, engendrado según la especie, es parejo al generador; esta generación es el poder del Verbo formado por la mens, del Verbo correctamente recibido por un sujeto preparado gracias al rito, lo mismo que un semen en una matriz lo está para la generación y el alumbramiento - (AGMÍ-A. De UCC. *philos.* 111, 36).

[135] *Mahanirvana-tantra*, VII, 263-265; cf. III, 137-138.

[136] Cf. el episodio que cuenta A. DAVID-NEEL (*Mystiques et Magiciens du Tibet*, París, 1929, p. 4): el propio Dalaí-lama que decía, a propósito de ciertas doctrinas, que había sido el maestro de la autora, cae de las nubes al enterarse de que el texto tibetano conocido en uno de los libros más celebrados por los lamas había sido traducido al francés desde hacía mucho tiempo y pertenecía, por tanto, al dominio público. Sin embargo, es cierto que añadió: "Si algún extranjero ha aprendido

podía haber de no transmisible por el lenguaje ordinario o las exposiciones escritas en ciertas enseñanzas, lo mismo que el carácter cifrado y polivalente de ciertos textos que incluyen una jerarquía de niveles de interpretación. También por esta razón se afirma la necesidad de un maestro espiritual. Finalmente, cuando existen (aparte de la transmisión de una sakti que no es la del gurú en tanto que individuo, sino que es supraindividual y está ligada a la cadena a la que él pertenece) relaciones seguidas entre el maestro y el que ha sido iniciado, como en ciertas organizaciones, entra entonces en juego la ayuda aportada por el iniciador de cara a los peligros y obstáculos que no pueden ser prevenidos ni evaluados de una forma exacta más que por aquel que tiene de ellos ya una experiencia directa y personal, y posee una cierta competencia en materia de casuística.

En cualquier caso, tras el "inicio" que es la inducción del germen de una fuerza y una luz supraordenada, el desarrollo de ese germen dependerá del individuo y deberá ser llevado a un punto en el que, con la asimilación completa y la actualización de esta luz y esta fuerza, se llega a una independencia total ante la persona del maestro, aunque simbólicamente se dice que el discípulo, en su cumplimiento, en la siddhi, "tiene a su maestro a sus pies" y el kaula "es su propio gurú y nadie le es superior".[137]

Cualquiera que sea la manera en que se obtenga, la iniciación reviste un sentido general de consagración, y puede observarse en ciertos textos la idea de que no sólo condiciona la eficacia del sadhana y la "dignificación", sino que también, allí donde ésta falta, el sadhana y la áscesis podrían tomar un carácter "súrico": de asura, no-dios, designación de una especie

---

nuestra lengua y ha leído nuestros textos sagrados, el sentido de éstos debe habérsele escapado." Así les sucede, por otra parte, a una gran parte de los orientalistas.

[137] Cf., p. ej., los versos citados en las pp. 10-11 del *Karpuradistotra*, ed. cit.

de equivalente indoaria de los titanes.

En cuanto a los instrumentos, en un sentido técnico, del sadhana, dos son los principales: la facultad de visualizar con exactitud (de "ver en la luz interior") y la de concentrar y fijar activamente el espíritu por un entrenamiento del tipo de yoga clásico.

La primera facultad se le exige particularmente a todo aquel que, en el sadhana tántrico, está ligado a imágenes o símbolos que hay que activar. Se trata de la imaginación, en tanto que facultad de ver con los ojos del espíritu una forma dada en todos sus detalles, tan claramente y con la misma vivacidad como si se tratara de una realidad concreta. En su grado más elevado, es la capacidad de sumergirse completamente en la forma o en la imagen, hasta que ésta vive sólo en el espacio interior, alimentándola por una acción semejante a la de una lente que concentra los rayos solares en un solo punto, hasta que termina por encender una llama. Puede hablarse, a este nivel, de una "imaginación viva" o de "imaginación mágica".

La posibilidad de ciertas realizaciones yoguis y mágicas, que parecen imaginarias en el mundo actual, supone un tipo de hombre en el que esta facultad de imaginación viva es desarrollada, o lo ha sido, en un grado del que la mayor parte de los occidentales difícilmente pueden hacerse hoy una idea.[138] Encontramos, sin embargo, este género de imaginación, en estado elemental, entre las poblaciones primitivas y en algunas personas incultas del campo, aunque se trata de residuos (podemos considerar a estos primitivos como los restos degenerados de una humanidad más antigua). Esta facultad se

[138] A. DAVID-NEEL (op. cit., p. 133) revela que la palabra tibetana (imaginar) es migspa (se escribe dmigs pa), que significa "una concentración del pensamiento capaz de producir la objetivación real de la imagen subjetiva imaginada. Es un estado de "trance" (activo) en el-que los hechos y lugares imaginados sustituyen completamente a los que se perciben con el estado normal de la conciencia".

ha atrofiado en gran parte en el occidental medio, que se ha "civilizado" a medida que el pensamiento abstracto, la "intelectualidad", se volvía predominante en él. Esto hace referencia a una modificación estructural entre el sistema simpático y el cerebro, y más precisamente en las capas más recientes de este último.

Las formas de la imaginación plástica que, pese a todo, pueden observarse todavía en muchas personas, no entran en juego en el sadhana, pues son pasivas. Es lo que sucede con los sueños y los fenómenos hipnóticos. Todo el que sueña da prueba, en principio, de esta facultad de imaginar y visualizar, pero no como una facultad que puede activarse, utilizarse y dirigirse a voluntad. Lo mismo sucede con lo que concierne a los fenómenos hipnóticos. Casi todos los hombres, al ser hipnotizados, demuestran que poseen potencialmente una imaginación semejante a la imaginación mágica viva; pero sólo se manifiesta pagando el precio de una suspensión de la personalidad consciente: esta imaginación es activada entonces por otro, por el hipnotizador.

En parte, debemos hacer las mismas observaciones por lo que respecta a la dinamización de la imagen que provocan por un tiempo limitado las sustancias especiales: drogas, extractos de cáñamo y, de una manera general, los alucinógenos. Sólo engendran visiones desordenadas. Sólo con algunas sustancias particulares, y con la condición absoluta de haber realizado una preparación especial y de tener una posición personal favorable, pueden obtenerse resultados distintos. Veremos que el ritual secreto de los virya incluye la utilización de bebidas embriagadoras, pero es un caso raro; y con la intención visible de disculparse de la acusación de celebrar orgías, se declara que, recurriendo a ellas, se quiere reanimar la imaginación y, mejor todavía, visualizar las imágenes, sobre todo la de los devala, en una u otra de las ceremonias. En este caso, las bebidas embriagadoras sólo tendrían un papel coadyuvante. El objetivo esencial de esa utilización ritual es el de provocar lo que en la Grecia antigua se denominó el estado de μαίνα, en un sentido positivo, es decir, el de "entusiasmo divino" y arrebato, como en la utilización dionisiaca del vino iniciático en las "orgías sagradas". Sin embargo, no tiene relación con el problema específico que estudiamos, que es el de despertar la imaginación cuando de partida esta facultad falta absolutamente.

En cambio, cuando se trata de despertar o desarrollar una facultad que parcialmente está presente, se recurre a determinados métodos, como, por ejemplo, el del recuerdo: fijar de antemano, con todas sus particularidades, un objeto que se tiene delante, y verlo después con los ojos del espíritu.

En el ejercicio siguiente se ve esta imagen repetida o ampliada, delante o detrás. Finalmente, en otro ejercicio, se ve delante, en el espacio, con los ojos abiertos, como si fuera algo real.[139] Probablemente, un psiquiatra vería en todo esto un entrenamiento tendente a suscitar alucinaciones; pero el psiquiatra se estaría olvidando entonces de lo esencial, y es que esas imágenes no son, como las verdaderas alucinaciones, procesos compulsivos e involuntarios. De manera general, no se trata de convertirnos en víctimas de nuestra propia imaginación, sino precisamente de lo contrario.

Finalmente, hay también algunos casos de apertura repentina, un poco como la que puede producirse para la vista mediante operación de cataratas. Estas aperturas se deben a veces a la acumulación de factores imponderables que desembocan en un punto crítico de ruptura; o bien al contacto con un cierto orden de influencia espiritual, lo que da al fenómeno el carácter de una iniciación. Eso es lo que parece ser que le sucedió, por ejemplo, a Gustav Meyrink, conocido autor de interesantes novelas de fondo iniciático. Se había entregado durante mucho tiempo a la práctica del yoga sin llegar a ningún resultado importante precisamente porque, como hacen muchos

---

[139] La técnica budista de los kasina es semejante. Cf. EVOLA, *La dottrina del Risveglio*, op. cit., pp. 233 ss.

intelectuales, pensaba con palabras y era incapaz de ver figuras, formas y colores con el ojo del espíritu. Ya había abandonado esas prácticas cuando, un día, con el alma apaciguada ante un paisaje invernal, tuvo una visión: "Vio" en el cielo una silueta, con las piernas cruzadas, en la posición característica de Buda. Fue como una apertura brusca y milagrosa de su ojo mental; como un caballo que hasta entonces había trotado somnoliento, y que de pronto se lanza impetuosamente al galope.

Los Tantra tibetanos distinguen dos procedimientos de visualización: uno de ellos, instantáneo, es la "proyección" inmediata de la imagen global, comparada al estremecimiento de un pez fuera del agua. El segundo procedimiento es gradual: la imagen se construye poco a poco en todas sus partes, y cada una de ellas (o sus atributos si se trata de una imagen ritual personificada) debe actuar casi como un nuevo combustible que intensificaría el fuego mental.[140]

La imaginación es importante, pues da al hombre la posibilidad de ser un instrumento que puede desplazarse en el plano "sutil". Aquel que, gracias a lá intensidad de su imaginación ya su poder de concentración en una sola imagen, consiga aislar las percepciones físicas y del sentimiento de su cuerpo, llega a ser capaz de "ver" en la luz interior, tiene una posibilidad de alcanzar las fuerzas pertenecientes al orden de lo que se ha llamado el "cuerpo mental" y el "cuerpo de vida", y esos "nombres": "sellos", "raíces" y "elementos" de los que hemos hablado a propósito de la visión tántrica del mundo. Todo el culto, en el sentido evocador que tiene en los grados superiores del tantrismo, está sustanciado por animaciones debidas a esta facultad de la imaginación mágica y viva, en parte, puede decirse lo mismo de los asana y los mudra, es decir, de las posiciones y gestos rituales. Aquí se aplica también el principio tántrico según el cual el *Siva* humano está casi paralizado, es incapaz de actuar,

[140] Cf. EVANS-WENTZ, *Tibetan Yoga*, op. cit.

si no está unido con esa sakti.

Una aplicación particular del poder de visualización concierne a lo que, según una expresión de Extremo Oriente, puede llamarse la "acción sin acción". Puede explicarse esto haciendo una referencia al cuerpo. Sabemos que hay dos maneras de moverse: la una, directa, gracias a una orden transmitida por el cerebro; la otra, indirecta, por un "reflejo ideo-motor", gracias a la intermediación de una simple imagen. Hemos visto un ejemplo del reflejo ideo-motor en el contragolpe fisiológico y la mímica provocados por la visión de un equilibrista cayendo bruscamente del trapecio, y otro ejemplo en el fenómeno fisiológico de la excitación sexual que puede provocarse con la evocación de imágenes eróticas. Estos ejemplos, y otros muchos, son testimonio de que la imaginación posee una virtud motora que actúa "sin esfuerzo", y es muy diferente de la acción muscular voluntaria, una virtud que es capaz de alcanzar dominios cerrados a menudo a esta última.

También se atribuye una particular importancia al entrenamiento de esta facultad y a su extensión a diversos dominios: mover o determinar con un acto del espíritu, por medio de "imágenes de fuerza", sin esfuerzo y sin intervención de lo que podría llamarse la voluntad física propia del jiva. En el límite, podría establecerse una relación con el concepto mismo de vajra, el "diamante-rayo" del tantrismo tibetano en el dominio operativo.

Pasemos ahora al segundo instrumento fundamental: la capacidad de unificar y concentrar el espíritu. Aquí las posibilidades de entrenamiento son mayores que en el caso de la imaginación. En los manuales de yoga, que surgieron a partir del manual clásico de Patanjali, se expone una disciplina graduada.[141] De manera general, se parte de la descripción de

[141] Nos referimos esencialmente a DAS GUPTA, op. cit., y a G. JHÁ., *The Yoga-darshana*. Madras, 1934. Cf. ELIADE, *Yoga*, op. cit., c. II, bibliografía,

cinco estados del espíritu:

1) Espíritu inestable, cambiante y fluctuante (*kshipta-citta*);
2) Distraído, confuso (*mudha*);
3) Ocasionalmente concentrado (*vikshipta*);
4) Recogido en un solo punto (*ekagrya* o *ekagrata*);
5) Completamente dominado (*niruddha*).

Los dos primeros estados dominan en el hombre ordinario, en el pasu. Éstos, más que pensar, a menudo son "pensados"; las diferentes impresiones nacen, se desarrollan, se asocian, proliferan y desaparecen en ellos en una fluencia caleidoscópica que los seres controlan poco y en la cual se dejan llevar. La India da una imagen bien conocida de este estado de incapacidad mental: el mono que salta de rama en rama sin detenerse, y difícilmente se deja atrapar. El tercer estado, vikshipta, aunque pertenece todavía a la vida ordinaria, ya es diferente. Se trata de un espíritu que consigue concentrarse y mantenerse atento un cierto tiempo, tal como sucede cuando se asiste a un espectáculo, se realiza una lectura interesante, se está agobiado por una preocupación o por un sentimiento preciso, cuando nos esforzamos por resolver un problema, percibimos un ruido claro, recordamos alguna cosa, etc. Pero no es un estado siempre positivo. De hecho, interviene una "atención pasiva" cuando es el propio objeto, o un interés preciso, el que provoca una concentración temporal. Se dice que de esto todos podemos tener la confirmación tratando de concentrarnos en algo que no nos interese directamente: al cabo de un minuto, percibiremos que el espíritu está ya en otra parte.

No sucede lo mismo con el cuarto estado, el de la concentración activa en un solo punto, *ekagrya* en el que el espíritu comienza a convertirse en un instrumento utilizable para

pp. 363-364.

el yoga y el sadhana en general. Pero es un objetivo difícil de alcanzar. El hecho de que los textos hindúes hablen a menudo del *ekagrya* como de algo que se presupone naturalmente en el discípulo no debe provocar ilusiones en el lector. Sólo se puede alcanzar el *ekagrya*, sobre todo cuando se refiere al mundo actual, al precio de una aplicación y perseverancia a toda prueba.

La disciplina consiste en reducir al mínimo la parte que tienen los estados mentales del primero y segundo tipo en la vida ordinaria, con el fin de realizar una presencia firme y continua en uno mismo en una desidentificación metódica de los vritti, de las impresiones, y de manera general de los contenidos fluctuantes y móviles de la experiencia interior y exterior. El objetivo se alcanza cuando los estados pasivos y dispersos han sido apartados, dejan de ser los estados habituales de la conciencia, se han superado la obtusa coalescencia del Yo y las modificaciones mentales. Como primeras prácticas para la desidentificación, se indican las siguientes: Con el alma tranquila, dejar el pensamiento por sí solo. Ayudar al espectáculo de las diversas asociaciones mentales que se producen entonces espontánea y caprichosamente, sin turbarlas y sin ser transportados por ellas, sin perder jamás la presencia de uno mismo, guardándose bien de acoger y desarrollar uno cualquiera de los pensamientos que se presentan. A este respecto sería útil reformular de nuevo mentalmente los pensamientos a medida que se presentan, diciendo: "¡Vaya! Acabo de pensar esto, y después he pensado esto otro", etc. Suele suceder al principio que el espíritu está distraído, y no se debe continuar partiendo del pensamiento en el que se encuentra, sino que hay que tratar de reconstituir el curso de los pensamientos que han conducido hasta aquí, y partir de nuevo del punto en el que se está bien presente en uno mismo.

Algunos textos dan a esto el nombre de "ejercicio del pastor". La actitud interior es semejante a la de un pastor que deja pastar, avanzar y retozar a sus animales sin perderles, sin embargo, de vista. Se obtiene un resultado positivo, y ésta es también una imagen recurrente en ciertos textos, cuando se tiene una sensación semejante a la de un hombre tranquilo y calmado instalado en una orilla y que ve pasar ante él el agua de un río.

Otro método conduciría al mismo objetivo: el del "corte". Se trata de estar atento y suprimir todo pensamiento, toda imagen, en cuanto se presenta en el espíritu, lo mismo que se rompe un junco de un golpe de podadera rápido y claro. Se presentará otro pensamiento, con el que se actuará de la misma manera, y así a continuación. En un momento dado, si uno se mantiene firme, se asiste a una especie de fuga total de pensamientos e imágenes: lo que se produce cuando el Yo se distancia de los contenidos de la conciencia es "la visión del enemigo". Nos encontramos entonces en el mismo punto que al final del ejercicio precedente, en el estado de aquel que se mantiene firme junto a la orilla y observa el fluir rápido de un curso de agua.[142]

Es preciso extender estos ejercicios poco a poco a periodos de la vida ordinaria particularmente afectados por el automatismo asociativo; por ejemplo, a los contenidos mentales que toman forma poco a poco y se encadenan, mientras vamos de un lugar a otro, comemos, nos vestimos, etc. Habitualmente, estos contenidos se agotan uno tras otro sin una verdadera conciencia reflexiva (esto es tan verdadero que, al detener el flujo mental de un golpe, raramente tenemos posibilidad de recordar qué hemos pensado el momento anterior).

Se busca una desidentificación análoga no sólo de las modificaciones mentales, sino también de los estados emotivos. Este objetivo es más difícil de lograr: objetivar, contemplar, como si lo hiciéramos en un espejo, nuestros propios sentimientos y emociones. Hay una vía para alcanzar este objetivo poco a poco: no trabajar los sentimientos, emociones o impulsos experimentados en el momento o recientemente, sino aquellos que se han vivido en el pasado, en una circunstancia dada, para

[142] Sobre todo esto, ver los textos contenidos en EVANS-WENTZ, *Tibetan yoga*, pp. 128-130, 138.

contemplarlos con la misma calma que si se tratara de los estados de alma de otro: imaginando, precisamente, que los vemos surgir, desarrollarse y transformarse en una persona extraña e indiferente. Así, poco a poco, se adquiere la posibilidad de adoptar la misma actitud cuando se manifiesten en el presente estados semejantes.[143]

Seria necesario llegar al punto de encontrar naturales y normales estas realizaciones del sadhana: la tranquila presencia en uno mismo, la disociación entre el Yo y los *citta-vritti*, una reducción notable de los estados de *kshipta-citta* y *mudha-citta*.

En cierta medida, es una condición previa para entregarse al yoga en el sentido clásico, cuya doctrina ha sido expuesta sucintamente en el Yoga-sutra de Patanjali y explicada a continuación en sus numerosos comentarios. Pero hay que saber que el yoga constituye un sistema propio. En principio, las técnicas que en él se encuentran expuestas se consideran suficientes para conducir a la "liberación" según una acepción de esta acepción de esta palabra fundamentada esencialmente en la doctrina del Sâmkhya. Considerando aquí las fases clásicas de la concentración mental, de la contemplación yogui y de su extensión, no tenemos, sin embargo, intención de desarrollar este tema (pues nuestro tema general es el tantrismo); esencialmente queremos preocuparnos de lo que concierne a la preparación de un instrumento necesario en general para el sadhana, y que es solidario de la facultad de la imaginación viva que hemos descrito.

El poder que nos interesa se ha denominado samyama; se forma a través de las fases del sadhana que acabamos de describir rápidamente. Ya hemos observado en otro lugar que se trata en suma de la adquisición del poder que una cierta filosofía

---

143 En los textos amónicos del budismo de los orígenes encontramos el sistema más elaborado de técnicas de desidentificación. CF EVOLA. *Dottrina del Risveglio*. 2.a ed. Milán. 1966.

europea ha denominado la "intuición intelectual", en la que el conocer se identifica con el ser más allá de las formas exteriores, fenoménico-sensoriales y mentales de la experiencia corriente.

* * *

La primera fase del proceso de realización es el pratyahara. Podemos considerarla como la aplicación de la capacidad, de la que ya hemos hablado, de distanciar el espíritu con respecto a las diferentes impresiones y diversos estímulos que recibe, de manera que no se identifique con ellos. De hecho, se trata de reunir al espíritu consigo mismo, en su propia sustancia, y adquirir el poder de excluir a voluntad las impresiones sensoriales y las modificaciones mentales.

En realidad, la teoría de base es la siguiente: no es con el ojo con lo que vemos, ni con el oído con lo que oímos, sino que es el manas el que ve y ove, tomando como sede los ojos y los oídos. De ahí la posibilidad que tenemos de retirarnos de esos órganos, posibilidad que podemos utilizar en primer lugar para fijar el espíritu en un objeto interno, y en segundo lugar para recibir las percepciones y las ideas en su verdadera naturaleza, y finalmente, en tercer lugar, para realizar un estado que, por analogía, se llama "silencio". Por lo que se refiere al segundo punto, ya hemos observado un poder de este género al hablar del "desnudamiento" de las pasiones y las emociones en la Vía de la Mano Izquierda. El término que se utiliza en el yoga para las modificaciones mentales es *vritti.* La teoría de base dice además que, en el estado habitual en el que el Yo se identifica con sus experiencias, no se perciben más que reflejos debilitados, mientras que la fuente verdadera de los procesos correspondientes se encuentran en la región del corazón (el hecho de que, por resonancia, el ideograma empleado para "pensamiento" sea en la lengua china también el del corazón, y que algo semejante suceda en el antiguo Egipto, no deja de tener relación con lo que acabamos de decir). Cuando en el pratyahara el espíritu se retira en sí mismo, se dice que las ideas y los pensamientos pueden parecer fulgurantes; es un estallido de energías puras que se apartan de un centro en mitad del cuerpo y golpean el cerebro. Además, la expresión *vritti*, utilizada en el yoga, puede referirse a esto mismo, pues, hablando en propiedad, no quiere decir "modificaciones", "estados" o "formas", sino torbellino; sucede así que, en razón de la experiencia de la que acabamos de hablar, los textos tántricos tibetanos atribuyen a los pensamientos la cualidad de un movimiento de meteoro, del paso de una flecha, de un relámpago.[144]

En cuanto al "silencio", del que hemos hablado en tercer lugar, es el estado del espíritu que reposa en sí, puro, tranquilo. Puede pensarse que la relación entre el Yo y el pensamiento es análoga a la que une el Yo con la facultad de la palabra. Como, en un sentido ordinario, el silencio quiere decir no poner en acción la facultad de la palabra, se trata también de no poner en acción el pensamiento, de inmovilizarlo y reunirlo. Podríamos comparar los diversos pensamientos que se suceden en la vida ordinaria con un discurso instintivo y sin verdadero orden. En el pratyahara, se suspende el discurso por medio de un acto calmo, nos "callamos": es el silencio interior del espíritu. De manera general, toda operación del sadhana debe ser precedida y seguida por este silencio.

La segunda fase, el dharana, puede considerarse como un desarrollo de la ekagrya; la estasis del espíritu reunido en sí mismo se rompe, y el espíritu se fija en un solo objeto, incluyendo todo lo demás, las impresiones sensorias, los pensamientos a las asociaciones mentales debidas al azar.

Para distinguirla de la ekagrya, o de la fijación del espíritu en un solo punto, es preciso establecer ya una cierta relación entre este dharana y la fase siguiente, llamada dhyana, que tiene un carácter noético, de penetración cognitiva del objeto elegido. Tomada en sí misma, dharana es interpretada a veces como un

---

144 Cf. EVANS-WENTZ. op. cif.. pp. 128-120.

procedimiento auxiliar de finalidad hipnogénica, es decir, destinado a neutralizar el pensamiento para liberar la energía puramente espiritual y permitirle actuar sin estar ligada por los sentidos.

Vyasa indica ciertos puntos que pueden servir eventualmente de base para esta concentración hipnogénica: el punto superior de la cabeza, el ombligo, la punta de la nariz, la raíz del paladar. O bien se utiliza un objeto exterior, como un ruido.[145] Como es natural, ese distanciamiento de la sensibilidad externa y la hipnosis sólo son aquí medios. El estado hipnótico o de trance es absolutamente ajeno al yoga; éste se desarrolla bajo el signo de la supraconciencia y de una lucidez supranormal.

Otra posibilidad, siempre en el cuadro del dharana, consiste en tomar, como base o apoyo para neutralizar el pensamiento, el mismo objeto, la misma imagen, el mismo símbolo o fenómeno que se elige en la fase siguiente, el dhyana. Se tiene entonces una continuidad; se pasa de una fase puramente técnica, por así

---

[145] Como en los Yoga-sutra, III, I; el objetivo, entonces, es análogo a aquel con el que se emplean, también en Occidente, los "espejos mágicos" (con este propósito, véase *introduzione a la magia*, Roma, 1955, v. I. p. 88). En cuanto a la utilización del sonido para la neutralización del órgano mental, se dan indicaciones en la Hathayogapradipika (IV, 66-67, 84-88). Sin embargo, aquí es evidente que se trata directamente de alcanzar las fases últimas del samâdhi, y parece asociarse con esta práctica la suspensión de la respiración. Aparecen ruidos en la región del corazón. El ruido interior —nada— es sobre todo poderoso y variado (sonidos de campanas, ruidos de agua, ruidos de trueno, el crepitar de la lluvia). La mente debe estar totalmente concentrada en ellos (cuando se manifiestan los ruidos sutiles), apartar las otras percepciones hasta llegar al punto de fijeza, y hasta que se rechace el límite que ese punto representa para el Yo. "Como un cazador, el sonido atrae primero y une a lo mental, después lo mata: pone fin a su naturaleza inestable y la absorbe en él... Cuando el órgano interno (antahkarana), semejante a un gamo, se detiene, atraído por el sonido, un cazador hábil puede matarlo» (ibid., IV, 92, 94, 99).

decirlo, a una-fase de realización espiritual; en un primer momento no se procede a la neutralización del pensamiento cerebral y al distanciamiento con respecto a la sensibilidad exterior, sino que se estima que la absorción del Yo en el objeto a "abrir" conduce de manera natural a la liberación del espíritu. El dhyana, tercera de las articulaciones, anga, del yoga clásico consiste en la asimilación y la interiorización real del objeto contemplado. Se insiste particularmente aquí en la unidad absoluta y la continuidad de la corriente mental (pratyayasvaika tanala).[146] Para retomar la imagen ya utilizada, esta corriente debería asemejarse a un haz de rayos solares bien concentrados por una lente en un solo punto, sin interrupción, a una distancia justa, hasta que el objeto colocado en el hogar del espíritu se abrasa. No se trata aquí de una fijeza hipnótica — aquélla, como hemos dicho, no puede ser más que un instrumento auxiliar totalmente secundario—, sino más bien de un proceso esencialmente "intelectivo", aunque suprarracional. El objeto debe ser penetrado en todos sus aspectos o todas sus caras, de forma que diga lo que hay en sí mismo, para que después se lo capte en su unidad, en una síntesis que representa su esencia.

Podría compararse así esta fase con el amarilleamiento inmóvil de una llama oxídrica, dirigida sobre un solo punto, hasta que funde el metal (que podría simbolizar todo lo que, en el objeto, es exterior, sensible o imaginario).

Viene, finalmente, la cuarta y última fase, el samâdhi. En la comparación de la que acabamos de servirnos, corresponde al punto de fusión donde el aspecto idam (la "alteridad") deL objeto se separa, donde el acto cognitivo y el objeto de la contemplación dejan de ser distintos, al igual que deja de haber una diferencia entre la imagen de la cosa y su esencia. Nos encontramos más allí tanto del mundo sensorial de los "fenómenos" como del mundo subjetivo de los pensamientos y

---

146 *Yoga-sutra*, III, 2, com. de Vyasa.

las imaginaciones simples.

Eliminado de la cosa el elemento "forma", sólo subsiste su "esencia"; —artha— o su "poder" —sakti—, de la figura, del símbolo, de lo que se ha puesto en el "hogar" del proceso, en suma, y que se desvela en una experiencia directa y eminentemente objetiva.

El jnana-yoga utiliza con preferencia la palabra samâdhi; en cambio el tantrismo emplea más a menudo la palabra bhava, a la que da un sentido técnico (por otra parte, bhava puede significar "naturaleza", "disposición", "estado"). Se dice que bhava es el órgano esencial en el orden de la *Sakti*: la sakti de todo lo que se presenta como "otro" y que sólo se revela gracias a él.[147] Sin bhava, afirma el Kaulavaliya-tantra, es imposible adquirir una competencia real en la doctrina de los kaula; un texto[148] declara también que aquel que es capaz de realizar un bhava perfecto no tiene necesidad de nada más y posee ya el órgano necesario para el conocimiento real de la *Sakti*. Es natural que estos estados se muestren difíciles de comprender para quien no tiene más que un poco de experiencia: "¿Cómo puede expresarse en palabras la verdadera naturaleza de bhava? No puede ser descrita. Las palabras sólo pueden indicar la dirección en la que se encuentra."[149]

El proceso ofrece diferentes grados según el objeto elegido. Si la base está formada por un objeto de la experiencia sensorial, para llegar a bhava es preciso pasar por un doble proceso de abstracción. En un primer tiempo, el objeto tal como es descrito por los sentidos físicos ha sido apartado, y rechazada asimismo toda otra representación de aquél por medio de pratyahara, y no

[147] *Tantratattva*, II, 326-327. También se dice: "Si quiero adquirir la naturaleza ignea y luminosa del fuego, debo convertirme en fuego. Es esto, bhava".

[148] *Rudrayamala*, VI, 9.

[149] *Kaulavaliya-tantra*, XXI, 1-3.

queda más que una imagen. Después de que esta imagen ha sido contemplada y animada en la luz interior, se suprime este apoyo o símil, lo mismo que antes se había suprimido la percepción física, lo que da lugar a una especie de reflejo en segundo grado, que carece de forma, es inmaterial, y a partir del cual se desarrolla bhava. Este reflejo pertenece al plano "sin forma" o "causal" —arupa, karana—, mientras que el reflejo precedente, que podría relacionarse con la fase de dhyana, pertenece al plano "sutil".

Cuando el punto de partida no es un objeto concreto, sino un "objeto interno", es decir, una imagen, un símbolo, un sentimiento, etcétera, se empieza por la neutralización de la sensibilidad periférica y sólo quedan las otras dos fases.

Los comentadores de los Yoga-supra de Patanjali distinguen muchos grados de samâdhi. Tomando como punto de referencia el estado en el que el objeto, el concepto de ese objeto — o su representación— y su nombre se presentan como claramente distintos, la forma más baja de samâdhi (o de bhava) es aquella en la que subsisten todavía en la identificación que elimina la exterioridad del objeto, su concepto y su nombre, ligados los dos a una condición dada de la existencia, a una cierta civilización, a un cierta lengua, a una cierta época, y así a continuación, de forma que la naturaleza real del objeto está todavía velada por un revestimiento. Esta naturaleza se capta en la forma superior del samâdhi, llamada nirvitarka, en la cual, habiéndose intensificado el fuego intelectual, el objeto queda despojado de toda asociación con nombres o conceptos (incluso de toda relación con el "Yo" de un ser particular), y captado en la desnudez esencial de su propia naturaleza (svarupa). Puede decirse aquí que la magia de maya en el sentido vedántico ha quedado rota. La mirada del hombre participa de la naturaleza de la mirada de *Siva*, el cual, con su ojo frontal simbólico —el ojo del Cíclope— excluye todo aquello que en la manifestación, es revestimiento y envolvimiento de la "ignorancia"; lo mismo que, según la antigua concepción de los helenos, se desvela a la mirada olímpica, al νοῦς, más allá del mundo de los sentidos, la realidad superior de lo que justamente se llama κόσμος νοητός.[150] La palabra técnica del yoga para designar el conjunto del proceso que incluye a dharana, dhyana y samâdhi (= bhava) es samyama.

Si el samyama se aplica a objetos sensibles, el estado de bhava llevado a su punto de perfección puede poner en contacto directo, experimental, con los elementos y principios transcendentales de los sentidos y los objetos de los sentidos; con los tanmatra y los mahabhuta (cf. pp. 77 y siguientes).[151] Estos contactos corresponden tanto a las formas del conocimiento-iluminación (prajna) como a las facultades

---

[150] Sobre todo esto, cf. DAS GUPTA. Patanjali, op. cit., pp. 154-159, y también el Kularnava-tantra (IX, 10), en donde se dice que la realidad se revela en el momento en el que se ha eliminado totalmente toda modificación mental.

[151] A título de ejemplo, puede encontrarse interesante la descripción que da M. ELIADE (*Yoga*, op. cit., p. 85) de la meditación del yoga sobre el tema del "fuego", tal como se enseña en nuestros días (la meditación comienza con la concentración, el dharana. sobre unos carbones ardientes colocados ante el yogui); no sólo revela al yogui el fenómeno de la combustión)-su sentido-profundo, sino que además le permite: 1.° identificar el proceso físico- químico que tiene lugar en la brasa con el proceso de combustión que se manifiesta dentro del cuerpo humano; 2.°.identificar este fuego con el fuego del sol, etc.; 3.° unificar el contenido de todos esos fuegos, con el fin de obtener una visión de la existencia en tanto que "fuego"; 4.°. penetrar en el interior de ese proceso cósmico, tanto hasta el nivel astral (el sol), como al nivel fisiológico (el cuerpo del hombre) o finalmente el nivel infinitesimal (el "grano del fuego"); 5.° reducir todos estos niveles a una modalidad común a todos, la prakrti en tanto que "fuego"; 6.° "dominar el fuego interior gracias al prânayama, a la suspensión de la respiración (respiración = fuego vital); 7.° extender finalmente, gracias a una nueva "penetración", ese "dominio" a la brasa misma que tiene delante (pues si el proceso de combustión es idéntico de un límite al otro del universo, todo dominio parcial de ese proceso conduce infaliblemente a su "dominio" total).

perceptivas no condicionadas por los órganos del cuerpo.[152] Se dice que se llega a conocer un ver sin ojos, un tocar sin manos, un oír sin oídos, un alcanzar sin acercarse, etc.[153] En el tercer libro de los Yoga-sutra se indican estas diferentes posibilidades del samyama.

Hay que observar que el samyama puede ser utilizado para un conocimiento supranormal e iluminador no sólo de las fuerzas y las esencias que se manifiestan en el mundo exterior, sino también de aquellas cuya manifestación forma habitualmente parte del mundo de los sentimientos y de las emociones (de los que ya hemos hablado), y finalmente que puede tener por objeto entidades y poderes pertenecientes a planos y estados del ser sin correspondencia directa con la experiencia Humana ordinaria. En estos últimos casos, la base del proceso de abertura está formada por símbolos, figuras, sonidos y signos que nos ofrece la tradición esotérica. Y las operaciones, tanto las del ritual tántrico como las del hatha-yoga, se apoyan esencialmente en este material suministrado por la tradición e iluminado por una enseñanza directa.

Hay que remarcar también que esta exposición de las articulaciones del yoga clásico nos ha llevado a examinar procesos que, en este yoga, están en realidad ordenados de cara al fin supremo; se considera que pueden conducir a la liberación del Yo, al decondicionamiento del ser (y por una vía distinta del hatha-yoga). En realidad existen muchas formas distintas de

---

[152] Sobre la variedad de experiencias «psíquicas» y suprasensibles, cf. RAMA PRASAD, *Nature's finer forces*, op. cit., pp. 161-174, y las conocidas palabras del Corpus Hermeticum: "Fortificado por Dios, comtemplo, no con los ojos, sino con la energía intelectual de los poderes [sensibles]."

[153] Cf. *Cvetagvatura-upanishad*, 111, 18-19: "El que, estando en la ciudad de las nueve puertas (el cuerpo humano] contempla el exterior, es el señor del mundo, de todo lo que es inmóvil y móvil. Coge sin manos, corre sin pies, ve sin ojos, oye sin oídos."

samâdhi, y se atribuye precisamente este poder a la más alta de esas formas, aquella que no se aplica a objetos o fines particulares, que no tiene "sostén" (asam-prajnata-samâdhi), que únicamente se dirige hacia el conocimiento: la realización del atman. Pero aquí; tal como hemos dicho, nos proponemos reunir sólo aquello que concierne a la elaboración de un instrumento de trabajo; tal es el poder del samyama bajo una forma elemental y aproximativa: fuego mental para una percepción extrasensorial. En el hatha-yoga, una de las primeras aplicaciones de este instrumento concierne al cuerpo. Se trata de adquirir gradualmente una percepción "sutil" de éste y de las fuerzas que en él actúan. Uno de los equívocos que provoca el yoga exportado a Occidente consiste en creer que existen métodos "físicos" para las realizaciones espirituales, lo que no tiene sentido alguno, pues cuando los textos hindúes hablan de lo físico se refieren a algo muy diferente de lo que entiende el hombre de los últimos tiempos, y sobre todo el europeo medio moderno.

En realidad, se considera, a modo de presuposición hasta tal punto natural que ni siquiera se enuncia, un tipo de hombre cuyo cuerpo estaba o está todavía en gran parte penetrado por el Yo, estaba o está todavía más cerca de ese último y más abierto a él en su dimensión sutil. Por ello, los procedimientos "físicos" utilizados por el yoga tienen implicaciones que no son únicamente físicas.

Sea como sea, se indican ejercicios de concentración intensiva sobre funciones, órganos o zonas particulares del cuerpo que tienen como fin extender sistemáticamente la conciencia en el mundo del inconsciente orgánico, lo que entraña una desmaterialización y una "sutilización" de lo que ordinariamente se llama la anestesia (la sensación global del organismo).

A este respecto, la respiración toma una importancia particular, dado el papel que juega en casi todas las formas del yoga, en particular en el kundalini-yoga. De hecho, la eficacia del prânayama, del control de la respiración, supone una toma de contacto con su aspecto sutil: es del prâna, la respiración como fuerza de la vida, y no de la respiración bajo su forma grosera (sthula) de lo que se trata en la práctica del verdadero yoga (abstracción hecha del simple yoga físico). Como entrenamiento, se prescribe el distenderse, relajarse, permanercer inmóvil esperando que la respiración, dejada por completo a sí misma, torne un ritmo regular, "como el de un niño que duerme". En ese momento se procede a una concentración mental progresiva, tal como la hemos descrito. Según los textos, la sensación del estado sutil del aliento, o prâna, sería semejante a la de una luz difusa; a continuación, en la fase siguiente, puede transformarse en sensación de calor, cuando el proceso de interiorización pasa de la función respiratoria a la de la circulación sanguínea que con ella está ligada.[154] En este momento, la conciencia ha cambiado ya de plano. En efecto, vemos que en el yoga el aliento está considerado como un vehículo que permite pasar de la conciencia ordinaria de vigilia a formas más profundas de conciencia ocultas en el hombre común por el estado de ensoñación o por los diferentes grados del sueño. Además, todo esto constituye una vía que debería permitir la penetración en el interior del cuerpo, con el fin de ocupar su lugar en esta vida a la que de ordinario somos, por así decirlo, extranjeros. A decir verdad, este "descenso" se lleva a cabo de manera natural cuando nos dormimos o, mejor todavía, cada vez que nos entregamos al sueño. Pero en esos casos la conciencia ordinaria no puede seguir el cambio de estado o de plano. Es rechazada en el umbral mismo de este universo como si le cortara el paso

---

154 Encontramos el objetivo general de esta práctica en el siguiente pasaje de AGRIPA (op. cit., II. 23): "El aire (prâna) es el cuerpo de la vida de nuestro espíritu sensible, no tiene la naturaleza de un objeto sensible, sino la de una virtud espiritual elevada. Sucede a veces que e! alma sensible vivifica el aire que le está unido y siente los objetos sensibles que actúan sobre ella, en un aire vivificado unido al espíritu, es decir, al aire vivo» (el subrayado es nuestro).

un ángel severo colocado cerca del Árbol de la Vida.[155] La situación sólo puede ser parcialmente modificada cuando el poder de abstracción y de concentración, que suponen las disciplinas del yoga, se ha desarrollado hasta un cierto grado. Para comenzar, se proponen ciertas formas de meditación. He aquí una:

a) Por la noche, antes de dormirse, hay que visualizar un sol que poco a poco se eleva hasta llegar al cénit de un cielo diurno totalmente puro. La imagen debe ser viva, estar animada por un sentimiento de elevación, de apertura y de iluminación de todo el ser. Hay que pensar, además, que esta imagen se corresponde a lo que llegará en lo más profundo de la noche, cuando brillará en todo su poder ese "sol de medianoche" del que hablaban los misterios de la antigüedad occidental. Hay que entender por cénit el sol nocturno el punto en el que llega a ser perfecta la identificación con la luz, ligada a un sentimiento de liberación. Después hay que intentar dormirse rápidamente, antes de que surja ninguna otra imagen o pensamiento;

b) Por la mañana, al haberse despertado completamente, se imagina el sol que ya se ha visualizado la víspera y se le acompaña en su descenso desde el cénit hasta que se pone (lo que, en esta inversión, corresponde al despuntar del día), con el sentimiento de que esta luz que se pone cuando se extiende la luz física del día sube en uno mismo y se mantiene en nuestra vida de vigilia. De esta manera, se hace nacer el sentimiento de una luz opuesta a la que ilumina la naturaleza y permite ver a los ojos del cuerpo.

Esta práctica favorece también la percepción sutil del cuerpo y de la vida, así como la primera integración de la conciencia en

[155] En este sentido, se dice de modo más general: "Como aquel que no conoce el emplazamiento no encuentra el tesoro oculto, aunque pase a su lado, así todos los seres no encuentran el mundo de Brahmán aunque entren en él cada día (en el estado de sueño profundo). Es que el no saber los tiene alejados" (*Chandogya-upanishad*, VIII, III, 2).

el estado que corresponde al sukshma-sarira (cf. p. 82). Nos acercamos al momento en el que la condición "espesa" del cuerpo es superada, lo que produce una particular sensación de frescor y ligereza. El elemento tamásico comienza a ser sustituido por el "tejásico" (tejas =energía irradiante).

En una siguiente fase de esta práctica de la contemplación de la noche y de la mañana, la "luz" debería transmutarse en "calor"; en un calor que, cuando se aproxima un samyama se consume a sí mismo, dejando como único residuo, en un explendor árido, solamente un "Yo soy" desnudo, solar y absoluto.[156]

En la práctica, se considera importante ejercitarse en sentir gradualmente el prâna en todo el cuerpo durante la inspiración y retención del aliento (que puede ser más o menos prolongada). Dicen los textos que hay que lograr sentir el prâna, el aliento interiorizado, hasta en las palmas de las manos y las plantas de los pies, con una sensación semejante a la de un ligero cosquilleo.[157] Siempre en el dominio de la sensación pránica de la corporeidad, los objetos particulares de esta práctica son los cinco vayu, o alientos, de los que ya hablamos antes (cf. p. 83). Pero, evidentemente, para esta práctica especial es necesario

---

[156] Cf. *Chandogya-upanishad*, III, XIII, 8; *Maitrayani-upanishad*, II, 6: "El purusha reside en el calor del cuerpo"; VI, 27: "En verdad, el ardor del Brahmán es supremo, inmortal, inmaterial, es el calor del cuerpo; el calor le sirve de combustible y, una vez que el Brahmán se ha manifestado, su ardor está envuelto en el éter [el corazón]... En la envoltura del corazón está la beatitud, la sede suprema, allí está nuestro Yo, nuestro yoga, el ardor del fuego es el del sol." En estos casos, como en los otros, es difícil saber qué es lo que pertenece a una realización superior obtenida avanzando siempre en la misma dirección.

[157] *Hathayogapradipika*, II, 49: "El kumbhaka (la retención del aliento] se practica hasta que se siente que el prâna penetra en todo el cuerpo, desde la cabeza hasta la extremidad de los pies. Después, se espira lentamente."

estar en contacto con uno de los depositarios de las enseñanzas tradicionales correspondientes. Ya hemos comentado que incluso las definiciones de los cinco vayu son complicadas, y a menudo divergentes en los textos; también es difícil orientarse hacia un sadhana correspondiente. Las enseñanzas de las que hablaremos más tarde acerca de sushumna, ida y píngala, son menos ambiguas.

El desplazamiento se facilita procediendo por etapas; concentrándose primero en un punto material del centro de la cabeza, después en un punto correspondiente de la laringe, y finalmente en el corazón.

En algunos textos del yoga tibetano que se refieren a la "luz clara" ('od gsaf), luz que corresponde a la del estado sutil, y que hay que captar en "el intervalo que separa el cese de la experiencia del estado de vigilia y el comienzo del estado de sueño", se intensifica esta práctica entregándose a la contemplación del sol nocturno de que hemos hablado. Se adopta entonces la "posición del león", aconsejada para dormir en el budismo de los orígenes: tumbado sobre el costado derecho. Hay que desplazarse en espíritu hacia la región central del cuerpo, es decir, hacia el corazón. Habría que recibir en esta región todos los reflejos del mundo exterior, todas las imágenes, todos los pensamientos residuales, hasta llegar a un estado de tranquila concentración. A decir verdad, el procedimiento se ha vuelto más completo en los textos tántricos tibetanos por medio de una serie de visualizaciones. Primero se visualiza la *Sakti* que hay que identificar ante todo con su cuerpo; después se visualiza una flor de loto de cuatro pétalos en el corazón, con los cinco mantra HUM, AH, NU, TA y RA. El primero en el centro y los otros cuatro en los cuatro pétalos (para orientarse de conformidad con estas sílabas mágicas, tendrá que colocarse de cara al norte; pondrá AH en el pétalo anterior hacia el norte, NU hacia el este, TA hacia el sur y RA hacia el oeste).

Las letras deben ser claras, vivas y resplandecientes": Al acercarse el sueño, el espíritu tranquilo y concentrado pasa gradualmente de AH a NU, después a TA, luego a RA y se coloca finalmente en el centro, en HUM; recorriendo de abajo a arriba el signo tibetano que corresponde a esta sílaba, para terminar en la pequeña media luna y en el círculo de la parte superior de lo que, en el simbolismo gráfico, representa a sunya, el "vacío" (es decir, la transcendencia).[158]

Todos los mantra son visualizados en letras tibetanas, y no en las transcripciones que de ellas nos dan los alfabetos europeos; está permitido pensar que tienen alguna eficacia objetiva, condicionada ésta por el fondo de resonancia que existe en un hombre de lengua y tradición tibetanas.

Los textos son casi unánimes al decir que la región en la que puede tener lugar la experiencia de la "luz clara" está en el medio. El texto al que acabamos de referirnos da el nombre de "ignición" al cambio de estado que se produce a continuación, cuando sobreviene el sueño, y de "cumplimiento" al punto de sueño profundo que corresponde a otro cambio de estado. Si la conciencia pudiera seguir todas estas fases, tendría la experiencia de la luz absoluta, que, según se dice, está ya tras la muerte (cf. p. 297).[159] El estado de "ignición" del que habla este texto se

---

[158] Texto en EVANS-WEKTZ, *Tibetan Yoga*, op, cit., III, pp. 226-229.

[159] Es también la luz absoluta de la región mediana, de la que hablan tan a menudo los Upanishads, y con la que, por ejemplo, se relaciona esta frase: «Más allá de los cielos y en las profundidades del corazón» (*Mahanarayana-upanishad*, X, 21), y también: «Dentro [en el corazón], en una pequeña cavidad, reposa el universo; un fuego arde allí, irradiando en todas las direcciones» (ibid., XI, 9-10). A aquel que franquea el límite de esta región se dirigen estas enseñanzas tradicionales conocidas: «La oscuridad desaparece, ya no hay ahora ni noche ni día» (*Cvetacvatara-upanishad*, IV, 18). «El atman es el dique que mantiene el mundo; más allá de ese dique no hay ni día ni noche, no hay vejez, muerte ni dolor, obra buena ni mala. Más allá de ese dique, el ciego ve, las heridas se cierran, la enfermedad se cura y la noche se hace día, pues el Brahmán es la luz eterna» (*Chandogya-upanishad*, VIII, IV, 1-2).

corresponde visiblemente con la fase "calórica" en la que hemos indicado que desemboca, intensificándose, sobre la percepción luminosa del estado sutil.

Una práctica más simple, que indica otro texto del tantrismo budista, consiste en imaginar el cuerpo como si fuera el de Buda Vajrasattva (es decir, aquel cuya sustancia es vajra, el "diamante-rayo"), y fijar su espíritu en el estado calmo del "vacío" en el momento en el que uno está a punto de dormirse. Lo que dice el texto que hay que hacer en el momento de despertar es interesante: habría que evocar el "doble tambor de *Siva*" que resuena en mitad de los cielos clamando las palabras de poder de los veinticuatro héroes (figuras divinas del panteón tibetano). Emergiendo del estado de sueño "en este estado del cuerpo divino", habría que ver todas las cosas a su alrededor como signos o símbolos (mándala) del mismo en tanto que Vajrasattva.[160] Una especie de sentimiento cósmico y de poder se produciría como respuesta a esta práctica cuando ha conseguido establecer una cierta comunicación de la conciencia normal de vigilia con aquella otra, supraindividual, que huye en estado de sueño.

Esto no deja de tener relación con la fórmula de otro texto en que se habla de "mezclar la luz clara con el camino del día" o "de noche". Podría verse en esta "mezcla" la inserción de la conciencia luminosa sutil en las formas variadas del sadhana (=el camino) Puede suceder entonces que se detenga el flujo de las formaciones mentales, provocando instantes de iluminación, como cuando habla en este texto de la "condición primordial del espíritu exento de oscuridad que resplandece en el intervalo que separa el cese de una formación mental dada del surgimiento de la siguiente".[161]

Tras haber examinado las enseñanzas y prácticas que

[160] *Shricakrasambhara-tantra*, p. 263.

[161] Texto en EVANS-WENTZ, op. cit., pp. 225-226.

conciernen al cuerpo, podemos indicar el sentido de los asana en el yoga, se trata de posiciones que aseguran al cuerpo un máximo de estabilidad procurando al mismo tiempo un sentimiento de contento (la palabra sthirasukham contiene estas dos ideas), de manera que pueden mantenerlas mucho tiempo sin esfuerzo ni fatiga, y guardando una inmovilidad completa.

Hay muchos asana: algunos textos llegan mencionar unos treinta. Los más utilizados son el padmasana y siddhasana. El segundo se diferencia del primero en que en el padmasana, los pies, en lugar de estar simplemente superpuestos, se cruzan de manera que el pie derecho se apoye en el muslo izquierdo, cerca de la ingle, con la planta hacia arriba, y el pie izquierdo se coloca sobre el muslo derecho de la misma manera. Habitualmente se asocia con los asana de los mudra, es decir, con los signos o gestos a los que se da un valor de "sello" (ése es el sentido literal de la palabra mudra). Dos mudra relacionados con mucha frecuencia con los dos asana de los que acabamos de hablar son los de las manos puestas sobre las rodillas, la punta del pulgar tocando la punta del índice, formando un círculo, y los otros dedos abiertos; también el de las dos manos superpuestas horizontalmente, la derecha sobre la izquierda, puestas delante un poco por encima del ombligo, las palmas vueltas hacia arriba. La palabra mudra se utiliza algunas veces como sinónimo de asana. Se distinguen tres tipos de mudra: el mudra grosero (sihula), el mudra sutil (sukshma) y el mudra supremo (para). El primero es el que no se realiza más que materialmente con los miembros; en el segundo, el gesto está ligado a una "palabra de poder", un mantra; el último es el sello realizado con su contenido metafísico (tattva-rupena). En el *Bhavana-upanishad* (21-24), muchos mudra (= asana) se asocian a uno u otro de los chakra (los centros ocultos del cuerpo, de los que hablaremos a continuación).[162]

---

[162] *Tantraraja*, IV, 34-39, donde se describen también muchos mudra. En cuanto a las correspondencias con la tradición mágica occidental, ver

Que los asana sean posiciones naturales y agradables y que puedan mantenerse sin fatiga es algo que hay que entender de una manera relativa. Se trata más bien de posiciones que se vuelven agradables por el hábito, lo que exige bastante tiempo (sobre todo para el que no es hindú, pues los hindúes están habituados a adoptar posiciones semejantes, incluso en la vida corriente). Pero el aspecto esencial del uso de los asana, y más todavía de los mudra, es el aspecto ritual y mágico.

En primer lugar, el asana puede considerarse como el desarrollo de una disciplina preliminar que consiste en hacer desaparecer los movimientos inútiles o irreflexivos y en llegar a un control completo de sus nervios y sus músculos. Lo mismo que el yogui elimina los pensamientos revoloteantes y desordenados (los dos primeros estadios del citta, cf. p. 124), también elimina todo gesto incontrolado, instintivo o dictado por una comunicación natural.[163] La taciturnidad (kashtha-mauna) formada en él durante una ausencia total de los signos, revela en el rostro un pensamiento total o un sentimiento (akara-mauna), y se obtiene por un control de los músculos faciales tal que se llega a una impasibilidad de estatua típicamente oriental. Ahora bien, el asana, en tanto que inmovilidad extendida a cuerpo entero, se inscribe en la misma línea. Pero esto no es todo.

Cuando se dice que no es posible aprender los asana en su

AGRIPA (II, 16), quien habla de las figuraciones de los "nombres sagrados" por medio de los gestos particulares, indicando los "nombres de una virtud inexpresable que no está permitido nombrar en voz alta".

[163] En el hatha-yoga, en tanto que «yoga físico», el yogui llega a controlar no sólo los músculos estriados, sino también los lisos, que de ordinario no obedecen a la voluntad, Entre otras cosas, llega a ser capaz de provocar movimientos antiperitálticos de los órganos de excreción. Veremos que un control semejante es necesario, igualmente, en las prácticas sexuales tántricas, para hacer subir el esperma durante el abrazo, y en la mujer contraer la vagina de forma que estrangule verdaderamente el órgano masculino inserto en ella.

verdadera naturaleza más que gracias a un gurú, un maestro espiritual, ello implica que el "sentido del gesto" cuenta en ellos, ante todo, como el sentido simbólico-ritual de la posición, pues, tal como se ha observado con exactitud,[164] el hombre tiende a encarnar un dios, a transformarse en una figura divina, casi en la estatua de ese dios, o a reproducir uno de sus aspectos. Así, los asana están ligados con el hábito que tiene el yoga tántrico de identificar, al principio de toda práctica, el cuerpo del adepto con el de una devata, de una divinidad particular (ya hemos dado un ejemplo).

El punto de partida reside en una imagen vivificada y, en un cierto sentido, mágica, que el gesto del hombre debe reproducir ritualmente. Hay, pues, en la inmovilidad del cuerpo algo de igualmente mágico,[165] mientras que las diversas posiciones les corresponden relaciones entre las corrientes de los prâna del cuerpo y las fuerzas mismas del medio ambiente: el "sello" sería una especie de cierre del circuito que provocaría un estado fluido preciso.

Esta teoría de los asana encuentra, además, una correspondencia en aquello que, en general, hace presentir la inmovilidad hierática, y que se encuentra también en antiguas tradiciones occidentales. En la doctrina de la antigua realeza egipcia, por ejemplo, se concebían la estabilidad y la inmovilidad (que expresa el jeroglífico ded) como un verdadero fluido que poseía un poder sobrenatural y penetraba en el soberano.[166] En los misterios clásicos, el θρονισμός, el rito que exigía que

---

[164] M. ELIADE, en la obra ya citada, *Yoga*.

[165] Un fenómeno supranormal, atestiguado algunas veces entre los yoguis es transmisión de su inmovilidad a sus vestidos; como protegidos por un aura o penetrados por un fluido, éstos se estiran en las fases de alta meditación, y no se mueven ni siquiera cuando sopla el viento.

[166] Cf. A. MORET. *Du caractère religieux de la royauté pharaonique*. París, 1902, pp. 42-43.

estuviera sentado inmóvil sobre el trono, tenía una importancia tal que estaba en una relación estrecha con la iniciación o con la identificación con un dios.[167] Las mismas ideas se reflejan en el yoga, bien como un gesto del cuerpo que exterioriza un sentido interior, bien como un sentido superior que anima y ordena mágicamente un gesto del cuerpo.

---

[167] Textos en V. MACCHIORO, *Zagreus*, Florencia, 1929, pp. 40-42. Se dice que la posición de las piernas cruzadas de los dos asana principales tiene por objetivo aislar el cuerpo de ciertas corrientes ctonias. Este aislamiento se reforzaría poniendo una hierba especial (la hierba kusa) o extendiendo una piel de tigre o antílope en el lugar en el que uno se sienta (cf. Bhagavad-gitá, VI, II). El juego de las corrientes y el cierre de circuitos determinados por los asana y los mudra no son percibidos más que por aquel que ha desarrollado un cierto grado de sensibilidad sutil del cuerpo. Sin embargo, los efectos no serían por ello menos objetivos en el caso de alguien que no los percibiera. Lo mismo cabe decir de determinados aspectos de los mudra. La palabra "gesto" toma entonces un sentido más preciso, pues el término "mudra" puede designar también un acto, una cierta operación tomada en su unidad y siempre con el sentido de un "sello".

LA VIRGEN. LA DESTRUCCIÓN DE LOS LAZOS

Hemos visto que la práctica del yoga, en el sentido estrecho del término, puede concernir al tipo humano llamado divya. Los tratados de dhyana-yoga tienen la costumbre de unir, a los ejercicios a la meditación y concentración de los que acabamos de hablar, prescripciones en cuanto a reglas de vida, las cuales, tal como hemos subrayado, no forman una especie de moral de tipo occidental. El verdadero objetivo es alejar todo aquello que puede distraer, turbar o agitar al alma, convirtiéndose en un obstáculo para el sadhana. Aunque presentan un carácter mental e intelectual, las disciplinas que hemos incluido como articulaciones del yoga clásico no son abstractas por cuanto que pueden ser realizadas en un dominio separado de la existencia tomada en su totalidad. La unidad del pensamiento exige la del alma; no puede llegarse a ella si el alma no está tranquila y unificada, exenta de problemas. Ese es el objetivo de una línea de vida que exteriormente podría parecer que sigue la moral corriente (el yoga clásico ha adoptado, entre otras cosas, brahmacarya, o abstención sexual, considerando que el sexo es uno de los factores que más perturban el alma).

Sin embargo, si nos colocamos en el nivel intermedio de los vira y de los kaula, de un tipo de hombre con naturaleza de rajas y abierto a la acción, la orientación, como ya sabemos, es muy distinta.

Para los vira se trata sobre todo de una disciplina llamada icchasuddhi, "purificación de la voluntad". La voluntad pura es una voluntad desnuda, capaz de tomar sus propias determinaciones, más allá de toda antítesis de valores o de toda pareja de contrarios, por que reviste un carácter supraindividual.

Si puede hablarse de ética, es de una ética de la anomia, de la destrucción y la superación de los lazos —pasa- que caracterizan al profano, al hombre inferior, al pasu. Se asocia un doble simbolismo a la tarea que se trata de realizar. El primero es de la "desnudez" que la mitología ilustra con el dios Heruka, el "desnudo", el "que no tiene vestido" (lo que a veces es también un atributo de *Siva*).[168] El otro es de la Virgen (kumari), la *Sakti* en tanto que Uma, "la que no es la esposa de nadie". Se ha dicho: "El poder de la voluntad es Uma, la Virgen", icchasaktir Uma Kumari.[169] El vira debe poseer a la Virgen; debe arrancarle los vestidos y violarla desnuda en su trono,[170] lo que significa que debe apropiarse de la naturaleza del poder elemental que no está sino en él mismo. Pero, para ello, es necesario que recorra un camino largo y duro.[171] A continuación veremos algunos detalles

---

[168] El hecho de "arrojar los vestidos" es un símbolo actualizado a veces en un rito que encontramos en las iniciaciones antiguas de Occidente. Un texto naasenio (apud HIPÓLITO, *Philosophumena*, V, I, 21-23; cf. *Corpus hermeticum*, I, 26) habla del hombre espiritual que arroja sus vestidos tras haber recibido de la Virgen la verdadera virilidad y se convierte en el esposo, revestido sólo con su poder. Un motivo central de la gnosis alejandrina era, de manera general, el del hombre perfecto que desciende al seno de la Virgen, aparta la impureza que contamina al "primer nacido del agua" (que hay que comprender aquí como la corriente que desciende de la Sakti), se lava y bebe del agua viva. Quema así la forma de esclavo y la transforma en "hábito de poder".

[169] *Mahanirvana-tantra*, com. a la p. 194. (ed. Avalon).

[170] Encontramos una alegoría en la vida legendaria de Tilopa, uno de los grandes maestros de la "Vía Directa" tántrica tibetana. Tras un viaje en el que fue sometido a duras pruebas (que simbolizan los procesos de purificación, llega hasta la Dakini, mujer o Sakti de una divina belleza, sentada en un trono. Le arranca los vestidos y la viola desnuda en su trono (cf. DAVID NEEL, *Mystiques el Magiciens*, op. cit., pp. 176-177).

[171] Podemos ligar esto con el viaje simbólico de Tilopa del que acabamos de hablar. Encontramos motivos análogos en la literatura caballeresca

a ese respecto.

Los textos suministran diversas enumeraciones de los pasa de los que debemos liberarnos en esta vía. Nos referiremos a los principales de ellos,[172] añadiendo algunos esclarecimientos:

ETAPAS DE LA DESTRUCCIÓN DE LOS LAZOS

1) PIEDAD (daya)

Es la disposición a dejarse conmover por los sufrimientos y la miseria de los otros, permitiendo que ello altere el alma. Esto se presenta aquí como un pasa, como un lazo, mientras que otras corrientes la consideran una disposición positiva: "La compasión por todo lo que vive" y el humanitarismo de una manera general. Evidentemente no se trata de elevar la dureza del alma y la insensibilidad egoísta al rango de un ideal. Aparte del hecho de que el primer ser por el que no se debe tener piedad es uno mismo, nos encontramos en el cuadro de una disciplina simple que se dirige evidentemente, sobre todo, a aquellos que se han dejado llevar hacia una blandura sentimental. Puede concebirse que, en ciertos casos, y para ciertas naturalezas, la emancipación exija ciertos grados de crueldad o inexorabilidad. Por otra parte, se traza una diferencia entre daya y la tendencia llamada karuna, que puede situarse en un plano muy distinto y no forma parte de las disciplinas preliminares que examinamos aquí. De hecho, la superación positiva del lazo de la individualidad comporta también una "apertura" que permite sentir profundamente a los otros, pero fuera de todo sentimentalismo, sin que nada turbe el alma, en un nivel suprapersonal y, por así decirlo, objetivo.

---

de la Edad Media, bajo una forma crítica: por ejemplo, los viajes, pruebas y aventuras que viven los caballeros bajo el signo de su "Dama".

[172] *Kularnava-tantra*, X, 90.

2) DESILUSIÓN (Moha)

Este pasa es la consecuencia de un modo de vida incoherente, sin centro, que gravita siempre alrededor de algo externo de lo que tiene necesidad el Yo ordinario para tener la sensación de una confirmación de sí mismo, y para "mantenerse en pie". De ahí nacen la esperanza y su contrapartida, la desilusión, cuando lo que se espera y hacia lo que se tiende no se realiza, cuando llega lo contrario y no se encuentra lo que se esperaba. El vira corta este lazo y purifica voluntad en el sentido de que el cambio de objeto de la espera por su contrario no abate ni desmoraliza el ser, dejándole siempre activo e invulnerable. Es evidente que ello exige una flexibilidad y elasticidad de la voluntad para, si es necesario, poder soltar la presa, y restablecerse sin tardanza en lo que es negativo, sin permitir que el espíritu sea alterado. En un contexto más vasto, que no es el de una simple disciplina de la voluntad, además de la capacidad de aceptar, en caso de fuerza mayor, lo mismo una cosa que otra, también es preciso comprender. Se enseña, además, que la desilusión, la contrariedad, la adversidad, la desgracia, los fracasos y las catástrofes pueden jugar, de manera oculta y parcial, el papel de un gurú, de un maestro espiritual, sui generis; pueden convertirse en "signos" destinados a hacernos comprender la vía justa.

3)-4) VERGÜENZA, PECADO (Lajja)

El vira no tiene en cuenta para nada el juicio de los demás; no le afecta la apreciación de la sociedad en la que vive, ya sea ese aprecio negativo o positivo (está más allá de la "vergüenza" y del "honor"). No reconoce criterio alguno (se trata siempre del dominio social, y no de aquel en el que el vira reconoce la autoridad del gurú de la organización a la que pertenece). En cuanto al "pecado", el empleo del término es aquí impropio. La idea de pecado, en el sentido en el que se ha comprendido en el mundo judeo-cristiano, no tiene ningún equivalente en Oriente.

Aquí se habla no de "pecado" sino de "falta" o de contaminación, de impureza (en un sentido casi físico, como en la Hélade primitiva). Llevado a la idea de falta, el pecado comporta no un sentido moral, sino de acción errónea, cumplida irracionalmente (ya vimos en la página 96, que, según la doctrina hindú, aquel que transgrede su propio dharma no se convierte, sin embargo, en un "pecador", sino que simplemente sufre las consecuencias). Por tanto, el pasu debe superar todo "complejo de mala conciencia". La voluntad se purifica en el sentido de que no se permite deprimirse al pensar en lo que ha hecho. Se asume la responsabilidad plena del acto realizado sin excusa, o bien se la abandona llevándola más allá con una fuerza nueva más lúcida y nada mermada.

5) MIEDO (bhaya)

El tantrismo atribuye una importancia particular a este lazo y su superación. Más que ningún otro, caracteriza al hombre vulgar, al pasu, lo mismo que su ausencia completa atestigua la presencia de una naturaleza de vira. No se trata sólo del miedo físico y animal sino también de aquel que, brotando de las capas profundas del ser puede manifestarse en ciertas experiencias suprasensibles. Veremos así que, en el límite, el miedo se considera como aquello que en las experiencias de ultratumba descritas en el Bardo Thödol, impide identificarse con las fuerzas cuya grandeza o aspecto terrible espantan y pueden convertirse así en un obstáculo para la liberación del ser. Por ello, en algunas iniciaciones de la-antiguedad occidental y en la India se tenía la costumbre de utilizar pruebas especiales en las que había que vencer toda forma de miedo, de desagrado, y ser capaces de una intrepidez espiritual. Con este fin pueden utilizarse entre otros, los medios de la magia ceremonial.

Es de suponer que, con esa misma intención, el tantrismo ha adoptado, en ocasiones, ciertas prácticas mágicas que, en su origen tuvieron ciertamente un carácter de magia negra en el sentido tenebroso de la brujería. Tal es, por ejemplo, el caso de savasana (el asana del cadáver). En una casa abandonada, en una cima desierta o en un cementerio, el practicante de este sadhana se pone, con la cabeza hacia el norte, a caballo sobre la espalda de un cadáver. Traza en él un yantra, es decir, un símbolo gráfico (el yantra tántrico más simple es el triángulo invertido, que representa a la *Sakti*). Después invoca a las potencias elementales utilizando unos mantra al mismo tiempo que proyecta prâna sobre el cadáver con el fin de animarlo (*prânapratishtha*) y obtener la encarnación momentánea de la fuerza evocada en ese cadáver. Si el rito logra sus objetivos, la fuerza se manifiesta efectivamente en el cuerpo, cuya cabeza se da la vuelta y habla con el practicante. Éste debe ser capaz de imponerse enseguida su voluntad al espiritu. Dicha practica se considera terrorífica y muy peligrosa: es la más siniestra de entre las que indican los textos, y está conectada con el sustrato demoniaco de las poblaciones aborígenes.[173]

6) DESAGRADO (Ghrina)

Un tantra da este precepto: "Ninguno de los objetos que se emplean deben ser utilizado con desagrado, concupiscencia o atándose a él."[174]

7) FAMILIA (U hogar, parentesco, kula)

Se trata esencialmente de los diversos lazos de carácter natural y afectivo propios de una existencia que, en el sentido más amplio, podría calificarse de tipo burgués. Teniendo en cuenta lo que hemos dicho ya del vira, es difícil imaginarlo en un papel de padre o de esposo (si se trata de una familia patriarcal) o de hijo de familia. A su manera, es un asceta, y se encuentra así

---

[173] Cf. WOODROFFE, *Shakti and Shakta*, op. cit., p. 529; *Mahanirvana-tantra*,1, 53; *Kauíavaliya-tantra*, 52.

[174] *Shricakrasambhara-tantra*, op. cit., p. 61.

al mismo nivel que aquellos que, según la doctrina tradicional hindú de los asrama (reglas que rigen los cuatro periodos de la vida), en un momento dado se ha encargado de deshacer los lazos que le comprometían con una familia y una casa. Hay que considerar sólo que este distanciamiento no puede tener más que un carácter interior.

8) CASTA (varna)

En la concepción indo-aria, la casta corresponde en principio a la naturaleza —la cual está diferenciada— y a la ley (dharma), conforme a la naturaleza de cada uno. Pero ya dijimos que, en la Vía de la Mano Izquierda, se ve en todo dharma un límite, un condicionamiento que hay que superar. Por lo que concierne a la purificación de la voluntad, se parte de la idea de que nada de lo que ha sido dado, ni la herencia, ni la sangre, ni una ley interior, ni situación alguna existencial, debe ser una atadura. Además, el ativarna, el estado de aquel que se encuentra por encima de la casta (por encima de ella, y no por debajo), como sería el caso del individualista anarquista o del demócrata progresista, era reconocido también, de manera general, como una prerrogativa del asceta. Teniendo en cuenta la situación de la última era -el kali-yuga, época de disolución—, el tantrismo no conocía limitación de casta; puede decirse que hace suyo el principio que el budismo de los orígenes había expresado con esta imagen: el que quiere hacer fuego no se preocupa demasiado por saber a qué árbol pertenece la leña que encuentra, asimismo, no se pregunta a qué casta pertenece aquel que aspira a la liberación absoluta. Resulta evidente que esta "democracia" sólo es aparente. A decir verdad, tener o no la capacidad de recorrer efectivamente el sendero marca una diferenciación más clara y más real que la de las castas, pues es posible que estas últimas hayan perdido su fundamento original y legítimo.

9) PRECEPTOS, RITOS, OBSERVANCIAS Y PROHIBICIONES VARIAS (sila)

Se trata de los lazos que crean una moral y un conformismo parcial. La anomia, una voluntad libre de toda ley, toma aquí un caracter radical, hasta tal punto que (por dar un ejemplo) llega a decirse que debe "sentirse capaz de entregarse al incesto con su madre o su hermana". Pero no queda excluido que se trata aquí de una formulación en un lenguaje simbólico y polivalente, del que hablaremos a continuación. Como en el "incesto de los filósofos" del que se habla en el hermetismo alquímico occidental, pueden darse aquí, a este respecto, preceptos inquietantes que tienen un sentido esotérico que los desdramatiza: la madre a la que uno debe sentirse capaz de poseer es Parasakti, la fuerza primaria que, en tanto que productora de toda cosa, puede ser representada también como la Madre, y sobre todo como la Virgen, en el sentido del que hemos hablado.

No se considera a Parasakti sino a la *Sakti* femenina en un sentido estrecho, la contrapartida de *Siva*, la hermana de éste, pues los dos son producidos por una misma fuerza desdoblada, lo que hace que su unión—principio de base del tantrismo— adopte también un aspecto de incesto (entre hermano y hermana). Pero es evidente que semejantes interpretaciones simbólicas son inoperantes en el caso de una "purificación de la voluntad". Es seguro que determinados grupos tántricos, como los de los aghorin, quienes en los ritos sexuales celebrados bajo el signo de Durga parecen tener predilección por las uniones incentuosas, no se han limitado a este punto de vista simbólico, lo mismo que aquellos que en ciertos chakra (círculos, cadenas) tántricos aplican la regla según la cual poco importa si la mujer a la cual deben unirse —y que no es elegida, sino fijada por la suerte— es su propia hermana o su hija.

Así, en conjunto, puede considerarse que el fondo del pasanirodha, de la destrucción de los lazos, consiste en llegar a un estado interior tal que el vira tenga el sentimiento de que en principio no hay nada que no sea capaz de hacer,[175] el icchasuddhi (la purificación completa de la voluntad), pues la posesión de la Virgen le ha llevado más allá de toda antítesis hasta una neutralidad soberana. Sentirá "lo mismo ante el amigo, ante el enemigo y ante sí mismo, ante el placer como ante el dolor, el cielo o el infierno, el bien o el mal, el desprecio o la alabanza, el día o la noche, la necesidad o la opulencia, ante una prostituta como ante su madre, ante su mujer o ante su hija, ante la realidad o ante el sueño, ante lo que permanece como ante lo que es efímero".[176]

* * *

Rotos los pasa, el vira se convierte en avredhuta, el que ha sido "lavado" de todo. Como el arquetipo divino, Heruka, está "desnudo".

Evidentemente, se puede pensar que todas estas cosas son "superestructuras" y simples palabras, que la pretendida liberación o purificación consiste simplemente en deshacerse de todo lo que podría ser un obstáculo para la liberación total del animal humano. No se excluye que también suceda esto, y hay que recordar que las palabras que ya citamos, según las cuales el camino sobre la Vía se asemeja a marchar sobre el filo de una espada. Sin embargo, hay que hacer ciertas observaciones. La primera es que el examen de su propia naturaleza y sus inclinaciones, llevado a cabo a solas o con el control de un gurú, es una condición previa evidente. Por ejemplo está claro que si se constata en uno mismo una tendencia a la dureza del alma, no es la destrucción de la piedad —que favorecería esta tendencia— la disciplina adecuada para llegar a la neutralidad y a la desnudez de la voluntad, sino la disciplina opuesta. Asimismo, uno

---

175 Por otra parte, parece ser que Goethe afirmó lo mismo en lo que le concierne.

176 Expresiones sacadas del *Pancakrama*, VI, 30 y ss., contadas por GLASENAPP, *Buddhistische Mysierien*, op, cit., p. 174.

descubre en sí mismo un deseo latente por una hermana joven atractiva, seguramente no será el incesto lo que ofrecerá la forma de superación y distanciamiento positivo de la voluntad de los lazos del sila.

Después, el distanciamiento con respecto a los pasa no debe considerarse aisladamente, hay que insertarlo en un contexto que comprende otras disciplinas y deja poco espacio a la posibilidad de hacerse trampas uno mismo. Una de estas disciplinas puede ser la obediencia. No es una paradoja que la doctrina de los vira, que concibe al adepto como svecchacarin, "el que puede hacer todo lo que quiere", tiene al mismo tiempo como principio el que el discípulo se ponga en las manos de su maestro espiritual como un objeto, y obedezca ciegamente sus órdenes, sin preguntarse si son sensatas, humanas, justas o no.[177] Son numerosas las historias que se cuentan sobre las pruebas continuas, multiplicadas hasta un punto exasperante, incluso inexorables, a las que debe someterse un discípulo siguiendo las ordenes de su maestro. La casa que Milarepa fue obligado a construir durante años, por orden de su gurú, para destruirla después y construirla de nuevo, existe todavía hoy. El verdadero sentido de la obediencia es éste: la adhesión perfecta, sin reacción ni tergiversación, a la voluntad de otro, es un método destinado, para una naturaleza todavía poco segura, a formar una voluntad capaz de determinarse de una manera absoluta con independencia del conjunto de tendencias e inclinaciones que condicionan a un ser particular, aunque sólo sea por herencia (bien ordinaria, bien samsárica). El objetivo final no es el de deshacerse de la voluntad propia, sino el "purificarla", convertirla en un poder superior, desindividualizarla y hacerla así absoluta y verdaderamente autónoma.

---

[177] Cf., p. ej, *Prapancasara-tantra,* XXXIII. 56-58: "No se debe desobedecer ningún caso al gurú. El discípulo debe ejecutar inmediatamente lo que se le ha ordenado, sin vacilación, y sin juzgar si es o no justo."

La antigua orden islámica de los ismaelitas ofrece ejemplos semejantes. La orden incluía una jerarquía iniciática de siete grados. En los grados superiores, el principio era el mismo que los del vira y del kaula tántricos: "Nada existe, todo está permitido." Pero, para llegar a esos grados había que pasar por los de la obediencia incondicional al menor signo según la regla; finalmente, había que estar dispuesto a renunciar a la vida sin otra razón que el mandato del jefe supremo de la Orden (como en el encuentro, en la época de las Cruzadas, de este jefe, el sheik el-Gabir, y el conde de Champagne).

Está claro, así pues, que no se trata de abolir, bajo pretextos iniciáticos, todo lo que puede ser un obstáculo (fuera de sí o en sí) para el desencadenamiento de la naturaleza samsárica del ser. Lo que habíamos expuesto acerca de la práctica de la catarsis de las pasiones por las pasiones mismas (pp. 101-102) sigue teniendo su valor: se trata, pues, evidentemente, de otra cosa. Por otra parte, no se ignora todo aquello a lo que puede ser empujado por impulsos provenientes de las capas subterráneas del ser, lo que atestigua la particular atención concedida al cuerpo kármico, compuesto por el conjunto de los elementos que lleva en sí mismo el individuo bajo la forma de samskâra, de líneas samsáricas prenatales. Disociar la voluntad con respecto a ese cuerpo, hacerla autónoma, es, evidentemente, la condición previa de una "purificación" absoluta.

Puede ser interesante mencionar aquí, además de los procedímientos yoguis de los que hemos hablado, una práctica que ha sido utilizada por el tantrismo tibetano, aunque es difícil imaginarla fuera de las tradiciones locales que le corresponden.

La práctica se llama chod, palabra que en tibetano quiere decir "cortar", pues se trata de cortar el lazo formado por el cuerpo kármico. Se desarrolla esencialmente en el plano de la magia ceremonial, con intervención de elementos tenebrosos y demoniacos. Por la fuerza de ánimo que exige, se le considera todavía como el ritual de "valor indomable". Firmemente establecido en su voluntad de "liberarse de toda esperanza y todo miedo", aquel que afronta este, rito evoca por la magia una serie de poderes elementales y les ordena que "devoren" su propio cuerpo samsárico, que tomen de él lo que él les había cogido, de suerte que su Yo samsárico se disuelva la deuda sea devuelta, el condicionamiento sea superado y no quede más que el núcleo de un Yo y una fuerza pura. A la fase mágica del "sacrificio" —que el ritual hace dramático, aterrorizador— sucede la del conocimiento del "vacío", que lleva a término la destrucción de la herencia samsaro-kármica. Se entiende allí que la idea misma de "sacrificio" es un lazo nacido de la "ignorancia" pues no hay nada que abandonar ni nadie a quien entregar, pues nada es lo "otro".[178] Se admite que la invocación sacrificial y ritual del chod pueda, en ciertos casos, ser sustituida por operaciones puramente interiores de la alta contemplación. Aunque, por una parte, la regla exige que el que haya comenzado este género de ritos los prosiga hasta el final sin ayuda, siempre se recuerda, por otra parte, el triple peligro que ofrecen las operaciones de carácter mágico-ritual de este genero: la enfermedad, la locura, incluso la muerte.

Se comprende que cuando la icchasuddhi, la purificación de la voluntad, se lleva realmente hasta el final en una u otra de las formas que hemos mencionado, tal como afirman aquellos que siguen la Vía de la Mano Izquierda, se alcanza un punto crítico en el plano iniciático, en el sentido de que una vez cortados los lazos, habiendo sido excluidos los impulsos naturales, y, por la upeksha o neutralidad interior, excluidos también la acción de los samskâra, cuando finalmente ha sido desenmascarado el mecanismo mediante el cual un poder u otro pueden hacer que el individuo crea suya cualquier tendencia ó decisión, desaparece entonces de manera general todo lo que en la vida ordinaria puede ser un motivo para actuar. En ese caso, uno puede

---

[178] Un ritual del chod ha sido publicado por EVANS-WENTZ (*Tibetan Yoga*, o cit., libro V); aparecen algunos detalles suplementarios en DAVID NEEL. op. cit pp. 125 y ss.

encontrarse interiormente paralizado y desprovisto de todo apoyo. Pero se ha afirmado que ese punto critico constituye precisamente la prueba crucial. Es preciso demostrar su capacidad para superarlo con una fuerza que se determina absolutamente por sí misma, y que tiene precisamente la naturaleza del principio puro e intacto de la Virgen que supera a maya-sakti, la energía extravertida por el "deseo", la corriente samsárica. Recordemos todavía un conocido pasaje del Bhagavad-gitá, en el que el dios Krishna se propone como ejemplo a Arjuna, y dice que aunque todos los mundos sean cumplidos en él, él domina su propia naturaleza, él actúa. Llegado a este punto, el vira puede considerarse efectivamente como sui securus; puede estar seguro de su propia invulnerabilidad cuando se comprometa en cualquiera de las experiencias que ofrece el camino tántrico.

LAS EVOCACIONES, LOS NOMBRES DE PODER

Lo que en las formas populares del tantrismo se presenta como culto devocional, religión de *Sakti* en tanto que Diosa —Sakti-puja y *Sakti*-upasana—, en un nivel más elevado es la contemplación de *Sakti*, la *Sakti*-dhyana. La *Sakti*-dhyana incluye dos fases en las que se aplican dos principios que los Tantra han tomado de la tradición de los Upanishads sustituyendo a Brahmán por *Sakti*. La primera es "todo es *Sakti*", la segunda es "yo soy esa *Sakti*".

En la primera fase se trata de interiorizar o "realizar" la visión general sáktica del mundo que ya hemos expuesto, de forma que ésta no se presente como una simple especulación, sino que conduzca a una experiencia viva que revele una dimensión objetiva de la realidad. Podría hablarse a este respecto de una percepción mágico-simbólica del mundo que hace vivir y actuar al individuo en una naturaleza, una luz, un espacio y un tiempo, en una trama de causas y de efectos cualitativamente diferentes de aquellos que caracterizan el ambiente natural del mundo moderno. Hemos observado que en el curso de la historia se produce una modificación que concierne no sólo a las formas del pensamiento subjetivo, sino también a las categorías fundamentales de la experiencia objetiva del hombre. Puede decirse que el velo de Maya se ha espesado, que la separación entre el Yo y el no-Yo se ha hecho más clara, hasta el punto de que el universo se presenta como una exterioridad pura y se quita toda base existencial a la anterior concepción viva y sagrada del universo. Tal como sabemos, bajo esa exterioridad de máscara, carente de anima, ha construido su edificio la ciencia moderna.

Ahora bien, la *Sakti*-dhyana trata de reactivar de alguna manera la percepción viva del mundo propia de los orígenes. La primera fase de la dhyana tiene, como principio la siguiente correspondencia: a todo fenómeno, cosa o estado le corresponde un poder inmaterial, un ser, o "dios" (devala).[179] La segunda fase se apoya en el principio de identidad. Ya no se dice: "A estos fenómenos, cosas o estados le corresponden estos seres y estos poderes, pero éstos son esos mismos seres y poderes". Con el desarrollo del sadhana, la acción conjunta de sus diferentes aspectos debería, a partir de la primera fase, que es el presentimiento de las presencias suprasensibles, permitir la eclosión de una "percepción psíquica" (ritambhara) en la que la exterioridad de las cosas y de los procesos sería superada poco a poco hasta el último estadio, aquel en el que son percibidas las raíces sin forma (de ahí el empleo de la palabra "vacío", sunya o sunyata) correspondientes a las esencias.[180]

Los procedimientos evocadores de base ceremonial y teúrgica, igualmente conocidos en el antiguo Occidente, además

---

[179] Observemos la analogía que existe entre la experiencia sáktica y la concepción romana más antigua del numen, siendo el numen el dios esencialmente concebido bajo la forma de un poder (= sakti).

[180] Cf. *Shricakrasambhara-tantra* (p. 65): "Todo objeto visible es considerado como un ser divino cuya naturaleza real es la sunyata" y (p. 84) se habla de la "purificación de los diferentes sentidos en los devata". En el *Tantraraja* (ed. cit., intr. pp. 9-10 y c. XVI, passim), las diferentes fases de la contemplación de la Sakti están ligadas a las diferentes partes de un símbolo gráfico, el Sri-yantra. Éstas son las fases de esa contemplación: 1) todas las cosas materiales, los sentidos, lo mental, son Sakti —"lo mental es Sakti, es decir, una de sus manifestaciones particulares"—; 2) todas estas sakti particulares son partes de un poder primordial único (adya sakti); 3) el propio practicante, tanto en su principio esencial (en el atman) como en lo mental y en su cuerpo, es uno con la Sakti suprema. "Saham, yo soy Ella." Esta fórmula se explica también en el *Mahanirvana-tantra* (I, 16): «Tú, o Devi, tú eres mi verdadero Yo. Pues entre yo y tú no hay diferencia alguna.»

de sus efectos momentáneos, pueden corroborar la obra de apertura de la exterioridad muda de la realidad natural por una especie de activación forzada, de acción violenta y dramática. Dejando esto aparte, la dhyana puede desarrollarse hasta el punto de convertirse en un verdadero samyama. Se basa entonces en un aspecto o un proceso de la naturaleza, considerado en sí o, tal como sucede más a-menudo, asociado a un símbolo gráfico (yantra, mándala), a una fórmula (mantra), a una mudra, a una figura divina (devata).

Tal como hemos dicho, yantra y mándala no son en principio más que símbolos en un sentido genérico y abstracto. Revisten un carácter de signaturae rerum y están en relación con las formas que toman determinados poderes en el plano sutil-o causal, aunque facilitan el proceso de abertura de las significaciones vivas o fuerzas que corresponden al aspecto, proceso o fenómeno de la naturaleza que ha sido elegido como base de la práctica. Hemos remarcado también que el término mudra —literalmente "sello"— puede relacionarse también con posiciones rituales de las figuras divinas en el sentido de una especie de "forma (extraído de Gestalt) del gesto" que, una vez comprendida, tendría un poder iluminador y revelador.

Llegamos así a las variedades de *Sakti*-dhyana constituidas por la representación de una divinidad —devata, sakti, dakini, etc.— que puede ser la de los cultos tradicionales. Más todavía que en las otras prácticas, entra entonces en juego el poder de la imaginación mágica. A este respecto, el tantrismo conocía complejos procedimientos que llegan, en las escuelas tibetanas, hasta la "creación de dioses".

En el tantrismo hindú, cuando se parte de una imagen material (pintura o estatua) se practica la animación pránica (prânapratisht-há): la devata, la sakti o la dakini son "llamadas" por medio del "cuerpo" formado por la imagen mental vivificada (pranizada) que se ha proyectado. Al acto que detiene la "presencia real" (avahana) le sucede la "liberación" de la fuerza evocada (visarjana).[181] La referencia al prâna indica que la evocación exige intermediarios "vitales" y "psíquicos", pues una fuerza perteneciente al plano sutil no puede manifestarse directamente en una cosa material. Se ha atestiguado la presencia de prácticas de animación mágico-fluídica de imágenes en otras tradiciones, en particular en la egipcia.[182]

En la esfera del yoga, la vivificación o pranización ha tenido lugar a veces por medio de energías sutiles que se separan del yogui cuando se encuentra éste en estado de inmovilidad corporal absoluta y prolongada, mientras que la imagen se convierte en el objeto en el que él concentra de manera ininterrumpida su fuego mental. Se utilizan también determinadas formas de exaltación, a veces incluso el orgasmo de una unión sexual convenientemente dirigida.[183] En otros casos, se da una "carga" a la imagen mediante un rito colectivo realizado en un chakra (círculo o cadena) tántrico.

En el tantrismo tibetano esta práctica tiene como órgano esencial el vajra-citta, el espíritu inalterable y firme que alimenta gradualmente el fuego de la imaginación. Se distingue entre la jnani-devata y la bhakta-devata. La primera corresponde a la imagen mental; la segunda a la imagen saturada por un arrobamiento extático semejante a aquel que, en el plano religioso, puede expresarse por el término "adoración". El dios es "creado" sobre esta base. Se dice al mismo tiempo que la devata creada es real, y que no debe trazarse diferencia alguna entre los devata formados por el espíritu y los que existen.[184] Esto se

---

[181] Véase WOODROFFE, *Shakti and Shakta*, op. cil., p. 420. Es imposible no ver la semejanza formal que tiene este rito con el de la misa católica, que bajo las especies eucarísticas suscitaría la "presencia real" de Cristo.

[182] CF B de RACHEWILTZ, *Eggito magi e religioso.*

[183] Cf. P. B. RANDOLPH, *Magia sexuala*, 2a ed. París, 1952, y EVOLA, *Métaphysique du sexe*, op. cit., pp. 368 ss.

[184] *Shricakrasambhara-tantra*, pp. (35-37).

comprende mediante la leyes de la analogía: el proceso de visualización y de animación se confunde con el de una evocación propiamente objetiva, en la que la imagen creada atrae, por similitud, un poder que termina por adoptarla-como el cuerpo de una de sus manifestaciones reales y momentáneas.

Tenemos ahí la primera fase del proceso, fase llamada "creadora" o "especulativa" (en tibetano: bskyed-rim dan-rdzogs-rim); sigue una segunda fase llamada final, perfecta o realizadora (rd-zogs-rirn) que corresponde al fin efectivo de la práctica. En conjunto, se tiende, en efecto, a tener la experiencia de un poder; experiencia en virtud de la cual la exterioridad de la naturaleza sensible en algunas parte. "Llamar", y después "despedir", a una devata o una sakti corresponde en último análisis primero al afloramiento y después al oscurecimiento de esta especie de experiencia iluminadora.

Así, en su segunda fase, el proceso contemplativo tiende a eliminar la dualidad, a llevar a cabo la identificación entre uno mismo y la divinidad evocada. De ordinario, la vía seguida consiste en pasar de la bhakti-devata en tanto que imagen a su mantra; del mantra al bija; del bija al "vacío" (sunyata - dimensión de la transcendencia) y al vajra,[185] al nivel del cual la davata se traduce en una pura experiencia espiritual. En el kundalini-yoga y en el yoga del Vajrayana, el lugar propio de estas "identidades" está constituido por centros secretos—chakra—del- cuerpo; en éstos, los devata, saktie y dhyani-buddha (estos últimos son una variedad de un Buda que, por sus gestos —mudra—, personifica las diferentes fases de la realización) son "conocidos" en su verdadera naturaleza. En un determinado punto, las diferentes partes del sadhana quieren, pues, interferir, condicionarse y completarse mutuamente.

---

[185] Con respecto a todo esto. cf. *Shricakrasambhara-tantra* y su comentario, op. cit:, pp. 34. 35-37. 67. La terminología empleada aquí será explicada más tarde cuando hablemos de los matura.

Ello no impide que el principio de identificación deba ser definido como una fase de *Sakti*-dhyana. Por otra parte, se relaciona con él un rito tántrico especial. Merece la pena que hablemos aquí de él.

El rito se basa en el proceso, (del que ya hemos hablado) de evocación de una devata o una sakti en una imagen y acaba por provocar la "presencia real". Esta imagen material está simplemente constituida por el propio cuerpo, por la persona física del practicante. El procedimiento es el mismo: se evoca, fija y "galvaniza" una imagen divina en un mudra dado, es decir, en un gesto mágico-simbólico que expresa su esencia, así como la serie de sus atributos tradicionales y esotéricos. Tras lo cual, el practicante imagina que su cuerpo y su persona son los de esta divinidad. En el tantrismo tibetano, este rito general sirve de preludio a las acciones espirituales de carácter propiamente yogui. He aquí, a ese respecto, algunos detalles que nos proporciona un texto:

La imagen de base es la de la Vajra-yogini, la Virgen desnuda, la diosa hecha de vajra, cuyo cuerpo es de un rojo fuerte. Muchos de sus atributos se corresponden aproximadamente a los de Kali. El practicante imagina que el cuerpo de ella es el suyo propio y tiene el tamaño de ella. En su visualización, dilata esta forma resplandeciente, y la imagina grande como una casa, después como una montaña, finalmente como el universo; y a la inversa: la imagen va haciéndose cada vez más pequeña hasta tener el tamaño de un grano, pero en los dos casos todos sus detalles siguen siendo bien visibles. Este ritmo de expansión y de contracción no deja de estar relacionado con las prácticas de absorción del prâna cósmico de las que hablaremos a continuación. Para que esta práctica sirva de preludio al yoga, la forma de la diosa debe ser visualizada bajo un aspecto siempre radiante pero interiormente vacío, casi como si no fuera más que una película transparente y luminosa. De esa manera, uno ve también el interior de su cuerpo como vacío, y es en ese espacio de la forma vacía donde se llevan a cabo las visualizaciones mágicas destinadas a actuar sobre las corrientes pránicas y a provocar los diversos despertares.[186] Sin embargo, cuando las prácticas de este orden son llevadas al grado en el que se vuelven eficaces, no están exentas de peligro; incluso podrían producirse formas de posesión.

Tal como hemos visto, de una manera general, más allá de los diversos poderes, devata y sakti, a los que se siente siempre subyacentes a los fenómenos y a las cosas, debería realizarse gradualmente la unidad fundamental de todas estas energías según los términos de la primera de las dos fórmulas de origen upanishádico que hemos citado: "En verdad, todo es *Sakti*." La contemplación pasa a continuación a la fase de identificación: "Entre esta *Sakti* y yo no hay ninguna diferencia". "Yo soy *Sakti* y nada más que *Sakti*".

Ahí está, según se dice, el tema central de todo culto tántrico al nivel contemplativo.[187] Naturalmente, tiene que tratarse aquí de un estado de alma previo. Leemos en un texto: "Yo soy ella (Sakti): esta idea conduce a transmutarse en ella... todo lo que hace el practicante desde principios de la mañana hasta el final de la noche se cumple con el sentimiento de la presencia inmanente de la devata. Este habito hará nacer una disposición divina gracias a la cual se llegará al cumplimiento (siddhi). Sólo el que tenga esta disposición se convertirá en siddha... el tema de la contemplación es que no existe en el mundo ninguna otra cosa que ella; la masa de su espíritu, de su fuego y su energía radiante (tejas) llena el universo. Aunque está sobre la tierra, el practicante que realice todo esto podrá moverse libremente, semejante a un dios. Aunque tenga un cuerpo humano, no es en realidad un hombre, sino un dios... y no tiene nada a lo que adorar. Merece

---

186 Texto en EVANS-WENTZ, op. cit., pp. 173-175. 176 ss., 190. En cuanto a otras descripciones de la Devi, destinadas a dhyana, cf. *Tantraraja*, VIH, 8-10 y passim.

187 Citado por A. AVALON. Hindú ritual, en *The Theosophist*, mayo 1923, pp. 214, 215.

la adoración de los otros, y nadie puede obtener la suya."[188]

Otra práctica tántrica es el nyasa que tiene como objetivo prefigurar el soma compuesto de vajra y de vajra-rupa del Vajrayana Nyasa viene de un verbo que significa "poner". Se trata de nuevo de un proceso de imposición y de evocación de "presencias reales" que no tiene como objeto el cuerpo en general, sino partes precisas, puntos y órganos precisos de ese cuerpo, bajo el signo del principio tántrico que ya hemos mencionado: "El cuerpo es el tiempo de la divinidad y el ser vivo es el propio Sadasiva." Por medio del nyasa. se colocan, suscitan o despiertan diversas divinidades, diversas sakti en diferentes zonas del cuerpo, y más precisamente en los "puntos de vida". Los textos distinguen muchos nyasa: está el cara-nyasa tocar los dedos para hacer que la mano se vuelva "viva"; o el anga-nyasa, que tiene como objetivo las principales partes del cuerpo comenzando por el corazón y terminando por las manos.[189] Desde otro punto de vista, pueden distinguirse nyasa internos, creadores o disolventes, cada uno de los cuales se divide todavía en otras articulaciones.[190] Más allá de estas distinciones, este proceso ofrece en general un aspecto ritual y un aspecto samyama, es decir, de realización contemplativa basada en un mantra. A veces se la acompaña de fórmulas como ésta: "AM (el mantra) y la vida (prâna) del dios están aquí; AM y la sustancia del dios X están aquí; AM y los sentidos del dios X están aquí."[191]

---

[188] *Gandharva-tantra*, XXI, 2 ss.

[189] *Muhanirvana-tantra*, III, 40.

[190] En cuanto a esto, Cf. *Kularnava-tantra*, VI, passim.

[191] Cf. WOODROFFE. *Shakti and Shakta*, V, 105-124. Cf. *Tantric Ritual, en The Vedânta Kesari*. v. X. n. 12. abril 1924. p. 923. También se practica en el tantrismo el matrka-nyasa o nyasa de las "letras" y de las "pequeñas madres", que tiene igualmente un aspecto interior, (antarmatrka-nyasa) y un aspecto ritual (bahyamatrka-nyasa). Consiste, sobre todo, en colocar mentalmente las letras del alfabeto sánscrito en los seis chakra (centros sutiles), y después sobre las diversas partes del cuerpo,

En estos casos, como en todos los otros, la eficacia de la acción ritual depende evidentemente del nivel espiritual e iniciático del operador, de su dignidad o dignificación, de una virtud consagradora que debe poseer, de la que debe ser consciente, y en la que debe tener una fe absoluta, en el nyasa, esta acción consiste en poner la mano o señalar con el dedo sobre diferentes lugares del cuerpo, pronunciando un mantra y evocando al mismo tiempo, en espíritu, la presencia real de una de las devata. Si la mano se vuelve "viva" por una sakti, la parte tocada se vuelve viva; la "vida divina" se derrama en ella y en el órgano material comienza a despertarse el órgano hecho de vajra o de sattva-guna. En este rito, tras las diferentes imposiciones, se pasa la mano sobre todo el cuerpo como si se tratara de "embadurnar" la superficie con el "fluido divino". Finalmente, se imagina o visualiza una transformación de la forma humana: un hombre sombrío, sustancializado de "pecado", es destruido por el fuego espiritual, siendo sustituido por un nuevo cuerpo de luz, exaltado y vuelto sutil por el "néctar de la alegría" que brota de la unión de la pareja divina. Este nuevo cuerpo es concebido también como "hecho de mantra"[192] lo que más o menos equivale a decir que está "hecho de vajra".

Estas enseñanzas no dejan de tener una correspondencia con las tradiciones mágicas occidentales. Un capítulo (el III, 13) de la obra principal de Agripa se titula precisamente: "Los miembros divinos y su influencia sobre los humanos."

Leemos allí entre otras cosas: "Si un hombre, capaz de recibir el flujo divino, guarda sin mancha y purifica un miembro, un miembro, o un órgano cualquiera de su cuerpo, éste se convierte en el receptáculo del miembro o del órgano correspondiente de

---

poniendo las manos sobre éstas, y pronunciando las letras correspondientes. Cf. WOODROFFE. op. cit., pp. 518-519; un procedimiento análogo, más interiorizado en el tantrismo búdico, se encuentra en *Shricakrasambhara-tantra*, pp. 77-82.

[192] Evocaciones verbales.

Dios que pasa a vivir allí como si estuviera bajo un velo." Sin embargo también añade: "Pero son misterios demasiado celosos de los que no se puede hablar por extenso en público." En la tradición hierático-iniciática del antiguo Egipto encontramos una referencia todavía más directa que indica el objetivo final del procedimiento: diversas prácticas tienden a "hacer hablar" a todos los órganos del cuerpo, lo que es lo mismo que suscitar estados de éxtasis y mágicos.[193]

El nyasa está habitualmente asociado con otra práctica que le sirve de introducción, llamada bhutasuddhi, es decir, la purificación de los elementos o las materias. Esta práctica tiene un carácter puramente interior y, en cierto sentido, es una prefiguración de lo que se desarrollará en el verdadero yoga bajo su aspecto de laya-yoga.

En efecto, se basa en la imagen de la serie de centros sutiles situados sobre el eje de la espina dorsal, cuya parte más baja corresponde a la "tierra", mientras que las otras reenvían a los otros elementos y tattva superiores, hasta para samvid, que corresponde al punto más alto de la cabeza. Más adelante hablaremos de estos centros. La bhutasuddhi consiste en darse cuenta, por medio de la meditación, de que todo elemento se resuelve y pasa en aquel que le es jerárquicamente superior y que está considerado como más sutil y más "puro" (sthulanam sukshme layah), llevando el fuego mental de la visualización de un centro a otro.[194] Si se afina la sensibilidad interior, se produce

---

[193] Cf. H. ERMAN, *Die Religión der Aegypter*, Berlín-Leipzig, 1934.

[194] Para esta práctica, se puede utilizar la sambhavi mudra. de la que se dice en *Hathayogapradipika* (IV, 36-37): "Se dirige el ojo que ve y no ve [es decir, que no se detiene en la visión material] sobre un punto del cuerpo correspondiente a aquel que es percibido interiormente (el chakra)". Y se añade: "Fijar el espíritu sobre el objeto interno y los ojos, sin mover las pestañas, sobre un objeto interior... Cuando el yogui ha concentrado su espíritu y su aliento sobre lo que es percibido interiormente, y con la cabeza baja ve y no ve lo exterior al cuerpo, se

una especie de cierre del circuito, poco a poco, en una serie de estados, de "tonos" del poder, y se llega a un punto de saturación y de vibración que facilita la operación siguiente, que es la de la imposición por el nyasa. Ya hemos dicho que la bhutasuddhi es una prefiguración, pues se cree que no existe un verdadero proceso de reabsorción ascendente de los elementos más que en la esfera del kundalini-yoga. Lo mismo puede decirse de la "divinización" del cuerpo y sus órganos mediante el nyasa.

He aquí algunos detalles de la bhutasuddhi dados por el Maha-nirvana-tantra: la tierra se transforma en agua, ésta en fuego, el fuego en aire, el aire en éter; y ello va correlativamente con una reabsorción de los sentidos correspondientes, es decir, siguiendo la serie: tacto, olfato, gusto, vista y oído; el oído se transforma en ahamkara-tattva, éste en buddhi, el buddhi en prakriti (es decir, en la sakti), y ésta se convierte en el Principio. Después se imagina a un "hombre de tinieblas" en la cavidad izquierda del abdomen. Las fases siguientes de la práctica incluyen el prânayama, es decir, la utilización del aliento, se inspira durante una cuenta de dieciséis (cf. p. 254) por la ventana izquierda de la nariz evocando el mantra del aire, YAM, visualizándolo envuelto en humo y pensando que así se deseca la sustancia del hombre de tinieblas; durante una retención del aliento en una cuenta de sesenta y cuatro, se evocará el mantra rojo del fuego, RAM, en el chakra del ombligo, y se pensara que la sustancia del hombre de tinieblas ha sido destruida por él; en tercer lugar, durante la espiración, en una cuenta de treinta y dos, se evocará el blanco Varuna-bija, el mantra, de las "aguas celestes", en el chakra de la mitad de la frente, y se pensará en la irrupción de un líquido que, del cuerpo sombrío quemado, hace surgir un nuevo cuerpo divino. Se consolidará este cuerpo visualizando el mantra amarillo de la tierra, LAM, en el chakra del muladhara (cerca del sacro) y fijándolo con una mirada interior calma y firme.

---

ha producido la sambhavi mudra."

Se practica después el nyasa. Éste "infunde el prâna (la fuerza de la vida) de la diosa en este nuevo cuerpo", y hará del cuerpo del practicante un microcosmos (kshudrabrahmanda). Este doble rito se cierra con la fórmula saham (yo soy Ella).

Nos hemos referido muchas veces a los mantra; conviene dar ahora algunas enseñanzas más particulares sobre éstos. El mantra puede ser simplemente una fórmula litúrgica, una invocación, una oración. La utilización del mantra, comprendido como fórmula o silaba mágica, se remonta al periodo védico (y en particular al Atharva-veda). Juega un importante papel en el tantrismo hasta el punto de que se ha podido decir que éste es, en algunos de sus aspectos, "Vía de los mantra" (mantrayana). La elaboración (obra, sobre todo de la Escuela del Norte) de una doctrina de los mantra de carácter puramente metafísico, ligada a la de los tattva, es su forma más interesante. Puede decirse que ha dado un amplio desarrollo una articulación especial a la teoría o teología de lo que se ha concebido como el Logos, la Palabra o Verbo, en algunas corrientes de la antigüedad occidental y al margen del cristianismo alejandrino. En el tantrismo budista, la ciencia de los mantra corresponde al segundo de los misterios esotéricos, guhya, a la transformación de la palabra en naturaleza de vajra, es decir, al despertar de la "palabra viva" hecha de poder. Tras un despertar semejante del "pensamiento vivo" y de la imaginación mágica (primera guhya), el tercer y último guhya está encargado de suscitar la cualidad misma de vajra ("diamante-rayo") también en el cuerpo.

La teoría básica puede resumirse del siguiente modo. *Sakti* y su manifestación son concebidas bajo la forma de sonido o verbo (sabda) y las diferentes fases del desarrollo cósmico se conciben en los mismos términos. A la diferenciación de *Siva* y *Sakti* corresponde la de la expresión, o del sonido expresivo (sabda) y del sentido objeto significado (artha). Es el momento de recordar el triple orden de los tattva, puros, semipuros e impuros, y su relación con los tres mundos" (cf. p. 67), con los tres cuerpos, causal, sutil y material. y con los tres estados del atman (cf. pp. 57-59). En el nivel del primero de los tres órdenes, la germinación no está todavía lo bastante avanzada para que el "otro" tenga un carácter de exterioridad. Así, el artha no es un objeto, sino una significación pura, o más bien es el objeto en el estado o en la forma de una significación, tal como sucede en el plano humano en la concepción de las ideas. Cualquier cosa simple que tenga la naturaleza de "luz pura" retoma a este nivel los dos términos, sabda y artha, en correspondencia con el plano de Isvara-tattva, en el estado de prajna, y de atman en tanto que afirmación pura, anujna (cf. pp. 59-60). En el nivel de los tattva semipuros comienza el proceso de diferenciación y de articulación, y el conjunto de "letras", "sílabas" o de "sonidos" comprendidos en la inefable unidad del "Gran Punto" metafísico (parabindu) se despliega en formas distintas (los textos emplean la imagen de un "estallido del Punto"). Se trata de las "letras sutiles" o "causales", correspondientes a los devata y a los sakti, es decir a los diferentes poderes de una "naturaleza naturalizante". Se les da el nombre de "pequeñas madres" (matrika), "granos" o "raíces" (vija), y podría establecerse una relación entre ellas y lo que la metafísica griega entendía por **λόγοι σπερματικὸί**, la Cabala por "letras de luz", y la especulación mágica medieval por claviculae. Todavía no nos encontramos en el plano material: los "sonidos" de los que hemos tratado hasta aquí son "no audibles", "ocultos" (avyaktarava-nada); son modos y "masas" de poder inmaterial que tienen como correspondientes, como artha, los "relámpagos", las formas de luz. El universo y todo ser de la naturaleza, bajo su aspecto sutil, estaría compuesto por esos sonidos y letras. Si en la doctrina hindú se considera al akasa, el éter, como formando el sustrato de todo fenómeno, este éter (que nada tiene que ver con el de la física moderna) es concebido, por una parte, como en estado vivo ("hecho de vida", de prâna), mientras que del otro se dice que tiene precisamente como sustancia el "sonido", la "palabra" (sabdagunakasa). La "sede" que le corresponde en la doctrina de los tres estados es taijasa, cerrada a la conciencia del hombre ordinario por el estado de sueño.

Pasemos ahora al plano de los tattva impuros, correspondiente al estado de vigilia y al mundo material. Sabemos que la ley que rige este mundo se define por una escisión total entre un "otro" y un "Yo", entre objetivado y subjetivado. Esta escisión se verifica también en el dominio de la palabra. Así, tenemos respectivamente como correspondencias de sabda y de artha, por una parte, el nombre-voz, la lengua hablada (vaikhari vac); por el otro, y como algo totalmente exterior a ésta, el objeto que la voz designa (rupa). Nos encontramos, sin embargo, en el plano de la contingencia y la particularidad. En primer lugar, la relación entre palabra y objeto no es ya directa, sino mediata discursiva, convencional. El «nombre» no evoca ya un "significado eterno" en una en una iluminación, sino una simple imagen material, algo que no es visto más que por los sentidos, que es corruptible. La voz es la voz material (sthula-sabda). En segundo lugar, por el juego de los poderes que determinan (los kancuka, cf. pp. 71-73), los contenidos de esta experiencia no son en general más que fenómenos esparcidos en el espacio y en el tiempo aquellos que percibe una conciencia finita y que dependen de la estructura de ésta en su manera de aparecer. Correlativamente, el "nombre" se diferencia también según sea la multiplicidad de las lenguas; el del fuego, por ejemplo, será en sánscrito agni, en tibetano me, en latín ignis, en alemán Feuer, etc. Son nombres que no evocan el fuego en sí, sino una u otra representación del fuego. De ahí viene la teoría nominalista según la cual los "universales" (los conceptos generales) no serian más que abstracciones verbales privadas de contenido, pues no existiría fuego en sí, fuera de tal o cual fuego percibido por los sentidos.

Siendo ésta la teoría de base, con el mantra se trata de reintegrar la palabra de modo que alcance un estado en el que el nombre ya no evoque la imagen de un objeto, sino más bien la energía, la sakti de éste, y en donde el nombre no represente ya un ruido producido por un individuo dado, sino, por así decirlo, la voz misma de la cosa, tal como esta resuena más allá de todo oído particular bajo la forma de un lenguaje cósmico o "lengua de los dioses" (*hiranyagarbhasabda*). La idea de una lengua universal y esencial en la que toda cosa tendría su "nombre natural", original y eterno, hecho de "letras sagradas y divinas" que, tal como dice Agripa,[195] "Son las mismas en todos los pueblos, sea cual sea la lengua que hablen", se encuentra también en más de una tradición. A este propósito, incluso se ha hecho referencia al mito bíblico de la torre de Babel y de la "confusión de lenguas" que siguió. Por tanto, el mantra seria la palabra así integrada.

Las posibilidades atribuidas a los mantra proceden de la concepción orgánica del mundo propia a la doctrina según la cual el mundo finito, material y corporal sólo es un modo de aparición del mundo sutil suprasensible y transcendente. Ya hemos dicho que los tattva no desaparecen los unos en los otros, sino que subsisten todos coexistiendo simultáneamente, cada uno en su nivel. Como coexisten simultáneamente, por ejemplo, el "dentro" y el "fuera" de un objeto. Lo mismo que se piensa que están presentes en el cuerpo humano todos dioses y todas las sakti, asimismo están presentes en la lengua humana, de forma oculta, todos los seres y todos los nombres de la lengua transcendental. De ahí se deriva una triple correspondencia que tiene una importancia fundamental para la doctrina de los mantra.

En primer lugar, correspondencia entre las letras y las sílabas de un alfabeto humano, por una parte (como el sánscrito o el tibetano, o el alfabeto hebraico de la Cabala, que incluía una doctrina), y, por otra parte, las matrika ("pequeñas madres" o "letras de luz") y los bija ("sílabas-semillas") del plano sutil, donde los devata y las sakti están ligados a los bija correspondientes. En segundo lugar, la relación entre esas mismas letras, las sílabas y sus partes, los centros vitales y sutiles del organismo humano concebidos como "sedes" de las mismas fuerzas y las creaciones de los mismos poderes que se manifiestan en esas letras.

195 De *occ. philos.*, 1. 33.

Finalmente, la relación entre las letras y las fuerzas elementales de las cosas, pues son los mismos principios los que, tras la intervención de la ley de la dualidad (maya-sakti) se manifiestan a la vez en el hombre y en la naturaleza.[196]

En el dominio práctico, el punto de partida es el sphota, objeto de numerosas especulaciones en las diferentes escuelas hindúes.[197]

De una manera general, el sphota concidiona el poder evocador de toda palabra y todo nombre. Es el fenómeno por el cual una palabra dada (sabda) hace aparecer en el espíritu una imagen dada o sugiere en él un sentido dado. En su interpretación del sphota, los tantra siguen en gran parte a la Mimamsa, escuela hindú que distingue entre el sonido material producido por una vibración y el frotamiento de dos objetos: sonido transitorio, "engendrado", y sonido eterno e inmaterial. El poder evocador del lenguaje y del sonido vendria de hecho de que el sonido audible, pronunciado materialmente, no es, más que la forma por la cual se manifiesta, utilizándolo como vehículo, el otro sonido, el cual pertenece esencialmente al plano de la buddhi, principio individuado, y al mismo tiempo supraindividual, situado por encima de la división entre "interior" y "exterior", entre concepto en tanto que idea o noción discursiva y realidad (Corresponde a esta doctrina la concepción según la cual, por ejemplo, es un fuego que existe en sí y por todas partes, no está producido ni diferenciado, el cual se manifestaría en toda combustión cuando se producen determinadas causas materiales.) Así sería posible el sphota en referencia a este plano en el que la voz contiene todavía en sí misma el objeto.

Eso quiere decir que, en todos los actos de comprensión,

---

[196] Para estos presupuestos teóricos y metafísicos de la concepción de los mantra, cf. WOODROFFE, *The Garland of Letters*, op. cit., passim, y Shakti and Shakta, c.XXIV.

[197] Ver DAS GUITA. *Patanjali*, op. cit.. pp. 192 ss.

hay inherente, aunque en germen o en un reflejo lejano, un poder evocador que no pertenece ya al orden simplemente sensorial y dualista. Está ahí el punto de partida que conoce a la reintegración de la palabra en lo que sería el sonido y a la reintegración del nombre en el plano sutil, y después en el plano causal. Los mantra son concebidos como los apoyos de esa reintegración. Transmitidos por una sabiduría inmemorial, corresponderían a los "nombres" de los devata y por tanto, a la fuerza seminal o formadora, bien de la naturaleza, bien del cuerpo. Se trataría de los reflejos de la "lengua absoluta" o "lengua de los dioses".

No obstante, los textos tántricos advierten que lo mismo que no puede confundirse un dios con su imagen de madera o escayola, tampoco puede confundirse el mantra con su expresión en una silaba o palabra material, escrita o hablada. El mantra debe ser "despertado": el fuego mental que se concentra en él debe consumir la materialidad y actualizarla en una forma sutil, "hecha de luz" (jyatirmaya), provocando en un plano superior el fenómeno de sphota, es decir, de evocación; como en una abertura o dilatación (y ése es exactamente el sentido literal del término sphota). Antes, el mantra "duerme", y el mantra que duerme no es más que ruido, y no tiene ningún poder. El tantrismo enseña, pues, explícitamente que si no se conoce el sentido de un mantra ni la forma de despertarlo, es inoperante aunque se repita millones de veces. Con el "despertar" —mantra-caitanya—, y con el poder que lo provoca, se asocia el "conocimiento" de la devata que preside ese mantra (adhishthatri devata).[198]

La mayor parte de los textos sostienen que hay una condición indispensable para aventurarse en este mundo: que los mantra no sean aprendidos en los libros, sino comunicados oral y personalmente en determinadas circunstancias por un maestro espiritual. Sólo entonces podrá tener el discípulo la intención de

---

[198] *Mahanirvana-tantra*, 111, 31 y comentarios a 38.

la dirección justa y comenzar a pronuncia en una magia mental" —vajra-citta—el mantra, el cual, en esas condiciones, será algo más que un sonido incomprensible (en su mayor parte, los mantra y los bija, aparte de algunas exégesis escolásticas artificiosas sobre las letras que los componen, no quieren decir nada, no son más que sonidos.

La técnica más utilizada para despertar el mantra es su repetición, japa. Primero la repetición es verbal (vacika-japa), y entonces tiene por objeto el mantra bajo su forma "dormida", grosera; en la segunda fase, ya no se pronuncia el mantra pero subsiste el esbozo de su pronunciación (upamsu-japa); finalmente, en la tercera fase, la repetición es puramente mental {manasa-japa). El mantra, que era sonido, tiende a convenirse en un acto del espíritu, y la condición de su eficacia queda en principio cumplida.[199] La técnica de repeticiones, que encontramos en numerosas tradiciones, tiene dos aspectos. Ante todo, actúa como una especie de pratyahara, es decir, que sirve para fijar lo mental, para dormir la sensibilidad exterior y despertar la interior en una hipnosis activa. Su segundo aspecto es de magia y se refiere a un poder intrínseco de suscitación que se atribuye al mantra: tomando prestada una expresión de teología católica, diriamos que, en cierta medida, actúa ex ope operato. Las vibraciones se suman y repercuten unas con otras actuando de manera subconsciente sobre diversas fuerzas y sobre los centros sutiles del cuerpo, produciendo poco a poco una saturación, que facilita el despertar, la "abertura" del mantra. Retomando una imagen tántrica, la japa actúa como si sacudiera

[199] Podemos referirnos al Atharvacikha-upanishad, en donde se dice del conocido mantra OM (AUM) que tiene cuatro elementos, a, u, y m, y después "un cuarto elemento que es el aunan-base (santatman)", que no es pronunciado de la misma manera que la m —es decir, como una prolongación del sonido material—, "sino que debe intervenir súbitamente como una iluminación del espíritu. Se añade que la "pronunciación" de este elemento del mantra "impulsa hacia lo alto todos los alientos vitales".

de manera ininterrumpida a una persona dormida con el fin de que se despierte y se mueva.

Por analogía, la doctrina de los mantra puede hacernos comprender las relaciones que existen entre los "tres mundos" (o las tres "sedes" o el triple orden de los tattva). Pensemos en un libro escrito en una lengua desconocida, y que nos dedicamos a hojear: veríamos ante todo, simplemente, un conjunto de caracteres. (Analógicamente, esto puede corresponder a la experiencia empírica del mundo material y fenoménico, tal como la percibe el hombre ordinario en el estado de vigilia.) Después, pensemos en alguien que oyera leer o leyera ese libro, pero sin comprenderlo, sin captar más que los sonidos. Pensemos, finalmente, en aquel que lee, entiende y comprende, cuyo espíritu no se detiene ya ni en los signos ni en los sonidos, sino que capta directa y espiritualmente los sentidos de lo que esta escrito. De los tres casos, el primero pone en escena un ser que no conoce la realidad más que como una exterioridad física; el segundo, un ser que la comprende en función de las formas formadoras del mundo sutil, de los "sonidos" y las "sílabas raíces" que le corresponden. El tercero, un ser que tiene la experiencia del mundo causal de los tattva puros. En este último nivel, la palabra es verbo vivo y energía. Es una palabra de mando para la realidad física pues en la doctrina hindú las vibraciones físicas son concebidas como el modo de aparición tamásico y automático de las vibraciones sutiles, que dependen a su vez de sus significaciones. El orden que diera el que llegara a este plano supremo sería como un relámpago que atravesaría esa jerarquía partiendo de lo alto hasta imponerse a las vibraciones mismas que determina la "materia". Esa es la vajra-vac el "diamante-rayo" de la palabra viva.

Sin embargo, en el tantrismo se considera que la palabra tiene muchas dimensiones en relación con la doctrina de kundalini y de los chakra, es decir, de los centros del cuerpo humano de los que ya hemos hablado. En la palabra articulada se ve el eco último o el reflejo de un proceso profundo. Por ejemplo, en este texto: "La corriente del aliento (prânavayu) aparece primero en el muladhara (el centro de base que corresponde a la sede de kundalini. Movido por el impulso que le lleva a hablar, esta corriente manifiesta el Brahmán que penetra en todo en tanto que palabra (sabda-brahmán)."[200]

Ése es el estado más profundo y no manifestado del sonido. Sigue el estado del sonido o de la palabra ya manifestada, pero causal, sin forma, al que le corresponde, en el cuerpo, el estado comprendido entre el chakra del plexo solar y el del corazón. Tenemos después la manifestación del sonido en el plano de las fuerzas, a la vez conforma o formadoras (tattva semipuros, madhyama), correspondientes al espacio comprendido entre el chakra del corazón y el de la laringe; a partir de la laringe y por encima, sonido y palabra toman una forma audible, articulada, humana, y se manifiestan en sonidos y palabras materiales. De ordinario, el jiva no conoce el sonido más que en esta última fase, y cree que sólo ésta es la palabra, lo mismo que cree que el cuerpo físico es todo el cuerpo.[201] Por el contrario, lo mismo que el cuerpo físico implica al cuerpo sutil y el causal, que son la raíz, la palabra articulada implica al estado sutil causal y no manifestado del verbo, e incluso del poder elemental, de kundalini.

Sin ello no sería posible la palabra articulada, y en particular no correspondería a nada, pues, tal como hemos dicho, la correspondencia que existe entre un nombre, un objeto y el poder evocador de la palabra cargada de sentido se funda en los estados del sonido en los que lo objetivo y lo subjetivo, artha y sabda, están ligados en una unidad. Sin ello, la palabra seria semejante a la de un hombre que delira, o a la de un loco.

Como hay tres sedes del atman, más allá del estado de vigilia ordinario, asimismo las dimensiones profundas de la palabra

---

[200] Cf. BHASKARAVA, *comentarios a Lulita*, v. 132 (en AVALON, *La Puissance du serpent*, op. cit., p. Shurudu, 1, 11- 14.

[201] Cf. BHASKAKAYA, *comentarios a Lalita*, v. SI (en ibid. p. IKK).

escapan a la conciencia del hombre ordinario, que sólo habla con la laringe evocador fantasmático no de "nombres", sino de sombras o ecos los nombres, por medio de una palabra cuyo poder primordial se ha roto. Así, la doctrina de los mantra representa una parte orgánica de este proceso de reintegración transcendental, que es el objetivo principal del sadhana tántrico.

Como todo devata y todo elemento de la naturaleza, todo individuo tendría un "nombre" y un mantra: un nombre esencial, "eterno", que corresponde a su ser supratemporal y de ordinario no tiene ninguna relación con su nombre personal o su nombre de familia.

Es el nombre del "dios", del que es la manifestación. Que el hecho de conferir un nombre tome la dignidad de un sacramento, en el bautismo católico, puede ser comprendido como el pálido reflejo de el simulacro de un rito iniciático en el que la elección del nombre no era arbitraria, sino que en un cierto sentido correspondía a un mantra, al nombre eterno del individuo, a uno de los nombres que según la tradición occidental, "están inscritos en las estrellas" o "el Arbol de la Vida". Puede suceder todavía hoy que en Oriente un maestro espiritual de a alguien su "nombre" secreto como mantra, pero también puede suceder que ese nombre no sea conocido mas que bajo su forma dormida, y sea, pues, incomprensible para el propio interesado. Woodroffe cuenta, precisamente, que alguien había preguntado ingenuamente a él, inglés, lo que quería decir el mantra que le había dado un gurú años antes como nombre secreto o iniciático. Por otra parte, esto permite entender el origen de la superstición que hace temer a algunos pueblos salvajes el revelar su nombre a los extraños, pues se piensa que el que conoce el nombre de una persona puede tener en su poder el alma de ésta. Son los restos y ecos degenerados de un pasado extremadamente lejano en el que el nombre podía tener prácticamente el valor de un mantra.

Según los Tantra, el mantra, en su utilización mágica, completa con una fuerza "divina" que es la sakti del mantra, la sadhana-sakti, el poder que posee el practicante gracias a ciertas disciplinas. La eficacia de la acción mágica sería el resultado de la unión entre los dos sakti. Por el mantra vivificado y despertado, el Yo entra en contacto con la "simiente" de un cierto poder y realiza con él un estado de unión que hace que el acto sea eficaz en el plano de la realidad objetiva.[202] Al hacer entrar en un cierto mandato el mantra correspondiente a la fuerza que actúa en un fenómeno dado —y esto es ante todo un acto inferior, pues la expresión verbal no sirve más que de vehículo—, el mandato es seguido por efectos de orden supranormal. Es decir, sin que se presenten para llegar a ese resultado las condiciones necesarias para la manifestación de los fenómenos físicos ordinarios. Por ejemplo, el que "conoce" el mantra del fuego, puede, en todo momento, despertándolo y pronunciándolo, producir la manifestación del fuego, pues actúa con la "semilla" del fuego, anterior y superior a toda combustión particular. El mantra da, pues, a la voluntad individual un cuerpo de poder: por el mantra-sakti, dicen los textos, la jaiva-sakti (el poder de un individuo) es exaltado en una daivi sakú, en un poder divino por el cual podría darse a la palabra vajra del término vajra-vac, palabra viva, el sentido de "cetro". Por otra parte, fue una enseñanza de las tradiciones mágicas occidentales el que los "espíritus", "ángeles" y "elementales" no pueden dejar de obedecer a aquellos que conocen verdaderamente su "nombre", y la Cabala ha dado al iniciado el nombre de Bal Sean, es decir, "maestro del nombre". Sin embargo, hay que reconocer que, en razón de factores contingentes, estas formulaciones occidentales están lejos de ser tan completas y tener bases metafísicas tan generales como las de la India.[203]

---

[202] Se dice en el *Prapancasara-tantra* (XIX, 56) que el poder sobre los cinco elementos se adquiere suscitando un estado de identidad entre el operador, por una parte, y la sakti y el mantrá que corresponden a esos elementos, por otra parte (saktibhis ca tadvijah sarupyam atmanas ca pratiniva).

[203] Una de las mejores formulaciones occidentales de estas ideas se

El mantra vale como uno de los instrumentos del sadhana; su poder está evidentemente en relación con los de los otros instrumentos y se define de manera general por el nivel espiritual que ha sido alcanzado, en conjunto, por el practicante.

---

encuentra en AGRIPA (*De occ. philos.*, I, 70): "Todo nombre tiene un aspecto objetivo y un aspecto subjetivo que el hombre sólo le confiere por imposición; pero cuando estos dos sentidos se encuentran en armonía, la virtud natural y la de la voluntad se reencuentran, y esa doble virtud hace actuar el nombre todas las veces que éste es pronunciado en las condiciones requeridas de tiempo y lugar y con una intención adecuada". II, 34: "Cuando se sepa conjuntar los nombres de la palabra, que son naturales, y aquellos, divinos y no temporales, en una misma consonancia, podrán realizarse maravillosas operaciones". En cuanto al aspecto interior, cf. III. 12: "Sin embargo, no hay que creer que el milagro pueda cumplirse pronunciando el nombre con labios impuros, como si fuera el nombre de un hombre cualquiera, sino que hay que tener el espíritu purificado, un gran fervor, y poseer, sobre todo, la comprensión perfecta sin la cual no se puede ser cumplido, pues el profeta dijo: "Yo le atenderé pues él ha conocido mi nombre"

EL RITUAL SECRETO. EL ORGIASMO. PRÁCTICA SEXUAL INICIATICA

En el tantrismo hindú y sivaísta se da el nombre de pancatattva al "ritual secreto" reservado a los vira. Se le atribuye tal importancia que algunos textos afirman que si no se consigue bajo una u otra forma es imposible el "culto" de la *Sakti*.[204] El hecho de que el pancatattva incluya la utilización de bebidas embriagadoras y de mujeres ha hecho que se le atribuya un carácter orgiástico y disoluto por el que para algunos occidentales todo el tantrismo ha quedado afectado. Además, la utilización del sexo con fines iniciático-extáticos y mágicos no lo encontramos sólo en el tantrismo hindú. También se da en el tantrismo budista y en las variedades tántricas del vishnuismo, de la escuela Sahajiya, entre los nata siddha, etc. Examinaremos además la utilización de la sexualidad entre los yoguis.

Pancatattva quiere decir literalmente "los cinco elementos". Se trata de cinco "sustancias a utilizar" que se ponen en relación con los cinco "grandes elementos" de la manera siguiente: a la utilización de la mujer (maithuna) le corresponde el éter; al vino u otras bebidas embriagadoras análogas (madya), el aire; a la carne (mamsa), el fuego; al pescado (matsya), el agua; y

[204] *Maharnirvana-tantra*, V, 24. Se dice incluso (ibid., V, 13) que "por este medio (el de un ritual que no emplea los pancatattva) no es posible alcanzar el cumplimiento (siddhi) y se encontrarán dificultades a cada paso".

finalmente, a ciertos cereales (mudra), la tierra.[205] Como los nombres de las cinco sustancias comienzan todos por la letra m, el ritual secreto tántrico ha sido llamado también el ritual "de las cinco m" (pancamakara).

El ritual adopta diversos sentidos según el plano en el que sea practicado. En su acepción más exterior, según la cual puede formar parte de la Vía de la Mano Izquierda, tiende a la sacralización de las funciones naturales ligadas a la nutrición y al sexo. La idea fundamental es que el rito no debe ser una ceremonia sofisticada superpuesta a la existencia real, sino que debe influir, en toda esta existencia; debe penetrarla hasta en sus formas más concretas.

Todo lo que el pasu, el hombre animal, realiza de manera obtusa, según el modo tamásico de la necesidad y del deseo, debe ser vivido por el vira con un espíritu abierto y libre, con la significación de un título y de una ofrenda, casi con un fondo cósmico. Por otra parte, todo esto no tiene un carácter específicamente tántrico: la sacralización y la ritualización de la vida ha sido, en efecto, una característica de la civilización hindú en general, lo mismo que de todas las otras civilizaciones tradicionales, aparte de ciertas formas estrictamente ascéticas. El cristianismo ha podido decir: "Comed y bebed a la gloria de Dios", mientras que el Occidente precristiano conocía comidas sagradas, y los epulae romanos tuvieron un elemento religioso y simbólico hasta una época relativamente tardía; estaba presente ahí un reflejo de la antigua concepción de un reencuentro entre los hombres y los dioses.[206]

La dificultad puede empezar a surgir cuando, además de los

---

[205] *Mahanirvana-tantra*, VII, 103-111.

[206] Ahí estaba el sentido que tenía el antiguo rito romano del lectisternium. Podemos recordar, refiriéndonos también a Roma, la institución de los iresviri epulones, y después la de los septemviri epulones, colegio sacerdotal que presidía los banquetes sagrados.

alimentos, se añade a la mujer y las bebidas embriagadoras; pero sólo desde el punto de vista de la religión que ha predominado en Occidente, en la que domina un complejo sexólogo que considera el acto sexual como impuro y no suceptible de ser sacralizado. Pero esta actitud puede ser considerada como anormal, pues la sacralización del sexo, la noción del sacrum sexual, estuvo presente en numerosas civilizaciones tradicionales. La vemos en la India en formas precisas.

Era ya una idea védica el que la unión sexual podía elevarse al nivel de un, de una unión sagrada, de un acto religioso, e incluso podía tener en esas condiciones un poder espiritualmente propiciatorio.[207] Los Upanishads la consideran como un acción sacrificial (la mujer y su órgano sexual son el fuego en el que se hace el sacrificio) y dan fórmulas para la ritualización cósmica de un abrazo consciente, no lascivo ni turbulento, uniéndose el hombre a la mujer como lo hace el "Cielo" a la "Tierra".[208]

La tradición de las bebidas sagradas y las libaciones rituales es muy antigua y está atestiguada en numerosas civilizaciones. Conocemos el papel que juega en la India el soma, bebida embriagadora sacada del ácido de la asclépiada y asimilada a una "bebida de la inmortalidad". Sin embargo, tal como veremos, en la utilización de estas bebidas se distingue entre el plano ritual de las prácticas y el plano iniciático y operatorio en el que se utilizan de manera especial los efectos de estas bebidas.

Así, en conjunto, en su primer grado, el "ritual secreto"

---

[207] Cf. los textos sobre este tema recogidos por B. L. MUKHERJI. en su ensayo incluido en WOODROFFE, *Shakti and Shakta*, op, cit., pp. 95 y ss. En el Çatapathabrahmana, (I, 8-9), donde estas palabras, en boca de una mujer, prefiguran la significación del ritual mágico sexual: "Si haces uso de mí en el sacrificio, todas las bendiciones que invocarás por intermediación mía te serán concedidas."

[208] Cf. *Brhadaranyaka-upanishad*, VI, IV. 18-22.

tántrico no presenta nada alarmante. Al menos para el occidental al que le resulta normal tomar comidas suculentas a base de carne con vinos; alcoholes. Pero, desde el punto de vista hindú, este ritual es poco normal, pues la India es sobre todo vegetariana y el uso de bebida embriagadoras está allí muy restringido.

Pasemos ahora al segundo grado del pancatattva, en el que éste tiene ya, en cierta medida, un sentido operatorio, permitiendo que entren en juego elementos sutiles. Por una parte, se da la imagen de una semilla que, sembrada en la cavidad de una roca, no puede germinar ni desarrollarse.[209] De la misma manera, el vira goza de las cinco sustancias, las pancatattva, para absorber y transformar las fuerzas. Por otra parte, se considera las posibilidades que ofrece el pancatattva en relación con las correspondencias que hemos indicado entre las cinco sustancias y los "cinco grandes elementos", y también con los cinco vayu o prânadi (las corrientes del aliento vital), de los que ya hemos hablado. Se sabe que el prâna pertenece al plano de las fuerzas sutiles, y no al de las fuerzas materiales y orgánicas. Sin embargo, toda función orgánica tiene en contrapartida una forma de esta fuerza. En particular, cuando el organismo ingiere una sustancia, una de las corrientes del aliento es dinamizada en cierta medida y se constata una especie de afloramiento o iluminación momentánea de las formas sutiles de la conciencia en la masa opaca del subconsciente orgánico. Aquel que, gracias a disciplinas previas del tipo que hemos descrito, dispone ya de una cierta sensibilidad sutil que le permite sorprender esos afloramientos o iluminaciones, tiene entonces la posibilidad de entrar en contacto con los poderes o los "grandes elementos" correspondientes a las cinco sustancias. Experiencias semejantes se facilitan utilizando estados en los que, por medio de una excitación apropiada, se crea un cierto grado de inestabilidad en las masas de "poder" encerradas en el cuerpo.

[209] *Mahanirvana-tantra*, V, 24.

En general, se dan las correspondencias en los términos siguientes:[210] el éter corresponde al uso de la mujer y al aliento bajo la forma de prâna, en el sentido específico de fuerza aspirante, absorbente, que, siendo una corriente sutil y "solar", desciende desde las ventanas de la nariz hasta el nivel del corazón; el aire corresponde a las bebidas embriagadoras y al aliento bajo la forma de apaña, corriente que desciende a partir del corazón, cuya acción es contraria a la unificación y, por tanto, disolvente; el fuego corresponde a la carne y al aliento bajo la forma de samana, corriente de asimilaciones orgánicas que actúa por alteración y fusión; el agua, al pescado y al aliento en tanto que udana, el aliento "fluido" de las emisiones; la tierra, a los alimentos harinosos y al aliento en tanto que vyana, corriente fijadora que incorpora y que es sentida como una sensación sutil de "peso" en el organismo entero.

Por tanto, a este nivel, cuando se practica el pancatattva, sería necesario ser capaz ya de observar y distertir esos efectos, esas modificaciones sutiles determinadas por las cinco sustancias. Según aquellos que se entregan a este género de prácticas, con el uso de la mujer, se percibe como algo que se rompe y distancia; con las bebidas embriagadoras, la impresión de dilatarse, de volatilizarse como en una disgregación; con la alimentación en general, una impresión de herida; en principio se trata de sensaciones negativas que hay que transformar en estados activos.

Se sabe que, a menudo, en los dominios ascético e iniciático no sólo se recomienda la continencia sexual, sino que se estima también que el consumo de carne, y sobre todo de bebidas embriagadoras, es desfavorable para el desarrollo espiritual. Pero todo depende de la orientación. Conocemos ya el punto de vista de la Vía de la Mano Izquierda: transformar lo negativo en positivo. Normalmente, el hecho de entregarse a las experiencias sexuales y a la bebida tiene, desde el punto de vista espiritual e

---

[210] *Kailasa-tantra*, XC.

incluso psíquico, efectos destructivos. Pero si se posee el principio de una fuerza pura y distanciada, el virya, esos estados destructivos pueden "desatar" y favorecer una superación reduciendo los residuos tamásicos. Volveremos a esto más adelante.

Por lo que se refiere al consumo de alimentos animales en lugar de vegetales, las cosas son algo diferentes. Cuando por razones espirituales se desaconseja comer carne, quiere prevenirse un peligro de "infección", pues la asimilación de estos alimentos por el organismo humano tendría como contrapartida la asimilación de elementos sutiles y psíquicos pertenecientes al plano subhumano y animal. Ahora bien, se afirma que este peligro puede ser rechazado si se posee una sensibilidad afinada, capaz de tomar conciencia de estas infecciones, y si se enciende un "fuego" lo bastante enérgico para transmutarlos y absorberlos. En este caso, la puesta en moviento del sustrato animal, elemental, del hombre permitiría absorber un mayor poder de vida; y volvemos así a lo que dijimos antes: a la imagen de una semilla puesta en la fisura de una roca, y al principio tántrico en general de la transmutación de los tóxicos en jugos vitales, en "venas y arterias". Probablemente en este contexto se ha afirmado incluso que la utilización ritual de bebidas embriagadoras, en el cuadro del pancatattva, da la juventud a los viejos, que la de la carne acrecienta la inteligencia, la energía y la fuerza interior; la del pescado, la potencia generadora.[211]

Es bastante claro que el pancatattva es considerado como un ritual secreto reservado sólo a los vira, que no debe ser

[211] *Mahanirvana-tantra*, VII, 105-106. Por lo que se refiere a la utilización análoga del tattva que queda (el maithuna), A. DAVID-NEEL (*Magie d'amour et Magie noire*, Paris, 1938, pp. 104-105) describe las prácticas tibetanas destinadas a prolongar la vida mediante uniones sexuales conducidas de tal manera que el hombre debe limitarse a provocar el orgasmo en la mujer de manera repetida, sin degustar el mismo el placer.

conocido por los profanos y los pasu; que esencialmente está en relación con dos de los tattva, con las bebidas embriagadoras y la mujer, y que esto vale también para sus correspondencias en las variedades budistas y vishnuistas de esos ritos.

En cuanto a las bebidas embriagadoras, ya hemos observado que su empleo como bebidas sagradas es muy antiguo, y está atestiguado a menudo. En particular hemos recordado el papel que ha jugado el soma (equivalente del haoma iranio) en la tradición védica hindú. El soma fue considerado como una "bebida de inmortalidad", como amrita, término etimológicamente idéntido al griego "ambrosía" (los dos términos quieren decir literalmente "no-muerte"). En realidad, se ha hablado también de un "soma celeste", inmaterial.[212] Las cosas parecen presentarse en estos términos: a partir de un cierto periodo, el "soma celeste dejó de ser conocido", el hombre tuvo necesidad de la ayuda del "soma terrestre", es decir, de la bebida sacada de la asclépiada, para alcanzar esos estados de éxtasis y de "entusiasmo divino", de [illegible] en el sentido platónico. En cuanto está presente la orientación interior justa, la embriaguez correspondiente puede tener efectos de éxtasis, y en cierta medida iniciáticos: de ahí el carácter "sagrado" de las bebidas. En el culto dionisíaco, el vino ha tenido el mismo sentido, aunque la expresión "orgía sagrada" es un término técnico corriente en la antigua literatura de los Misterios;[213] el que tuvo en la mística

---

[212] Cf. Rg-Veda, x, 85: "Imaginamos que bebemos el soma cuando se se bebe el jugo de la planta machacada. Pero el soma que conocen los brahmanes nadie lo conoce. Se dice que es guardado por aquellos cuyo deber es ocultarlo."

[213] En el *Hymne homérique à Déméter* (480-483) se dice: "Aquellos que no han conocido las orgías sagradas y los que han participado en ellas, no tienen tras la muerte el mismo destino en las estancias de las tinieblas." Antiguamente, las orgías eran ritos cumplidos en un estado de arrobamiento. DIODORO DE SICILIA. (I. 96) habla, a propósito del dionisismo, de [illegible] "ceremonias celebradas en orgías", y EUSEBIO (Prép, évang., III, proem.) de "orgías de los misterios" y de "ritos

persa no es diferente, pues el vino y la embriaguez comportan un sentido a la vez real y simbólico; y por esta vía podría llegarse a ciertos aspectos incluso de la tradición de los templarios, pues como ha revelado Rene Guénon, la frase "beber como un templario" pudo tener una significación secreta, operatoria, diferente del sentido grosero que ha prevalecido. Al final incluso de los Yoga-sutra (IV, 1), la alusión a ciertas sustancias o a "simples" asociados al samâdhi puede remitir a la utilización de coadyuvantes de este género.

En un mismo contexto debe inscribirse la utilización de las bebidas embriagadoras y el orgiasmo en el tantrismo. Al vino se le da aquí el nombre de "agua causal", *karanavari*, o "agua de sapiencia", *jnanamrita*.[214] Leemos en el *Kularnava-tantra*: "La forma (rupa) de Brahmán está encerrada en el cuerpo." El vino puede liberarla, por eso lo utilizan los yoguis. Los que utilizan el vino para su placer y no para el conocimiento del Brahmán (*Brahma-jnana*) cometen una falta y "van a su perdición". Otro texto tántrico[215] ve en estas sustancias la "forma líquida" de la propia *Sakti*, concebida como la que salva (*dravamayi* tara, literalmente, "la salvadora bajo forma líquida"); bajo esta forma, produce tanto la liberación como el gozo, quema toda falta. "Los que han conocido la liberación suprema y los que se han convertido en adeptos o se esfuerzan para llegar a serlo beben vino todos los días". En este nivel del pancatattva, se absorbe pues bebidas embriagadoras para llegar a la liberación; los mortales que las utilizan dominando su alma y siguiendo la ley de *Siva* son descritos como dioses, como inmortales en la tierra.[216] La referencia a la ley de *Siva*, el dios de la transcendencia activa, resulta aquí significativa. Por una parte, se dice, que "beber

---

orgiásticos de los misterios".

214 *Shricakrasambhara-tantra*, p. 29.

215 Cf. *Tantraraja*, c. VIII,pássim.

216 *Mahanirvana-tantra*, XI, 105-107, 108.

sin que el espíritu ni la vista queden turbados";[217] por otra, se encuentra en los Tantra esta frase, que ha sido causa de escándalo: "Beber, y volver a beber, caer a tierra y levantarse para beber, así se alcanza la liberación".[218] Es cierto que algunos comentaristas han querido dar a esta frase un sentido esotérico-simbólico, situándola en el plano de kundalini-yoga en donde no se trata de utilizar bebidas embriagadoras; más bien se trataría de esfuerzos sucesivos para conducir cada vez más hacia arriba el kundalini despertado. Pero, como en otros muchos casos, esta frase puede ser polivalente y no excluir una interpretación concreta: ir hasta el límite, conseguir rehacerse y superar toda caída guardando una conciencia clara y la dirección fundamental de la experiencia.

El rito puede tener un carácter colectivo, y, por tanto, un aspecto de "orgía". Se ejecuta en un círculo o una cadena (chakra) de practicantes, de los dos sexos, y en este caso la utilización del sexo está probablemente asociada a la del vino. No obstante, el aspecto desenfrenado que evoca de ordinario la palabra "orgía" parece atemperado aquí por la existencia de unas estructuras rituales precisas. Si la sustancia de la que está sacada la bebida embriagadora (el vino indio no está hecho de uva como en Occidente) no importa, sigue ahí una condición esencial para que tenga el efecto previsto: debe estar "purificada". "Beber vino no purificado equivale a absorber veneno".[219] El vino no purificado embrutece y siempre es evitado por los kaula.[220]

No da buenos resultados, y la devata —la divinidad o sakti— que reside en él no deviene propicia.[221] La "purificación" de la

---

[217] Ibid., VI, 196.

[218] En el *Tantrasara*, cf. intr. a los *Tantratativa*, v. II, p. CVIII; cf. *Kularnava-tantra*, VII, 99; *Kalivilasa-tantra*, VI hasta el final.

[219] *Tantrasara*, VI, 4, 13.

[220] *Ibid.*, VII, 104.

[221] *Ibid.*, VI, 12, *Tantraraja*, VIII, 72-90—hay pasajes cifrados en el texto

que se trata puede exigir un procedimiento complejo, contemplativo y ritual, que tiende a provocar un estado en el cual el empleo de la bebida favorece eficazmente los contactos y actúa de una manera extática y "sagrada". Es casi, un proceso de transustanciación, en el que de nuevo intervienen la imaginación mágica, y en el que se utilizan muchos mantra: por ejemplo HRIM, el mula-mantra, que es él del poder primordial, o el "mantra de la espada", (PHAT), empleado a menudo cuando quiere separarse lo "sutil" de lo "espeso" y la materia.

La operación preliminar de purificación tiene igualmente un carácter colectivo; se lleva a cabo en un círculo (chakra) bajo la conducción del "Señor del círculo" —chakresvara—, quien se coloca en el centro de éste y tiene delante los elementos que ha de purificar. He aquí algunos detalles.

El chakresvara pronuncia la fórmula tradicional, que ya hemos citado, sobre la identidad del sacrificador, del sacrificio y de aquel a quien se sacrifica. Tras lo cual, dibuja en tierra, a su izquierda, un símbolo gráfico en color rojo vivo, formado por dos pequeños triángulos entrelazados que representan la diada metafísica, el dios y la diosa, poniendo en su centro el signo del "vacío" (un pequeño círculo) y otro triángulo invertido; como el segundo triángulo con la punta hacia abajo representa a Parasakti, equivale al "vacío" metafísico y representa lo que está más allá de la diada, la transcendencia. Se pone sobre el hexagrama un jarro ritual especial (kalasa) que contiene la bebida embriagadora. El "Señor del círculo" evoca entonces, con la imaginación mágica, la presencia de la diosa (devi bhavaparayana) en él y en la bebida. Se utilizan diversas fórmulas rituales. La más importante de las visualizaciones destinadas a dirigir el proceso es la que evoca el principio vital —el hamsa— como una fuerza solar radiante "en medio de un cielo puro", como una fuerza que reside en la región intermedia (antariksha) situada como el aire, entre la "tierra" y los "cielos", lo que indica

---

que se explican en la traducción inglesa, pp. 24-26.

que se tiende a hacer que la operación, aunque tiene una base física, se desplace hacia un plano suprafísico. Señalemos otros detalle: el rito de la "cobertura" ligado a un gesto preciso (avagunthana-mudra): el recipiente es "velado", recubierto por un velo, lo que significa que la bebida material "cubre" a la bebida sagrada. En el curso del rito se aparta ese velo que recubre a la diosa que duerme en la bebida (Devi Sudha), y el vino contenido en la jarra se convierte entonces en una "bebida celeste" (divya-sudha). Se invoca así a la diosa bajo su forma amrita (ambrosía, elemento exento de la muerte). El acto de purificación se completa cuando se ha expulsado la "maldición" que pesa sobre las bebidas en general, refiriéndose a mitos simbólicos en el que figuran las maldiciones en las que habrían incurrido las bebidas embriagadoras por haber provocado un acto culpable.[222]

Más allá de la alegoría, puede pensarse en una neutralización ritual de efectos negativos que podría tener la utilización de la bebida. Finalmente, el "Señor del círculo" piensa que el dios y la diosa se unen en la bebida embriagadora y que ésta se llena del elemento-no-muerte (amrita, ambrosía) engendrado por esa unión.[223] Se realizan así las condiciones interiores y sutiles para que el rito que incluye esta bebida embriagadora actúe en el sentido deseado.

Ejecutado en un círculo o en una cadena, el rito ve cómo su eficacia se acrecienta verdaderamente por él torbellino fluídico que crean las parejas que rodean al chakresvara y que evocan las mismas imágenes y realizan los mismos actos espirituales. Se dice

---

[222] Uno de los mitos que conciernen al hombre divino, Kaca, quemado por los asura (los titanes) recuerda el tema central del dionisismo órfico constituido por el despedazamiento de Dionisos Zagreus por los titanes, que por esa falta serán fulminados. Los hombres han sido creados con sus cenizas, y por eso comprenden a la vez el elemento titánico y el elemento divino dionisiaco."

[223] Sobre todo esto, ver, *Mahanirvana-tantra*, V, 186-187, 191, 196, 198. 204.

que sólo aquellos que han recibido una iniciación completa (purnabhisheka) pueden cumplir la función del "Señor del círculo", dirigir el rito y distribuir la bebida.[224] La cadena, o círculo, debería revestir el carácter de una cadena divina (hdivya-chakra). No están "cualificados para tomar parte de él más que aquellos que tienen un corazón puro", y no son conmovidos por el mundo exterior; sólo aquellos que "conocen lo que es real" (tattva-jna) consideran esta existencia a la vez en sus aspectos cambiantes y en sus aspectos inmutables, como siendo unos con Brahmán.[225] El Rudrayamala llega a decir que no debe beberse vino fuera del rito.

Todo esto basta para darle al pancatattva el carácter de orgía en un sentido vulgar, en el sentido de puro desencadenamiento. Al menos en principio, pues hay que hacer abstracción de las formas degradadas y marginales, siempre posibles, y referirse a los principios claramente formulados en los textos.

* * *

Tras la utilización de las bebidas embriagadoras, examinemos la del sexo, que corresponde al éter. Ocupa en el pancatattva el grado jerárquico más alto. En las prácticas que incluye hay que distinguir múltiples fases o niveles.

En primer lugar, encontramos en el tantrismo supervivencias claras de prácticas de carácter tenebroso y más próximas a la brujería que a la magia. Es el caso, por ejemplo, de los ritos en los que, para adquirir ciertos poderes, el hombre trata de captar ciertas entidades femeninas, yakshini o dakini, fascinándolas y sometiéndolas mediante encantamientos realizados en la persona de una mujer real, y poseyendo a esta mujer en un lugar

---

[224] *Ibid.*, X. 112.

[225] *Ibid.*, VII, 205-207.

salvaje, como un bosque o un cementerio.[226] Hay que observar, sin embargo, que la estructura de estas prácticas tenebrosas ofrece una cierta analogía con las prácticas sexuales de fondo iniciático de las que vamos a hablar, aunque podríamos concebir éstas como una forma más elevada de las primeras, o ver en estos ritos tenebrosos una especie de facsímil degradado y demoníaco de las otras.

Hay que considerar, en segundo lugar, las ceremonias orgiásticas colectivas. Algunos han querido ver en ellas supervivencias o una prolongación de los antiguos "ritos estacionales" de la fecundidad. Se sabe que las interpretaciones agrarias, estacionales o de otro tipo, son una especie de idea fija en la etnología y en cierta historia de las religiones. Por el contrario, en la experiencia orgiástica colectiva hay que ver, esencialmente una especie de condicionamiento salvaje del ser, considerándolo como un elemento que forma el presupuesto de todo lo demás. La promiscuidad, la desaparición momentánea de todo límite, la evocación y reactivación orgiástica del caos primordial, favorecen ciertas formas oscuras de éxtasis.

Merece la pena comentar que, en ciertas ceremonias colectivas y orgiásticas atestiguadas en el tantrismo, parece ponerse de relieve una especie de despersonalización y una desaparición completa de toda prohibición. De hecho, además de las orgías en las que cada hombre elige a la mujer a la que va a unirse, se cuenta que hay otras en las que la elección personal está prohibida, y es la suerte la que debe decidir la compañera de cada participante. Las mujeres amontonan sus chalecos, cada hombre toma uno del montón, y la mujer a la que pertenece será su compañera sexual:[227] que en última instancia se trate de su hija o su hermana no cambia la aplicación de la regla; sólo esa mujer

---

[226] Cf. L. DELA VALLEE POUSSIN. op. cit.. 138; *Prapancasara-Tantra*, IX. 23-24.

[227] Ref. en WOODROFFE, *Shakti and Shakta*, p. 583.

podrá ser utilizada.

Sin embargo, existen también en el tantrismo ritualizaciones del orgiasmo sexual, de la misma manera que aquellas que hemos indicado para las bebidas embriagadoras. Se trata de ritos practicados por un círculo (chakra). Pero en este caso puede designársele también como rasa mándala: círculo de la embriaguez o de la emoción frenética formado por las parejas.

La regla que impone no servirse más que de su propia esposa, regla formulada para los grados inferiores, no sirve para el auténtico vira: éste puede servirse de cualquier mujer.[228] También se dice que son las "bodas de *Siva*" (el dios que toma voluntarios bajo su protección a todos aquellos que se salen de la regla). Se trata de una unión temporal, aunque renovable con una joven de la que se sirve en el chakra, que se lleva consigo sin cumplir los ritos tradicionales del matrimonio hindú. Pero los pasu están excluidos con independencia de cuál sea la casta a la que pertenecen. Sin la menor duda, esta ritualización está en relación con el número de parejas (cincuenta) que es el de las letras del alfabeto sánscrito, y que a su vez, tal como hemos visto, están en relación con los poderes cósmicos. Las parejas forman un círculo en cuyo centro se encuentra el "Señor del círculo", el chakresvara, y su compañía. El hecho de que mientras las mujeres de los participantes están vestidas a medias, la del "Señor del círculo" esté completamente desnuda, corresponde también a un simbolismo y un ritualismo. Lo mismo que cada, mujer corresponde en general a la *Sakti* o prakriti, la mujer desnuda es una imagen de la *Sakti* o de la prakriti libre de toda forma, es decir, en estado elemental. Volveremos a esto más adelante.

No se conocen textos que den detalles sobre el desarrollo de la ceremonia orgiástica. Puede suponerse que, como en el caso de las bebidas embriagadoras, se cree un clima mágico-extático colectivo y una especie de torbellino fluídico cuyo centro

---

[228] Ibid., p. 579.

es la pareja colocada en mitad del círculo. Esta suposición podría ser confirmada por el hecho de que se han atestiguado casos de chakra de este género formados con fines puramente prácticos: para favorecer el éxito de expediciones proyectadas por un soberano, por ejemplo.[229] Se trataría entonces de suscitar un estado que permita hacer eficaz un acto mágico que, en este caso, tiene un objetivo extrínseco y totalmente profano.

Si, por el contrario, el fin es inmanente y espiritual, el cuadro de estas ceremonias colectivas, orgiásticas y sexuales del pancatattva es el mismo que aquel en el que se coloca la unión de una pareja particular. Cada hombre encarna el principio *Siva* o purusha; cada mujer el principio *Sakti* o prakriti. En el rito, el hombre se identifica con el primer principio, y la mujer con el otro. Su unión reproduce la de la pareja divina; los dos principios sivaico y masculino por una parte, sáktico y femenino por la otra, que en el mundo manifestado y condicionado parecen separados en una dualidad en la que los sexos del hombre y la mujer no son más que una expresión particular, van a reunirse por un instante, el del orgasmo sexual, evocando al "Siva andrógino", el Ardhanarisvara, y la unidad del Principio. Desde el punto de vista experimental, la unión sexual comprendida de esta manera tendría un poder liberador, suspendería la ley de la dualidad, provocaría una abertura extática, llevaría por un instante más allá de la conciencia individual y samsárica. Siendo momentáneamente idénticos el hombre y la mujer a sus principios ontológicos respectivos, a *Siva* y a la Devi presentes en su ser y en su cuerpo, y quedando suspendida la ley de la dualidad, se cree que en lo que se llama samarasa, es decir, en la simultaneidad de la embriaguez, del orgasmo y del arrobamiento que une a los dos seres, puede provocarse el sámala, el estado de "identidad" y de transcendencia, el sahaja; o puede obtenerse una forma especial de placer exaltado y transfigurado que prefigura el propio sambodhi, es decir, la iluminación absoluta, y

229 Ref. en WOODROFFE, *Shakti an Shakia*, p. 583.

el sahaja, lo incondicionado. En relación con esto, el Kularnava-tantra llega a decir que la unión suprema no puede obtenerse más que por medio de la unión sexual.

Todo esto conduce, evidentemente, a un plan bien distinto del de las prácticas de carácter orgiástico colectivo. Se distinguen, en efecto, las experiencias sexuales de carácter más o menos extático de las del tipo propiamente iniciático y yóguico en el que la unión sexual debe seguir un régimen especial, en el que se aplica una técnica precisa y se acentúa el proceso de la ritualización y las evocaciones. Esto marcará, por tanto, un nivel ulterior de la utilización tántrica de la mujer, en la que no entran más que prácticas realizadas por una sola pareja.

Sin embargo, ciertos detalles pueden ser interesantes. Ante todo, la mujer utilizada en el pancatattva y en los ritos análogos no sólo se llama sakti, sino también rati. Esa palabra significa "principio de rasa", y, a su vez, rasa quiere decir arrobamiento, emoción intensa y orgasmo. Hay que hacer notar, con este fin, que la antigua tradición hindú ya había ligado el principio de la ebriedad al de la Gran Diosa. Se ha observado que una de las formas de ésta era Varunani. Ahora bien, en la lengua pali Varuni designa una bebida embriagadora o una mujer ebria. No hay duda sobre la relación entre Varuni y las bebidas embriagadoras, aunque en determinados textos "beber Devi Varuni (la diosa Varuni)" quiere decir absorber esas bebidas.[230] Finalmente, en los signos de la severa Sankara, la diosa asociada a estas bebidas, se sostiene una copa y se entra en estado de ebriedad.[231] Se subraya así, en este arquetipo o imagen divina, el aspecto de la mujer en tanto que encarnación del arrobamiento y la ebriedad. Ello conduce a asociar su utilización a la de las bebidas embriagadoras en el ritual secreto de la Vía de la Mano Izquierda. A modo de conclusión, el nombre de rati dado a la compañera

---

[230] J. PRZYLUSKI, *La Grande Déesse*, París. 1950. p. 139.

[231] En Avalon, *Hymns to the Goddess*, Londres. 1913, pp. 26-2S.

del vira significa "aquella cuya sustancia es la ebriedad".

La escuela Sahajiya ha elaborado toda una clasificación (casi escolástica) de las rati, indicando el tipo más adaptado a las prácticas iniciáticas, al que llama visesha-rati, y presenta como un tipo excepcional.[232] Habría que excluir a la "mujer ordinaria", samanya-rati, y a la sadharani-rati, ávidas sólo dé su propio gozo.[233]

Siempre en el plano iniciático, se dice que el vira de los grados inferiores sólo debería servirse de su mujer, pero que esta restricción no se aplica al verdadero siddha, que puede utilizar en el rito a cualquier mujer. Ni siquiera hay restricciones de castas, y a menudo los textos del Vajrayana, así como los tántrico-visnuitas, designan como compañeras del vira a tipos de mujeres jóvenes de las que se diría, desde el punto de vista occidental, que son de costumbres disolutas. No se trata ya aquí de la unión-rito tradicional de las castas superiores originales, sino de una operación técnica de carácter mágico y yóguico en el que la mujer ya no es considerada como una mujer particular, sino simplemente en razón de la fuerza elemental de la que dispone o que puede recibir y del hecho de que es una especie de combustible empleado para un proceso de ignición. El tantrismo visnuita ratifica en el fondo este carácter irregular indicando que, como pareja divina, el hombre y la mujer deben encarnar en su unión la de Krishna y Radha, pareja que viola las leyes del matrimonio, afirmando que el tipo de amor verdaderamente intenso y útil no se encuentra en el amor conyugal, sino en el amor parakiya, que no es el amor por la mujer, sino por una mujer distinta y muy joven.[234]

---

[232] S. DAS GUFTA, *Obscure religious cults*, Calcuta, 1946, pp. 162-163.

[233] Ibid., p. 161.

[234] Cf. DAS GUPTA, op. cit., V. En general, las mujeres que se aconseja utilizar forman parte de aquellas que, en Occidente, entrarían en la categoría de adolescentes; pero hay que tener en cuenta el desarrollo

Algunos textos hablan de una gradación de la desnudez de la mujer utilizada. Ya hemos dicho que en los ritos colectivos en cadena, el "Señor del círculo" es el único que utiliza a una compañera totalmente desnuda. Una utilización de este género no es admitida para todos, sino sólo para los vira de los grados superiores. Las implicaciones rituales y simbólicas de esta regla son evidentes, y ya hemos hablado de ellas: la desnudez completa de la mujer, encarnación de *Sakti*, evoca el estado desnudo, elemental, de esa *Sakti*.

Ahora bien, en un nivel superior, en el que se asocia la evocación mágica con el ritualismo y el simbolismo, puede considerarse que la desnudez física total implica que la mujer se deshace de su particularidad, de su elemento humano-personal, y se convierte en una encarnación de la "mujer absoluta", de un poder que puede, pues, ser peligroso, aunque se restringe la utilización de la mujer totalmente desnuda (en los dos sentidos del término) a aquellos cuya cualificación (la cualificación sivaica) es tal que las experiencias de este tipo no puedan serle nefastas. Quizá podríamos encontrar en el hermetismo alquímico una idea de ese tipo en esta frase: "Bienvenidos los acteones que pueden ver desnuda a Diana sin perecer": Diana, invulnerable y mortal.[235]

En el plano de las prácticas individuales de carácter iniciático, se dice que la mujer joven es consagrada antes de ser

---

físico y sexual más precoz de la mujer hindú. Si no se encuentra una mujer más joven, puede llegarse hasta una de veinte años. Las jóvenes de más de veinte años, según el *Mahamudra-tilaka*, "no tienen poder oculto". El taoísmo operatorio da las mismas edades, en general, en relación con las jóvenes a utilizar en las prácticas sexuales.

[235] Recordemos también lo que ha escrito ELIADE (*Yoga*, op. cit., p. 260) sobre la desnudez mágico-ritual de la yogini (la compañera del vira): "Si ante la mujer desnuda no se descubre en su ser más profundo la misma emoción aterradora que se siente ante la revelación del misterio cósmico, no hay rito, sólo hay un acto profano", el cual nos liga todavía más al samsara.

poseída; también debe ser iniciada (parasatri) e instruida en el arte de los mudra, de las posiciones mágico-rituales (susikshita); su cuerpo debe volverse vivo por la técnica de los nyasa (cf. pp. 163-164).[236] Así pues, la mujer es llamada no sólo rati y sakti, sino también mudra, por la palabra que designa las posiciones rituales del yoga destinadas a provocar un determinado estado de fluidez. Esa misma palabra designa, pues, a la mujer joven, por alusión no sólo a las posiciones que tomará en el acto del amor, sino también como evocación de una fuerza que está en ella y la asimila a una forma mágica de la divinidad o a un atributo divino. Lata es otra manera de designarla, y lata sadhana es uno de los nombres de la práctica sexual. Lata quiere decir planta rampante. Se evoca ahí una posición en la que la mujer se enlaza al hombre sentado y en la que es ella la que interpreta el papel activo del abrazo (viparita-maithuna), para hacer sensibles y reproducir en este plano incluso los sentidos metafísicos de los papeles masculinos y femeninos (cf. p. 48).[237] Por otra parte, los textos aluden a menudo a una frase preliminar o dhyana preliminar, que tiene como objetivo la visión de los asana (las posiciones rituales de la pareja divina, las posiciones de *Siva* que se une a *Sakti* o a Kali. La mujer joven debe ser amada "según el rito": natikamayet striyam. Ella debe ser primero pujya y después bhogya, es decir que primero se la "adora" y después se la posee y goza. El significado de la adoración varía con los niveles; en el nivel mágico-iniciático, equivale a la animación y a la proyección de una imagen por la imaginación mágica de la que hemos hablado, que desemboca en una evocación, en la "llamada" de la devata a la persona, el cuerpo y la carne de la joven. Para designar este procedimiento se sirven del término técnico aropa, que quiere decir "imposición de otra naturaleza" al objeto, aunque la forma, la apariencia sensible (rupa), siga siendo la misma: esto

---

[236] Cf. L. DÉLA VALLEE POUSSIN, op. cit., pp. 131-132, *Kamakalavilasa-tantra*, X, XI.

[237] Cf. L. DE LA VALLEE POUSSIN, p. 141.

corresponde a una integración de lo físico en lo suprafísico.[238] En el presente caso, se trata de un procedimiento de transustanciación momentánea de la mujer que suscita en ella una "presencia real": la de la "mujer absoluta". El aropa se considera como una condición absolutamente necesaria.

Además de los nombres de rati, sakti, mudra y lata, a las mujeres jóvenes con las que se unen en las prácticas sexuales se les da también el nombre de vidya, palabra que quiere decir conocimiento, sabiduría, y no en un sentido abstracto e intelectual, sino en tanto que poder que despierta y transfigura. Esto está en relación con un aspecto de la femineidad, y determinados textos aluden a la mujer en tanto que gurú, a la "mujer iniciadora" o "madre del vajra", o "matriz del conocimiento transcendente". No queda excluido que estos textos se relacionen en parte con un contexto matriarcal (sobre todo cuando se afirma la superioridad de la iniciación conferida por una mujer), a esos "Misterios de la Mujer" que han sido atestiguados también en el antiguo Occidente y que no carecen de relación con la prostitución sagrada practicada bajo la égida de una divinidad femenina, la Gran Diosa. Aquí, el hombre no participa del sacrum más que a través de la mujer y su unión con ella. Pero es legítimo pensar que todo esto cae fuera del dominio del tantrismo, y que en el caso de éste habría que referirse sobre todo al principio general según el cual *Siva* (cuyo principio encarna el hombre) no es capaz de acción más que si está vivificado por la *Sakti.* Es en estos términos como se atribuye a la yogini, la compañera del vira, el poder de "liberar la esencia del Yo".[239]

Un himno del Visvasara-tantra decía ya acerca de Durga que

---

[238] Sobre el aropa: DAS GUPTA, *Obscure religious cults,* op. cit., XI, pp. 156-161-

[239] CF VON GLASENAPP, op. cit., p. 56.

"dispensa el buddhi",[240] significando aquí buddhi el intelecto transcendente. En otro de sus aspectos, la mujer posee, pues, potencialmente este principio que ella hace actuar con la embriaguez y el éxtasis que procura. Así, los Tantra budistas, en los que *prajna* tiene el mismo sentido que vidya, describen formas poco ortodoxas por medio de las cuales Buda habría alcanzado la iluminación uniéndose con una mujer joven, mientras que en el plano metafísico se indica como estado supremo, más allá del simple nirvana, el de *mahasukha-kaya*; el buda es "abrazado" ahí por la *Sakti*, por Tara; inseparables de ella a causa del éxtasis del que ella es la fuente y del poder creador del que ella es el origen, los Buda sólo entran de esta manera en plena posesión del *buddhaiva*.[241]

Siempre en el Vajrayana, se desemboca en el mismo punto con la aplicación, en el plano operatorio sexual, del principio del Mahayana según el cual la realización exige la unión presentada simbólicamente como un abrazo de *prajna* y de *upaya*, es decir, del conocimiento iluminador (concebido como femenino) y del poder operante (concebido como masculino). De nuevo, el símbolo se traduce en una realidad: la mujer incorpora *prajna*; y el hombre *upaya*; la unión sexual es llamada *vajrapadma-samskâra* (*samskâra* significa acción, sacramento u operación mágica; vajra y *padma* designan, en lenguaje cifrado, los órganos sexuales masculino y femenino).

Esta distribución de los papeles del hombre y la mujer parece excluir una iniciación de fondo matriarcal o un predominio del principio femenino, y el tema del incesto nos conduce al mismo punto. Tal como hemos dicho, en tanto que generadora de la exaltación y del éxtasis que da vida e ilumina al principio del "Yo" del hombre, portadora potencial del diamante-

---

[240] AVALON, *Hymns lo the Goddess*, pp. 128-130, 139.

[241] Cf. LA VALLEE POUSSIN, op. cit., p. 134; VON GLASENAPP, op. cit., p. 161.

rayo (vajra), la mujer juega una especie de papel de madre (la "matriz de vajra-"). Pero esta madre es también la mujer a la cual se une, que se posee, en un abrazo que, a la luz de este simbolismo, reviste, pues, un carácter íncestuoso, y es necesario recordar que el punto del nacimiento y del despertar de vajra es también aquel en el que la sakti es poseída y absorbida.

Puede suponerse, por tanto, que, desde el punto de vista interior, el abrazo incluye dos fases; la más clara ilustración nos la da posiblemente el hermetismo alquímico europeo en ese proceso simbólico según el cual la luna femenina tiene ante todo la supremacía sobre el sol masculino, al que absorbe y hace desaparecer en ella, y después lo masculino se afirma de nuevo, monta sobre la mujer y la reduce a su propia naturaleza; siendo otro simbolismo aquel de la madre que engendra a su hijo y del hijo que a continuación engendra a la madre.[242] En términos tántricos, esto significa que *Sakti* pasa a la forma de *Siva*, que se convierte en cidrupina sakti, transmutación que ya conocemos en el plano cosmológico, en el que la segunda fase de la manifestación, la fase ascendente, tiene precisamente ese sentido. Sin embargo, desde este punto de vista particular sólo entraría en juego la cualidad puramente sáktica de la compañía del vira, la "mujer absoluta" impulsada por un deseo elemental, captada por la fuerza desencadenada que en el abrazo busca el vajra-sattva, el principio masculino que la apacigua, resuelve las tensiones que ella experimenta y cambia su llama en frío y luz

---

[242] Cf. textos de J. EVOLA, *La Tradition hermétique*, París, 1962. He aquí algunas citas: "La mujer se pone primero encima del hombre y lo domina, hasta transformarlo en su propia naturaleza. Después el hombre recupera su vigor y la toma de nuevo colocándose encima, domina a la mujer y la vuelve semejante a él" (de Espagnet). "La madre engendra al hijo y el hijo engendra a la madre y la mata" (Turba, Philosophorum). "Es preciso que la mujer monte sobre el hombre, y después el hombre sobre la mujer" (Flamel). "El Agua o Mercurio, es la madre que hay que poner o sellar en el vientre del hijo, el Sol [vajra] que ha salido de este Agua" (Livre d' Artcphius), etc.

pura bajo el signo del Uno mágico.

Así pues, parece que, de cara a la eficacia de la práctica tántrica, la femineidad debe precisamente ser despertada en tanto que cualidad sáktica pura, que debe actuar como una cosa peligrosa y disolvente (en el sugestivo simbolismo del hermetismo alquímico, la utilización de la mujer forma parte también de las "aguas corrosivas"); pues ésa es precisamente la esencia de la Vía de la Mano Izquierda: buscar situaciones disolventes "tóxicas", para darles una salida liberadora. Precisamente por causa de esta cualidad de la mujer y por la naturaleza de los estados suscitados por la unión sexual con ella, aquel que sigue la vía puramente ascética y contemplativa, en el sentido estrecho del término, se obliga categóricamente a mantenerse alejado de ella.[243] En cambio, en la otra vía se exige de la mujer joven a la que va a unirse que, además de su cualificación natural, esté iniciada y entrenada del modo conveniente. Es verosímil que este entrenamiento se extienda al arte del amor físico y a las contrapartidas mágicas que le corresponden. Tal como veremos, fisiológicamente parece suponerse ya, en el nivel puramente yoguico, que la mujer Joven tiene un dominio particular de su órgano sexual, de su yoni. En el plano simplemente profano, los que conocen los tratados de erotismo hindú han encontrado ya posiciones en el abrazo que no podrían se posibles en manera alguna para las mujeres

[243] A este respecto, podemos referirnos a la "muerte succionante que viene por la mujer" en el plano samsárico, y también en el de la "contrainiciación" (cf EVOLA; *Métaphysique du sexe*, París, 1959, pp. 195 y ss); puede ser por relación a esto y a la sexualidad profana que en la literatura tántrica natha, la mujer, sea descrita en general como una tigresa que quiere quitarle al hombre su principio vital y absorberlo ("succionarlo"). Cf. DAS GUPTA, *Obscure religious cults*, op. cít., pp. 280-283. Por una curiosa correspondencia, las prácticas sexuales del tantrismo operativo- oriental se denominan el "juego del dragón y del tigre", representando el dragón al hombre y el tigre a la mujer (cf. EVOLA, *Métaphysique du sexe*, op. cit., p. 337).

europeas, pues suponen un verdadero y difícil dominio de cuerpo.

Lo que queda fuera de duda, por múltiples razones, es que el vira no debe abandonarse a la experiencia y dejarse vencer por ella y que, en consecuencia, la interpretación que hemos dado del desarrollo de la experiencia en dos fases, con las que se relaciona el simbolismo operatorio hermético alquímico, es precisa. Basta con recordar lo que hemos dicho acerca de la purificación de la voluntad: "Con los sentidos dominados, distanciado, impasible ante las otras parejas, sólidamente anclado en el principio puro de su fuerza", se dice[244] que es en estas disposiciones donde el vira practica el pancatattva. El Kularnava-tantra repite que debe ser firme de espíritu y de voluntad, que sus sentidos deben estar purificados y dominados,[245] y otro texto especifica que ese dominio debe mantenerse en todas las fases de la "pasión" (rasa), es decir, en todos los estados suscitados por el abrazo. La tendencia innata del pasu a perderse en el placer físico, en el placer ávido, en lo que vulgarmente se llama "la voluptuosidad", debe neutralizarse, y probablemente es de esta manera como se da el sentido más profundo a la expresión "pureza de los sentidos".[246] Encontramos así en los textos del Vajrayana advertencias contra el abuso de las prácticas sexuales, y se trata a los que son culpables de ellas de "bestias de dos piernas" que no tienen nada que ver con los iniciados.[247]

También nos parece que tiene una gran importancia la regla según la cual el vira debe ser refractario a la hipnosis, no es suceptible de ser hipnotizado. Es muy verosímil que se tenga aquí la tentación de sucumbir a una fascinación engañosa en el

---

[244] Yogini-tantra, VI.

[245] I, 33.

[246] *Prapancasara-tantra*, XVIII, 2.

[247] Cf. VON GLASENAPP, *Buddhistische Mysteriem*, p. 164.

encuentro con la mujer saktizada, con el consiguiente peligro de caída. También se añade que el cuerpo debe ser perfecto, reforzándolo en todo caso con el recurso al hatha-yoga físico, para que la experiencia crucial no se resuelva en un desfallecimiento o desvanecimiento. "Sin un cuerpo perfecto, el sahaja no puede realizarse".[248]

En razón del principio según el cual el dominio de uno mismo debe mantenerse en todas las fases por las cuales pasa la experiencia, a veces se necesita una disciplina preliminar. Un ritual de la escuela Sahajiya prescribe que el hombre debe vivir con la joven de la que va a servirse, dormir donde ella duerme sin tocarla, ocupando un colchón aparte durante cuatro meses. Después debe dormir con ella, a su izquierda, durante otros cuatro meses. Después otros cuatro meses a su derecha, siempre sin tener contacto carnal con ella.

Sólo después dé esto puede tener lugar la unión con la mujer desnuda y puede comenzar la fase operatoria.[249] Parece ser que existen también formas más simplificadas de esta disciplina preliminar. El objetivo no es, ciertamente, el de hacer que se acostumbre por la cercanía para apagar el deseo, sino más bien acrecentarla intensidad de ese deseo al tiempo que el hombre se habitúa a dominarlo.

No está excluido que se consideren dos fases: una de ellas, de abrazo "sutil" y sin contacto ("platónica") con la mujer-diosa convertida en objeto de "adoración", fase que se prolonga en otra, en la que la unión se desarrolla en la plano corporal en un abrazo "conforme al rito" y que supone la primera. Esta

---

[248] Cf. DAS GUPTA, *Obscure religious cults*, op. cit., p. IOS.

[249] Según un manuscrito bengalí de la Universidad de Calcuta, n.° 3.437, resumido por M. MOHÁN BOSE, "An introduction to the study of the post-Chaitanya sahajiya cult", *Journal of the Depart. of Letters*, Universidad de Calcuta, v. XVII. PP. 77-78 (apud ELIADE, *Yoga*, op. cit., pp. 266-267).

suposición es verosímil por el hecho de que esta doble fase se considera en ciertas enseñanzas de "magia" sexual practicada todavía en fecha reciente en Occidente.[250] Sea como sea, el carácter de la técnica a seguir en el plano yóguico, de la que hablaremos dentro de poco, para impedir el desencadenamiento normal de una unión sexual, parece dar una razón de ser precisa al entrenamiento preliminar que tiene como objetivo el dominio de uno mismo.

Llevaremos ahora nuestra atención a este último grado, el cual, en términos apropiados, forma parte del hatha-yoga.[251] No es fácil recoger detalles en los textos, pues, en general, utilizan un lenguaje cifrado polivalente; sucede así que un mismo término tiene tanto un sentido simbólico y hace alusión a principios cosmológicos o a operaciones espirituales como un sentido concreto y operatorio, y se refiere a los órganos, a las sustancias corporales o a acciones físicas. Por ejemplo, la palabra bindu, el "punto",[252] que hemos encontrado en la metafísica tántrica, puede designar también el líquido seminal masculino, el esperma; el vajra puede designar el órgano sexual masculino, rajas: los humores femeninos son mudra; la mujer es padma; su sexo es el yoni, etc. Sin embargo, hay que tener en cuenta el hecho de que uno de los sentidos no excluye el otro; no sólo porque se refiere a planos diversos, sino también porque los contenidos o elementos espirituales pueden ser contrapartidas de los procedimientos o elementos materiales, e incluso fisiológicos, desarrollándose así todas las operaciones en un doble plano, el fisiológico y el transfisiológico.

No obstante, hay un punto que parece dibujarse con bastante claridad. En el hatha-yoga, la unión sexual se considera como un medio para provocar una ruptura violenta del nivel de

---

[250] Cf. *Introduzione alla Magia*, Milano. 1955, v. I, pp. 253 ss.

[251] Cf. p. ej., *Hathayogapradipika*, III, 42-43, 85. 87-89.

[252] Sobre el lenguaje polivalente, cf. ELIADE, *Yoga*, pp. 251, 253-255.

conciencia y una abertura eficaz a la transcendencia, si el abrazo se desarrolla según un método particular. Ese método consiste principalmente en inhibir la eyaculación masculina y el derrame del líquido seminal en la mujer. El esperma no debe ser emitido: bodhicittam notsrijet.[253]

Así, el orgasmo se distancia de su condicionalidad fisiológica y su punto culminante, que habitualmente coincide en el hombre con la crisis eyaculatoria, y se transforma, dando lugar a una fulguración que rompe los límites de la conciencia finita y conduce a la realización de lo Uno.

Algunos textos, como el Hathayoga-pradipika hacen intervenir también procedimientos auxiliares, como la suspensión del aliento incluso bajo su forma completa, llamada khecari-mudra (mudra no designa aquí a la mujer, sino que tiene el sentido normal de operación: gesto-sello). Se dice que, practicando el khecari-mudra,[254] "no se produce la emisión del esperma aunque uno sea abrazado por una mujer joven y ardiente". Se habla también de un mudra especial (vajroli-mudra) o yoni-mudra, que en el fondo corresponde al punto esencial. Sin embargo, es necesario no dejarse desorientar por la letra de los textos, al término de la cual el procedimiento podría parecer que no es más que fisiológico. "Incluso aunque el líquido seminal descienda en el órgano sexual, él [el yogui] puede hacer que suba de nuevo y devolverlo a su lugar por medio del yoni-mudra". Y, más tarde, se afirma: "El bindu que está a punto de verterse en la mujer debe ser obligado a subir de nuevo mediante un esfuerzo extremo; el yogui que retiene su líquido seminal de esta manera vence a la muerte, pues lo mismo que el Bingu vertido aporta la muerte, el bindu retenido aporta la vida."[255] Una mujer

[253] Cf. ELIADE, *Yoga*, 238, 239; Subhashíta-samgraha, ed. Bendall. "Museon". pp. 44: Bhage lingam pratishthápya bodhicittam na noisrjei.

[254] *Hathayogapradipika*, III, 42-43.

[255] *Hathayogapradipika*, y III, 85. 87-90.

convenientemente entrenada puede aportar su ayuda apretando el miembro masculino, el linga, con su propio órgano sexual, el yoni, casi hasta estrangularlo; en el momento en que se anuncia la crisis eyaculatoria. Pero esto es algo que no resulta fácil de imaginar: teniendo en cuenta el estado de turgencia del órgano masculino, aunque los músculos del yoni, es decir, de la vagina (el constrictor cunnis), estén excepcionalmente desarrollados, no es verosímil que esta iniciativa tenga una gran eficacia; incluso podría pensarse que produciría el resultado contrario, pues de ordinario ello aumenta la excitación masculina, impide contener la eyaculación o la provoca.

En cualquier caso, nos parece que lo que se dice de esta técnica no tiene su sentido verdadero más que en el contexto de otros téxtos,[256] en los que la inhibición de la emisión seminal se asimila a la realización del bindu-siddhi, es decir, del dominio de la energía allí contenida. Ello tiene también algunas relaciones con la doctrina oculta del elemento sin muerte, o ambrosía, que desciende del cetro de la fuente, que es devorado y quemado bajo forma de líquido seminal, lo que sería la razón de la corruptibilidad del organismo humano.[257] No se trataría entonces del procedimiento mecánico destinado a retener una sustancia orgánica y a dirigir su curso por los órganos físicos, sino de una acción esencialmente interior que tiene como objetivo la fuerza que se "precipita" (casi en un sentido químico) y que se degrada en el líquido seminal; acción cuyo objetivo sería el de suspender esa precipitación, impulsar esa fuerza puesta ya en movimiento,

---

[256] P. ej., *Cheranda-samhita*, III, II.

[257] Se cuenta la teoría concerniente a un fluido, asimilado al soma (cf. p. l83 184) que brota de la región de Siva y de la Luna (tomada aquí como un símbolo de lo que no cambia y es inmortal; es la Luna que, en la iconografía, suele adornar la frente de Siva) y que devora al Sol (tomado aquí en el sentido de principio de mutabilidad y la destrucción) en la región inferior del cuerpo. Cf. DAS GUPTA, op. cit., p. 276. Podríamos interpretar sobre esta base la detención del bindu.

para que actúe en un plano transfisiológico. Puede comprenderse que en el momento crítico del abrazo cuando están presentes todas las condiciones materiales y emocionales para la precipitación del bindu ya en movimiento y por la crisis de la eyaculación, el mudra de la suspensión del aliento del que ya hemos hablado sea finalmente una ayuda. Por otra parte, esta interpretación podría ser confirmada por las indicaciones relativas a otro mudra, a otro gesto, el amaroli-mudra, que es el equivalente en la mujer del vajroli-mudra masculino. Se le prescribe a la mujer que efectúe una suspensión o retención análoga de algo cuya designación, tal como veremos, resulta equívoca en los textos, pero que difícilmente puede interpretarse en términos puramente materiales tal como hemos hecho con el líquido seminal masculino.[258]

Prácticamente, y pensando siempre en la no emisión del líquido seminal, podríamos considerar todavía dos factores. El primero que, incluso en el dominio del amor sexual profano, un deseo extremadamente intenso por una mujer puede tener en ciertos casos como consecuencia la imposibilidad de llegar a la eyaculación. El segundo factor es que todos los procedimientos evocatorios provocan de manera natural un desplazamiento de la conciencia en el plano sutil en una especie de trance, y que a su vez, por ese desplazamiento, las energías se distancian del plano físico y fisiológico, lo que de nuevo puede impedir la eyaculación (además, la incapacidad de llegar a la crisis eyaculatoria se ha visto a menudo atestiguada en el plano profano cuando se emplean estupefacientes o drogas, pues ese empleo provoca también a menudo, bajo una forma pasiva, un desplazamiento de la conciencia en el plano sutil.[259] Pero incluso

---

[258] *Hathayogapradipika*, III, 92-102.

[259] No está excluido que sea en razón de este efecto que, en los Misterios de Eleusis, el hierofante destinado a realizar la unión sagrada era llamado "no mutilado como Attis. sino hecho eunuco por la cicuta" (en HIPÓLITO, Philos., V. 8).

sin los procedimientos yoguis de los que hemos hablado, esos dos factores, que están ciertamente presentes, tienen que facilitar la operación fundamental, el vajroli-mudra.

Al detener la caída del líquido seminal, bindu, se estabilizaría también lo que habitualmente corresponde al punto culminante y fugaz del orgasmo bajo una forma exaltada y transfigurada en un estado de trance activo (estado "inmóvil" en el que se transforma el estado "agitado", samvrita, del orgasmo en el sentido común).[260] Y se habla de una "unión sin-fin" o de un estado que dura mucho tiempo, con respecto al cual se hace referencia a una teoría análoga a la que ya hemos aportado sobre el fuego y los otros elementos: lo mismo que hay un fuego no engendrado y siempre presente que se manifiesta en cada combustión, existiría también una voluptuosidad no engendrada, correspondiente a la del abrazo de la pareja divina, de *Siva* y de *Sakti*, cuya voluptuosidad, experimentada por los hombres y mujeres que se unen, sólo sería una manifestación parcial, momentánea, reducida y contingente. Se estima, entonces, que el abrazo mágico que satisfaga las condiciones que hemos indicado más arriba, activa, atrae y fija el placer en su forma transcendente sin principio ni fin". De ahí que se persiga el apogeo del orgasmo ("que no tiene fin"), en lugar de que intervenga la caída, el abatimiento que, tal como se ve aquí habitualmente, sucede en el hombre y en la mujer de escasa potencia.

Así, en el estado llamado samarasa, que es "identidad de gozo" o éxtasis unitivo, fusión y absorción disolvente y exaltante del principio masculino en la sakti de la mujer utilizada al nivel del yoga, más allá de las anticipaciones que pueda tenerse, incluso en las formas orgiásticas del ritual tántrico, se tiende a vivir el elemento del rayo, es decir, lo que es primordial, "no engendrado", "no condicionado". La palabra "no engendrado", sahaja, que ha dado nombre a una escuela, es empleada por

---

[260] DAS GUPTA, op. cit., p. 109.

Kanha (escuela madhyamika tardía) como sinónimo de "vacío" o de transcendencia. Se habla de "inmovilizar al rey del espíritu en el estado de no engendrado por la identidad del gozo", lo que debería entrañar la posesión del principio de toda magia, el dominio sobre el tiempo y la muerte.[261] La unión sexual se transforma en unión de padma (que simboliza la conciencia iluminadora, pero también, por transposición, el órgano y los fluidos femeninos) y de vajra (que es el principio espiritual activo y el órgano masculino), lo que provoca el estado de "vacio".[262]

Un texto hermético-cabalístico, el Asch Mezareph (V), indica el procedimiento esencial dando una interpretación esotérica del episodio bíblico del lanzazo de Phineas "que traspasó juntos en el momento de su unión sexual, in locis genitalibus, al israelita solar ya la madianita lunar"; y después añade: "El diente y la fuerza del hierro, actuando sobre la materia, la purga de todas las impureza... la lanza de Phineas no sólo corta el azufre varón, sino que también mata a su hembra, y éstos mueren mezclando su sangre en una misma generación. Entonces comienzan los prodigios de Phineas."[263]

Puede recogerse en este texto, también cifrado, una enseñanza de magia sexual a nivel iniciático semejante a aquella de la que hemos hablado. Es significativo que se diga que en estas prácticas se atraviesa la muerte para ir a la vida, se conozca "la muerte en el amor".[264] Por otra parte, la asociación del amor y de la muerte es un tema que se encuentra en muchas tradiciones e incluso en la literatura; tema que, más allá de un

[261] N. SHAHIDULLAH, *Les Chants mystiques de Kanha et de Saraha; les Dohakoca*, París, 1928. V. 13 (Kanha).

[262] Ibid., p. III.

[263] El texto bíblico interpretado esotéricamente por el Asch Mezareph Nombres, XXV, 6-8. Detalles sobre esta experiencia en *Introduzione alla Magia*, op. cit.. v. II. pp. 363 y ss.

[264] DAS GUPTA, *Obscure religious cults*, p. 160.

romanticismo estereotipado, puede ser llevado a un plano operativo objetivo. En el fondo, se trata de hacer jugar plenamente la dimensión de la transcendencia, la cual se oculta también en toda forma de amor sexual profano intenso.[265] En el instante en el que, unido a una mujer, el pasu (el hombre vulgar) experimenta el placer, vive el afloramiento de esta transcendencia bajo la forma de un espasmo que ataca violento y disuelve el ser interior (ahí está precisamente el sentido verdadero y más profundo de la "voluptuosidad" ordinaria). El iniciado es supremamente activo y provoca una especie de cortocircuito fulgurante. La detención del líquido seminal, particularmente si se asocia a la del aliento, "mata el manas".[266] Sucede después un estado de trance activo con el flujo "que remonta la corriente" más allá de la condicionalidad humana; en efecto, procediendo en sentido contrario, se da a esta práctica el nombre de corrientes remontantes —ulta sadhana, ujana sadhana—. Se nos dice que es esencial conocer este procedimiento.[267]

Como ejemplo de exposición cifrada, hablaremos de un pasaje que es un comentario de Shahidullah al Kanha y a los Doha-kosa: "El gozo grande y supremo —paramahasukha— es la supresión del pensamiento, de manera que el pensamiento devenga no pensado, en el estado de lo engendrado. Cuando el aliento y el pensamiento son suprimidos en la identidad del gozo —samarasa— se llega a lo supremo, al gran gozo, a la aniquilación verdadera. Esta alegría de la aniquilación del Yo puede obtenerse en la unión sexual, en el estado de identidad del gozo, cuando el sukra y el rajas son inmovilizados". Según estas enseñanzas, el ritual, que utiliza el sexo como en el hatha-yoga, provocaría la detención de las dos corrientes, ida y píngala,

---

[265] Cf. EVOLA, *Métaphysique du sexe*, op. cit., c. III.

[266] SHAHIDULLAH, com, al v. 3 de Kanha; cf. *Hathayogapradipika*, IV, 28.

[267] DAS GUPTA, pp. 263-265.

de las que hablaremos más adelante, y la subida de la fuerza por la vía mediana.[268] No debe realizarse esta práctica más que en el corazón de la noche, pues se apoya en las leyes de la analogía del plano sutil.[269]

Los mantra y las imágenes parecen jugar también un papel en el desarrollo de la operación. El mantra al que dan preferencia los textos hindúes es el de Kali: KRIM. Evidentemente, se supone que ha sido en cierta medida "despertado". La imagen baja que se le asocia en la práctica es la de la diosa que se manifiesta en la rati —en la "mujer-embriaguez"—, y que es esta mujer.[270] En cuanto a las partícularidades de esta imagen, remiten a figuras tradicionales y son tales que su poder de sugestión y suscitación está estrechamente ligado con la tradición local hindú o indo-tibetana. La imagen de Kali de la que hemos hablado, y sus valores simbólico-culturales (cf. pp. 56 y ss.) —desnuda, rodeada de llamas, con los cabellos deshechos, con el collar de cabezas cortadas, danzando salvajemente sobre el cuerpo inmóvil de *Siva*— evocan probablemente algo ardiente y desencadenado. El Prapancasara-tantra (XVIII, 27 y ss. nos da. algunos detalles; ese mismo texto dice que es necesario realizar a la mujer en tanto que fuego, yosham agnim dhyayita. En las fases siguientes de la experiencia, se refiere al fuego que, una vez consumido el combustible, liberado de la forma manifestada (vahni-bhava), pasa al estado sutil; entonces la *Sakti* que abraza a *Siva* se hace una con él, lo que corresponde al punto de ruptura, a la transformación y el desarrollo en el sin-tiempo del apogeo sexual y del orgasmo que en el hombre, habitualmente, está condicionado, pero también sincopado por la eyaculación del líquido seminal en la mujer.

Dado que en el plano humano y concreto se reproducen

---

[268] Shhicullah. p. 15.

[269] Cf. EVOLA. *Métaphysique du sexe*. op. cil., pp. 109-110.

[270] Com. al Karparadistotra. y. X. (p. 50).

siempre fielmente las estructuras simbólico-rituales y metafísicas, es normal que se haya elegido para las prácticas yóguico-sexuales el viparita-maithuna, que es la forma según la cual se representa siempre el abrazo de la pareja divina en la iconografía; tal como hemos dicho, se trata de una unión sexual en la que la mujer, enlazada al hombre inmóvil y sentado (inmovilidad ritual, símbolo de la naturaleza de *Siva*), realiza los movimientos.

Podríamos pasar ahora a un problema que concierne a la experiencia específica de la mujer. Es evidente que al nivel del orgiasmo colectivo, ritualizado o no, puede suponerse una participación igual del hombre y de la mujer. Pero en la esfera propiamente yóguica, la situación no está tan clara por causa del lenguaje cifrado y polivalente que se utiliza. Algunos textos parecen referirse, en el caso de la mujer, a un mudra especial (en el sentido de operación y de gesto), el amaroli-mudra, como réplica a el vajroli-mudra, que designa el acto por el cual el hombre detiene el proceso de precipitación del líquido seminal y su eyaculación. Los textos sahajiya parecen referirse a una fijación y una inmovilización del "líquido seminal" masculino (sukta) tanto como al femenino, y sostienen que las dos operaciones deben ser simultáneas en el hombre y la mujer en el momento en que se levanta la ola del orgasmo. No se entiende bien lo que significa el "semen" femenino. Se habla del "rajas de la mujer", pero rajas tiene muchos sentidos, entre otros el de menstruación y secreción vaginal. Ahora bien, no debe tratarse, ciertamente, de la menstruación, y tampoco es muy probable que se trate de secreciones vaginales cuando se está hablando de retención o inmovilización llevada a cabo por la mujer; estas secreciones acompañan en efecto a las primeras fases de la excitación femenina y, por otra parte, pueden estar casi ausentes en determinados sujetos. Todavía podemos pensar menos en el óvulo de la mujer, pues éste no desciende en absoluto en el momento del orgasmo sexual.

Así pues, nos veríamos llevados a una interpretación no material ni fisiológica del "semen" de la mujer: se trataría de una fuerza que hay que detener en el momento en el que se degradara y se perdiera en un orgasmo que desemboca en el placer vulgar. Puesto que no vemos de qué otro modo podríamos imaginar en la mujer el amaroli-mudra, esto continuaría la interpretación análoga, no fisiológica, que hemos dado de la vajroli-mudra o detención del "semen" masculino. En todo caso, es evidente que la iniciativa de la mujer no debe perjudicar a lo que hemos llamado su "poder de combustión" pues en ello consiste su papel fundamental. En efecto, no puede pensarse que sea de otra manera cuando se dice que en el abrazo, el vira, habiendo detenido su líquido seminal, absorbe el rajas que ha causado al provocar la emisión en la mujer, y se nutre de él.[271] El rajas femenino está, pues, presente como la fuerza fluídica y mágica que alimenta el estado de samarasa durante todo el curso del abrazo, estado que probablemente quedaría sincopado si la mujer vacilara o desfalleciera, abismada en un orgasmo vivido a la manera usual.

Diremos, finalmente, algunas palabras sobre una extraña práctica sexual del Vajrayana cuyo fin es la regeneración, en un sentido casi literal. Se llama mahayoga o mahasadhana. Es difícil decidir en qué plano se desarrolla. Sea cual sea, parece que se trata de imágenes "realizadas" que juegan el papel principal. El hombre debe imaginar que está muerto en la existencia presente, y que penetra entonces, como una especie de semilla fecundadora, en la "matriz sobrenatural", el garbhadhatu. Anteriormente, mediante la contemplación o dhyana, habrá recordado al proceso que conduce al nacimiento humano. El hombre evoca el antarabhava, ser que según la enseñanza hindú, es necesario para la fecundación, ademas de la unión del padre y la madre.[272] Al mismo tiempo, debe visualizarse el . La unión del dios y la diosa, suscitando en si mismo un deseo intenso por ésta, por Tara.

[271] Cf. ELIADE. *Yoga* 255

[272] Sobre el antarrabhava, cf, Evola *La Doctrine de l'éveil*, op. cu.

Según esta enseñanza el proceso secreto de toda concepción es el siguiente: cuando un hombre se une a una mujer, deseándola, el antarabhava se identifica con aquel que será el padre, y durante el orgasmo entra en ella siguiendo al liquido seminal. El proceso imaginado es análogo, salvo que sustituya en antarabhava con el que el yogui se identifica por el vajra o "principio de Buda" aportado por el dios que se unió Tara. Es el dhyana preliminar que tiende a crear una especie de escenario para la unión sexual que seguirá, y tiende también a orientar y evocar fuerzas interiores. Esta práctica incluye también la utilización de un mantra y la vivificación del cuerpo de la mujer mediante un nyasa. Siguen diferentes ritos de consagración y de confirmación que no es el momento de describir.[273] Por tanto, el carácter de esta práctica del tantrismo budista es complejo. La idea de base es interesante; una regresión al estado prenatal, una regeneración a realizar por las mismas fuerzas que intervienen en las circunstancias que presiden la concepción y el nacimiento físico. El practicante intenta retomar contacto con estas fuerzas y, tras haberlas ligado a imágenes transformadoras, repite al acto procreador, pero de cara a una generación que será transcendental y espiritual; se trata de destruir su propio nacimiento repitiendo el "drama" que lo había provocado mediante un acto en el que se sustituye el antarabhava samsárico por un principio que tiene la cualidad de Buda o de *Siva* y evocando y dando vida a la mujer divina, Tara, en la mujer terrestre que se posee. En estos términos podemos reunir aproximadamente lo que concierne a la utilización del sexo en el tantrismo, tratando de orientarnos en los meandros de alusiones, de lenguaje cifrado y polivalente, de imágenes culturales y símbolos. En el yoga tántrico del sexo encontramos la aplicación más típica del principio destinado a suscitar y asumir las fuerzas del "deseo", con el fin de hacer de modo que se consuman a sí mismas para emplearlas de una manera que conduzca a transformar, incluso a destruir, la naturaleza original. Así se asocia

[273] Sobre esta práctica, véase LA VALLÉE PUOSSIN, op. cit., pp. 153-154.

a la práctica que utiliza y exaspera la fuerza elemental del deseo, es decir, la sexualidad, el mito de *Siva*, el cual, asceta en las alturas montañosas, fulmina con su ojo frontal a Kama, el dios de la concupiscencia/siendo este acto la expresión mitológica de lo que corresponde, en la técnica, al vajroli-mudra.

Se ha dicho, en efecto, que el practicante que suscita la fuerza del deseo y hace el japa (el procedimiento que despierta los mantra) en el abrazo con una joven sakti (una mujer) desnuda, se convierte en el destructor en la tierra del dios del amor (smarahara). Se convierta en el "propio *Siva* que aniquila a Smara, el dios del deseo, con el fuego de su ojo frontal, cuando este dios, tratando de suscitar en él el deseo (Parvati, esposa de *Siva*), trata de apartarle de su yoga".[274] Según los textos sivaítas, prácticas semejantes tendrían un poder catártico; por su virtud, el kaula se liberaría de toda falta.[275] Sería una vía de realización de la jivanmukti, o la liberación durante la vida.[276]

La apologética tántrica termina por presentar al kaula como maestro en el arte del pancatattva, como un ser que subyuga todo poder, se pone por encima de todo soberano y aparece en la tierra como un vidente.[277] El punto de vista de tantrismo budista es el mismo. Se llega a concebir un Buda que habría vencido a Mara (Smara), el dios de la tierra y del deseo, quien habría adquirido el conocimiento transcendente, y con él fuerzas mágicas, gracias a su práctica de los ritos tántricos que utilizan a

---

274 *Karpuradistotra*, XIX, XX y anot. a la p. 63; com. al *Mahanirvana-tantra* p. 208; cf. el himno del Tantrasara reproducido en *Hymns lo the Goddess*, p. 3 donde la diosa Devi es llamada "la que destruye el cuerpo del dios del amor (mananthra)".

275 Cf. Kalikulasarvasva, en *Hymns to the Goddess*. op. cit.. intr. p. 22.

276 *Mahanirvana-tantra*, VII. 111.

277 *Karpuradistotra*, X. XXII.

la mujer.[278]

A diferencia de lo que es propio del vira de los grados inferiores y de la experiencia orgiástica de los "círculos", en el nivel del yoga es posible, sin embargo, que la operación de magia sexual tenga un carácter excepcional. Siendo el fin la abertura iniciática de la conciencia, una manifestación casi traumatizante sobre lo incondicionado, una vez que se ha llegado allí por el empleo de la mujer, puede irse más lejos abandonando esta práctica o no utilizándola más que en circunstancias determinadas. El Vajrayana presenta precisamente de esta manera las figuras de los siddha, quienes, habiendo practicado el rito sexual, evidentemente después de haber recogido el fruto, se apartan de la mujer, prescriben la continencia sexual y anuncian una doctrina austera. Según algunos textos, concebir las cosas de otra manera se considera como un error funesto lokakaukrityahanaye.[279] Pero, incluso en los otros casos, lo que hemos expuesto en cuanto a la preparación y al conjunto de condiciones a realizar para estas prácticas, y en cuanto a los peligros que comportan, imposibilita que esta doctrina de los vira sea un pretexto o una cobertura para entregarse a los placeres del amor vulgar, disoluto y libidinoso.[280] Otra cosa es, sin embargo, afirmar que el siddha, al llegar al término del camino, pueda eventualmente utilizar una mujer cualquiera porque tiene la libertad de hacerlo todo, no conoce prohibiciones, e incluso llegar a decir que es él, y no Brahmán, quien puede obtener más

---

[278] Cf. LA VALLÉF. POIISSIN. op. cit., p. 144.

[279] Ibid.

[280] Sin embargo, se sabe de algunas prácticas «invertidas» en las que los procedimientos del tipo yóguico se utilizan para intensificar y desarrollar el placer sexual; el sexo no es entonces un medio del yoga y no tiene a la vista la realización de un fin espiritual. Estas prácticas, llamadas a veces de "magia roja", no forman parte de la materia que aquí nos ocupa.

gozo que cualquiera.[281] Todo, esto se refiere, evidentemente, a otro plano, a la libertad del adepto tántrico en el mundo.

Falta por precisar el lugar que ocupa el yoga del sexo en la jerarquía general de las variedades de sadhana. Las alusiones de determinados textos nos hacen pensar que puede conducir también al despertar de kundalini, objetivo principal de hatha-yoga en un sentido estricto, y que los resultados de los dos yoga son casi los mismos.[282] Pero esta correspondencia no se refiere verosímilmente más que a casos o formas especiales, y es más probable que si la práctica sexual bajo su aspecto mágico e iniciático provoca en parte el despertar de kundalini, la fuerza aquí despertada, a diferencia de lo que sucede en el yoga, no es dominada y guiada por el despertar de los chakra, los diferentes poderes y elementos de la corporeidad espiritual. En el nivel de pancatattva, nos encontramos sobre todo ante una especie de golpe de mano, por el que se trata de captar como en una brusca fulminación, el sentido de la transcendencia del sahaja, por medio de una experiencia "dionisiaca" transfigurado y mágicamente potencializada, llevada a su punto extremo. Se trataría, así, de una forma todavía incompleta del yoga. La crítica que se formula desde el punto de vista del yoga, en sentido

---

[281] Cf. ELIADE, Yoga, p. 159.

[282] Podemos considerar, por ejemplo, este dhyana referido por A. AVALON, Tantrik ritual, en *The Vedânta Kesari*, v. X, n.° 12, p. 922: "La veneración por la diosa que, semejante a una serpiente dormida, rodea a el svayambhu-linga (se trata de kundalini) y que, maravillosamente vestida, goza en el amante (sringara) y, en otras formas de arrobamiento, que es tomada por el vino y resplandece, semejante a millones de relámpagos. Es despertada por el Aire y el Fuego, por los mantra YAM y RAM (son los mantra de estos dos elementos) y por el mantra HUM (es el mantra del deseo)". Parece pues que existe una relación entre kundalini y los dos elementos principales del pancatattva. Por otra parte, la relación entre kundalini y el sexo está atestiguada también por el hecho de que esta relación figura en ciertos encantamientos eróticos. Cf. R. SCMMIDT, *Indische Erotik*, 2a ed.. 1910. Berlín, pp. 676-677.

estricto, es que no se trata más que de una realización transitoria.[283]

Si los textos afirman a veces que, además del tipo de vira definido por rajo-guna, puede practicar también el pancatattva el tipo de divya definido por sattva-guna, el dominio que es propio del segundo tipo es, sin embargo, tal como hemos visto, el del hatha-yoga el sentido estrecho. Incluso en el nivel más elevado, en el pancatattva hay siempre un "heterocondicionamiento"; la experiencia no se dirige con los medios exclusivos de un individuo particular, sino con la ayuda de algo exterior, constituido, en las prácticas más impulsoras y decisivas, por las bebidas embriagadoras y por una mujer "saktizada". En el plano del hatha-yoga puro, este heterocondicionamiento, este elemento exterior, se elimina. Ya nos hemos referido por ejemplo, a lo que se pone en boca del tipo de hombre divya "¿Qué necesidad tengo yo de una mujer exterior? Tengo una mujer en mí [kundalini]."[284] El sadhana se realiza por medios personales por operaciones que se desarrollan esencialmente en el interior del cuerpo.

---

283 Cf. DAS GUPTA, op. cit., p. 180.

284 Frase citada por WOODROFFE, *Shakti and Shakta*, p. 649.

LA CORPOREIDAD TOTAL. EL PODER DE LA SERPIENTE. LOS CHAKRA

El hatha-yoga tántrico hindú es sinónimo de kundalini-yoga, se corresponde en el tantrismo budista al vajra-rupa-guhya, al "misterio del diamante-rayo del cuerpo" (rupa). A este nivel, el sadhana se aplica al cuerpo; el cuerpo constituye la base, es el lugar de toda operación, el yoga tiene como fundamento las correspondencias analógico-mágicas entre macrocosmos y microcosmos. En el cuerpo se aprietan y actúan todos los poderes que se manifiestan y opera en el mundo. Los Tantra expresan esta idea con la siguiente frase: "Lo que está aquí, está allí, lo que no está aquí no está en ninguna parte", que hay que asociar con esta otra: "Lo que aparece en el exterior aparece así porque existe en el interior".[285] El Nirvana-tantra declara: "En verdad, todo cuerpo es el universo" (brahmanda): y esto se hace eco esta otra frase: "Escucha, oh diosa [el texto está redactado bajo forma de transmisión de la enseñanza de *Siva* a *Sakti*, la sabiduría está encerrada en el cuerpo; conocida verdaderamente, da la omnisciencia."[286]

Es evidente que no se refiere aquí al cuerpo físico, sino a la corporeidad total, o al cuerpo humano considerado en función de las fuerzas suprafísicas que actúan sobre él y lo rigen. Por ello, hay que referirse a la teoría de los tres cuerpos que hemos

---

[285] Cf. WOODROFFE, Shakti and Shakta, p. 277. Cf. *Kathaka-upanishad*, II, 10: "Lo que está aquí está también allí, lo que está allí está también aquí. El cree ver otra cosa va de muerte en muerte."

[286] *Çivagama* (*Pranavidya*, p. 14).

expuesto -cuerpo materia, sutil y causal-, que no forman —cuerpo materia, sutil y causal—, que no forman entidades diferentes, sino que son tres dimensiones de una misma entidad. Ya hemos dicho que a los cuerpos material, útil y causal les corresponden otras tantas "sedes" de la conciencia. El cuerpo material corresponde a la conciencia común de vigilia, correlativamente con la experiencia del mundo en tanto que mundo físico y fenoménico. Esta es la "sede" propia del Yo ordinario. Los otros dos cuerpos, es decir, las otras dos dimensiones de la corporeidad, son percibidos en el sentido de que el plano sutil corresponde en la vida del hombre ordinario a la condición del sueño (svapnasthana), y el estado causal que le es superior al dormir sin sueños o al sueño profundo (sushuptasthana). Si queremos referirnos también al cuarto cuerpo (caturtha o turiya), es decir, al plano de lo incondicionado, correspondería al estado de catalepsia o muerte aparente. Así pues, las dimensiones profundas, transfisiológicas, de la corporeidad están cerradas a la conciencia del hombre ordinario; éste no conoce el estado rajásico de la corporeidad bajo la forma de energía (cuerpo sutil) ni su estado sáktico bajo forma de acto puro (cuerpo causal), porque ni el uno ni el otro están ligados a un cuerpo particular. Conoce únicamente y, podríamos decir, sufre el estado tamásico de la corporeidad; vive en lo que tendría que considerarse como una manifestación y producción particular, fija y perecedera, casi como un precipitado automático de un proceso agotado: tal es el cuerpo material, sthularupa. Las formas de conciencia reducida (sueño), el subconsciente y el inconsciente encierran y ocultan el misterio de la corporeidad transcendente y prohiben el acceso a él.

Ahora bien, las técnicas del hatha-yoga tratan precisamente de derribar esa barrera, de abrir la corporeidad espiritual a la conciencia despierta y lúcida. Ello comporta un aumento de la conciencia, su desarrollo en una supraconciencia que sustituye las formas de conciencia reducida o abolida. Lo que permite revelar, de pasada, lo absurdo de algunas interpretaciones psicoanalíticas que han dado al yoga algunos occidentales que ni siquiera parecen conocer el principio de estas cosas; interpretaciones según las cuales el yoga conducía a formas de hipnosis y de trance de carácter semimediumnístico, y, por tanto, más por debajo que por encima del nivel de la conciencia lúcida normal de la vigilia, lo que es es exactamente contrario de la verdad.[287]

La antigüedad occidental ha demostrado que sabía más de esta materia cuando, por ejemplo, Plutarco escribía: "No ha hablado sin inspiración divina aquel que ha dicho que el sueño presentaba los pequeños misterios de la muerte, pues el sueño es verdaderamente una iniciación preliminar (por relación a aquella que corresponde) a la muerte."[288] Y Synesius escribió: "El sueño abre el camino al cumplimiento más perfecto de los seres". Establecer una relación entre el yoga y el psicoanálisis moderno no es menos absurdo, incluso aunque no se piense en el de Freud, sino en el espiritualizante de C. G. Jung. El psicoanálisis se coloca, en efecto, en el plano de la simple fenomenología psicológica y, sobre todo, da un valor absoluto al inconsciente y la hipostasia, de hecho una entidad impenetrable (a este respecto, Jung se ha expresado de manera explícita); lo que viene a decir que la barrera de la conciencia individual seria infranqueable. En cuanto a aquello que, por especulación pura — puesto que, como acabamos de decir, un conocimiento directo

---

[287] Cf., p. ej., *Mandukya-upanishad*, III. 34 y 35, en donde se dice explícitamente que todos los movimientos de lo mental están neutralizados. "El estado que produce es diferente del sueño profundo. El espíritu se apaga en el sueño profundo pero no se apaga cuando se suprime (activación de las manifestaciones mentales); contrario, se convierte en Brahmán, el que no tiene miedo, hecho de la única luz del conocimiento." Cf. también *Hathayogapradipika*, IV. 106-112. donde se dice que el estado de samâdhi es aquel en el que guarda el espíritu claro y sin nubes en estado de vigilia (*jagradavastha*) con la apariencia del sueño; "Sin dormir y sin estar despierto", es decir, en un estado que a la vez se encuentra más allá de la conciencia ordinaria y de la inconsciencia.

[288] PLUTARCO. Cons. tul A poll., p, 12.

del inconsciente, que comporte la desaparición del inconsciente en tanto que tal, no se admite—, se supone es el contenido del inconsciente, para definirlo se apela a la herencia de la especie, a las experiencias de la infancia (Freud se ha referido incluso a la vida sexual de los salvajes), a las estructuras que se revelaría principalmente en las visiones de los neurópatas (aunque Jung se siente obligado a establecer correspondencias aberrantes entre las imágenes que se repiten en estas visiones y los mándala orientales) a los "arquetipos", que se transponen desde el plano metafísico al de lo irracional, del βίος, de la "Vida" y de la "instancias" que la Vida opone al yo racional y social. Todo un mundo, pues, turbado, materialista, o en todo caso únicamente psicológico. El inconsciente al que se refiere el yoga recurre por el contrario a principios ontológicos y realidades metafísicas.[289] Y esto puede ser resuelto, puede se "conocido". Una supraconciencia sustituye entonces al inconsciente y se produce una verdadera reintegración del Yo. Lo absurdo del psicoanálisis es evidente cuando, con Jung, pretende indicar el contenido positivo, "científico", del yoga y otras disciplinas que, en el fondo, simplemente habrían tratado de sacar adelante a los hombres atormentados por la separación y los conflictos entre el consciente y el inconsciente (concebido de la manera que hemos indicado más arriba) y, por tanto, curar una enfermedad, una neurosis. Pero el yoga no trata de curar ninguna enfermedad, a ningún ser dividido ni neurótico. Parte de un hombre sano, bien centrado, al que propone caminos para una superación final del condicionamiento humano.

Tras esta necesaria puesta a punto, volvamos a nuestro tema: el hecho de que el Yo ordinario es en cierto sentido exterior a su cuerpo en la dimensión en profundidad de éste, es también la causa de que el mundo, a su vez, aparezca como exterior al Yo. Empujar el límite, extender la conciencia a los planos sutil y causal, no puede dejar de entrañar una relación diferente con el

[289] SYNESIUES. *De insomn.*. p. 3.

mundo, una apertura del mundo en sus dimensiones no físicas, no fenoménicas ni materiales.

En el estado en el que el Yo se fundamenta sólo en la corporeidad material, y por así decirlo está sumergido en ella, la conciencia individual tiene el sentimiento de no poseer más que una única vida, de no haber vivido más que una sola vez en este cuerpo: ésta es la consecuencia natural de la exterioridad ordinaria por relación a las fuerzas que actúan en profundidad, fuerzas que, aunque expresándose en el cuerpo físico, son superiores a toda individualización particular.

Podría hablarse así, en este contexto, de los "peligros del alma inmortal", en el sentido de que la muerte del cuerpo puede no ser algo indiferente, puede representar una crisis grave. Cuando el Yo está sumergido en la fuerza individualizada, cuando ha huido a ella, participa en cierta medida de ella. Ésta es finita y perecedera, y no en el sentido de que, habiendo disuelto la muerte del organismo la base corporal de la vida única, la fuerza que se había "fijado" en ésta (y con la que casi podría decirse que se había "comprometido") desapareciera en la nada, sino más bien porque se rompe la continuidad de la conciencia. Una continuidad verdadera sólo puede concebirse en el plano del cuerpo sutil y causal, en tanto que estas "sedes", tal como hemos dicho, están por encima de toda producción e individualización particular, y no se limitan a una sola vida.

Lo que se llama "conciencia samsárica" en sentido específico, o conciencia de un flujo del que una vida única sólo representaría una sección particular, afloraría en el nivel del cuerpo sutil. En el nivel del cuerpo causal la conciencia se extiende verticalmente a los estados múltiples del ser y hasta el plano en el que no existe ni cambio ni "devenir". Puede decirse, de pasada, que el hecho de que el Oriente haya conocido teorías como la reencarnación, mientras que el Occidente de los últimos siglos ha profesado una creencia casi exclusiva en una vida única e individual, no es un hecho accidental, sino que constituye una especie de signo barométrico: está relacionado con la involución creciente que se verifica en la era sombría, en el kali-yuga del que ya hemos hablado en varias ocasiones. Las teorías orientales guardan todavía el eco de una era en la que la sede del cuerpo sutil no estaba totalmente cerrada, y tenía todavía un sentimiento de "conciencia samsárica" ligado a esa sede. Todo ello desapareció con la creciente identificación del ser con el cuerpo físico, es decir, con la "fisicalización" del hombre. Naturalmente, y esto ya lo hemos dicho, la creencia en la reencarnación contiene en sí misma un carácter popular y en cierta manera supersticioso: cuando esa creencia sugiere la idea de una serie de encarnaciones terrestres para un único individuo, carece de fundamento.

Pero volvamos al hatha-yoga. Presupone el desarrollo de la doctrina de la corporeidad integral con sus correspondencias macrocósmicas, bajo la forma de una anatomía y una fisiología oculta bien elaborada. La enseñanza de base plantea que los principios y las fuerzas elementales del mundo, los bija y los devata, están presentes en el cuerpo, en una serie de centros que reproducen el orden de la manifestación, es decir, que siguen la jerarquía de los tattva. Estos centros, llamados chakra (ruedas) o padma (loto), son suprasensibles, se sustraen a toda investigación realizada con los medios de la experimentación moderna. Brillan en corrientes de fuerza vital "luminosa" que están en relación con las funciones orgánicas psicofísicas. De ahí las correspondencias entre los órganos o sistemas corporales y los poderes del mundo "celeste" (tattva semipuros) o "divinos" (tattva puros). Más adelante hablaremos de los chakra.

Otra forma de correspondencias es la de los sistemas orgánicos y los estados que hemos dicho que definen las diferentes sedes de la conciencia y los diferentes "cuerpos". Según la enseñanza yogui, estos estados tienen en el plano físico sus "precipitados" en el sistema cerebral, en el sistema nervioso, en el sistema sanguíneo y en el sistema óseo, correspondiendo respectivamente al estado ordinario de vigilia, después al de sueño en tanto que taijasika, de sueño en tanto que prajna, de catalepsia o muerte aparente en tanto que turiya.

En el ser humano, la dualidad fundamental de *Siva*-Sakti se representa así: el poder que está en la base de la conciencia clara del hombre es *Siva*; *Sakti*, en cambio, representa el cuerpo en tanto que "vida". Vida en el sentido de prâna, aliento vital que retoma todo el organismo y se compenetra con él (como "el calor, el agua", "el aceite, la semilla de sésamo", "el fuego, el bosque que arde"), que se presenta así como un tejido de fuerzas y corrientes luminosas —los vayu y los nadi— en movimiento continuo.

Pero en el organismo, además de *Sakti*, elemento de la diada, Parasakti, el poder primordial, se presenta bajo la forma de kundalini. Kundalini es la raíz del ser corporal y de su vida más profunda. Su sede en el cuerpo humano es el muladhara-chakra. Muladhara quiere decir precisamente base, sostén fundamental. Según la fisiología oculta del yoga, el conjunto de los nadi, las arterias luminosas de la fuerza que atraviesan y animan la corporeidad, parte precisamente de muladhara. Pero este centro de base es al mismo tiempo el que corresponde al último principio de la manifestación, al tattva la "tierra" —prithivi-tattva—, simbolizando la tierra, tal como hemos dicho en otra parte, el estado de la experiencia exterior, sensorial y material. En este centro de la corporeidad invisible, poder que está en la raíz de toda manifestación "duerme". El término kundalini, o kundali, quiere decir literalmente "ovillado", y remite, pues, a la idea misma del sueño, del estado de latencia, de no despliegue. El "sueño" de kundalini tiene muchos significados. El más general puede asimilarse a la experiencia, cuando uno se encuentra estado de vigilia, en un mundo que parece caótico y dominado por el principio de la unidad, y en el que no se percibe la unidad del poder. Por eso se dice que en tanto que duerme kundalini, el samsara prosigue, y se vive en el mundo samsárico.

Ya hemos observado que parece haberse reconocido una relación entre kundalini y el sexo, y que las prácticas sexuales secretas comportan verosímilmente un despertar momentáneo de esa fuerza: En todo caso, esa relación debe ser admitida en el dominio de fisiología suprafísica, en el sentido de que la condición humana aquella en la que *Sakti*, la que corta los lazos del deseo (Jamapa, vimocani), se manifiesta al mismo tiempo bajo la forma del deseo (kamarupa).[290] Puede decirse que ahí está su manifestación samsárica y, en cierta medida, degradada, y el simbolismo tántrico que presenta a *Sakti* en el hombre al nivel de la "tierra", en el muladhara, bajo la forma de una serpiente enrollada alrededor del phallus de *Siva*, y que cierra el orificio, tiene significaciones profundas. Debemos referirnos por esto a la teoría según la cual la generación animal, física, metafísicamente sólo es un vano sucedáneo de la generación espiritual.[291] La continuación de la especie, asegurada por el empleo del sexo como poder generador, representa una especie efímera eternidad terrestre, un facsímil de continuidad en la serie de individuos separados, mortales, que se suceden en el tiempo continuidad que toma el lugar de aquella que será asegurada por un nacimiento ascendente o vertical, es decir, por la integración metafísica que supera la finitud del individuo condicionado por un cuerpo físico. El phallus, el órgano generador de *Siva*, lleva el nombre de svayambhu- linga, es decir, de linga "sin apoyo", que tiene pues su principio en sí mismo, lo que evidentemente hace alusión al poder de esta generación, diferente de la generación no carnal pero transcendente, dirigida hacia lo alto, en una vida perfecta, intacta, no caduca, incorruptible. Y el hecho de que la abertura del phallus de *Siva* esté cerrada por la cabeza de kundalini (para impedir la salida de su líquido seminal, principio mismo de esta endogénesis). Ese hecho significa visiblemente que la polarización en la dirección del deseo sexual y de la energía generadora impide que la fuerza del svayambhu-linga sivaico se manifieste bajo su propia forma. Resulta claro, por tanto, que el hatha-yoga presupone fundamentalmente un cambio de polaridad de la energía que se desvela bajo la forma

[290] Para una crítica más particular de las teorías de Jung, ver el ensayo contenido en *Introduzione alla Magía*, op. cit:, v. III, pp. 411 y ss.

[291] Atributos dados a Devi por el Mahamirvana-tantra. VII. 35-36.

de la sensualidad procreadora hecha de deseo. A este nivel del yoga, en el que las técnicas con las que se suscita la fuerza elemental, para que se consuma a sí misma, no entran en juego, toma su sentido operativo preciso el precepto de la continencia sexual, de la castidad; no se puede reforzar mediante actos de amor profano y procreador la manifestación de la *Sakti* orientada hacia el deseo, tal como se traduce en el ser humano ordinario, y proceder al mismo tiempo al despertar de kundalini, es decir, a la realización de la *Sakti* en su forma verdadera y pura. En algunos textos tántricos o de hatha-yoga encontramos el término urdhvaretas, que quiere decir "deslizarse hacia lo alto". Parece alusión a ese cambio de polaridad; esta idea queda expresada, de manera más transparente todavía, en el simbolismo gnóstico de las aguas del gran Jordán, que deslizándose hacia abajo dan lugar a la procreación animal en el "círculo de la generación" (samsara), pero que al subir hacia lo alto provocan la generación de los dioses, la generación de la "raza sin rey".[292]

En relación con el despertar de kundalini, es necesario añadir algunas nociones de fisiología oculta relacionadas con las formas bajo las cuales el principio dualista se manifiesta y actúa en el organismo humano. El hatha-yoga da una importancia particular a dos corrientes vitales sutiles, o vayu, de las que ya hemos hablado, y en particular a prâna (designando aquí una forma especial del prâna general), del que sabemos que está en relación con la función respiratoria, y de apaña, que está en relación con las funciones de secreción y de excreción, y en el hombre con la eyaculación del líquido seminal. Aunque sean opuestas, las dos corrientes están ligadas a Prâna tiende hacia lo alto, hacia un distanciamiento del cuerpo, pero "lo mismo que un halcón atado por una cuerda se ve estorbado en su vuelo, asimismo el prâna está retenido por el apana", y viceversa: lo mismo que "una pelota arrojada con fuerza sobre suelo, rebota hacia lo alto", lo mismo

[292] En cuanto a esto. ver EVOLA. *La Métaphysique du sexe*, op. vil.

apana, que tiende hacia lo bajo, rebota por la acción de prâna.[293] De ahí que, en otro contexto se dé una oscilación relacionada estrechamente con la inquietud y la inestabilidad existencial de los seres finitos, cuya vida, como dice el Dhyanabindu-upanishad, "no es nunca firme".[294] Algunos textos dan una interpretación convencional al término hatha, en hatha-yoga, según la cual ha correspondería a la corriente de prâna, y tha a la corriente de apaña, y la palabra entera (ha + tha) indicaría el "secreto de este yoga", la unificación de las dos corrientes ; En cualquier caso, se sirve también de un procedimiento de yoga secreto llamado mulabandha que consistiría en invertir la dirección natural de las dos corrientes, es decir, en hacer que el prâna vaya hacia abajo y el apaña hacia lo alto.[295] "Mediante el mulabandha, prâna y apana, nada y bindu, se unen, y se llega a la perfección del yoga " Estas prácticas suponen evidentemente que se ha llegado ya a controlar las corrientes sutiles del organismo por lo que resultan entonces indispensables las instrucciones de un maestro, de un gurú.

En el yoga se da una importancia mayor todavía a esta correspondencia entre las dos fuerzas del organismo sutil que se manifiestan por la existencia de dos arterias principales, y opuestas, llamadas píngala e ida; ida tiene un carácter lunar,

---

[293] Según HIPÓLITO, Philos., V, 1, 21-22. Con el reflujo del líquido seminal hacia arriba —se dice en el *Yogakundalini-upanishad* (I)—, se rechaza el más fuerte de los lazos.

[294] *Shatcakranirupana*, v. 8 (traducción del texto en AVALON, *La Puissance du Serpent*). Cf. Pranavidya, 67: "La Luna es frenada por el Sol y el Sol por la Luna Esto podría conducirnos a uno de los sentidos de la alegoría hermética de los dos pájaros, uno con alas y el otro sin ellas (lo "volátil" y lo "fijo"), el primero de los cuales trata de entrenar al otro, que hace todo lo que puede sin levantar vuelo: pájaros enemigos que el arte hermético debe reconciliar (cf. PERNETY, *Dictionn mytho-hermétique*, París, 1768, pp. 351-428).

[295] *Hathayogapradipika*, com. 1,1.

corresponde a la luna y está ligada al principio sáktico; píngala, por el contrario, tiene un carácter solar, corresponde al sol y está ligada al principio sivaita.

Se les atribuye a ambas "colores" que no se refieren a la percepción psíquica, sino que hacen alusión al carácter de las impresiones de la percepción "psíquica". Ida es, pues, pálida y etérea, apenas sombreada de rosa, de un color semejante al de la flor del almendro; píngala es, por el contrario, de un fuerte rojo granate. Las dos parten de muladhara, es decir, del chakra correspondiente al plexo sagrado. Se dirigen en sentidos contrarios y se entrelazan como serpientes alrededor de la columna vertebral, cruzándose en total cinco veces sobre el eje de esta columna, situándose el último punto al nivel de las cejas, tal como encontramos en muchas efigies de los dioses: la urna, la piedra frontal que simboliza el "ojo del cíclope", el tercer ojo de *Siva*. Estas dos arterias parecen tener relación con dos cordones laterales, uno a izquierda y otro a derecha, donde desemboca el gran simpático, y con la respiración alternada parten de cada ventana de la nariz (los yoguis piensan que se puede respirar tanto por una ventana de la nariz como por la otra). Ida, en el hombre, parte del testículo derecho y comunica con la ventana de la nariz izquierda, píngala parte en cambio del testículo izquierdo y desemboca en la ventana derecha. Si se pone en relación con la fórmula hamsah del principio vital, ida corresponde a sah, es decir, a la inspiración; y píngala a ham, a la espiración.

Resulta interesante que la dualidad de píngala y de ida se haya puesto en relación con la temporalidad (kala), marcando las dos corrientes la alternancia de la inspiración y la espiración de los seres que viven en el tiempo. Así, cuando la dualidad es abolida porque píngala e ida son "devoradas" en la fuerza única que recorre el sushumna (del que hablaremos enseguida), también el tiempo, se dice, es "devorado"; es decir, que la condición temporal queda en suspenso.[296]

Ahora bien, el principal medio para encender el "fuego" que despierta a kundalini consiste en dejar en suspenso los movimientos de píngala y de ida, y unirlos; podría decirse que esta unión de las dos corrientes, la una de carácter sivaita-solar y la otra sáktica-lunar, hacen referencia a la unión del hombre en tanto que encarnación de *Siva* con la mujer en tanto que encarnación de *Sakti* en las prácticas sexuales que tienden a producir una fulgurante ruptura de nivel en la conciencia. La detención de píngala y de ida, obtenida por medio del prânayama, del control y de la detención del aliento, provoca el torbellino fluídico que despierta a kundalini. Es esta fuerza elemental la que, despierta, retoma entonces y transporta consigo todas las otras corrientes, y forzando el cierre asciende desde muladhara a lo largo del eje de la columna vertebral, alrededor de la cual se entrelazan pingala e ida en la vida normal (el esquema de las tres direcciones reproduce el caduceo de Hermes, con las dos serpientes enlazadas alrededor del bastón central). La "vía", a lo largo de ese eje, se denomina sushumna; Cerrada durante el estado samsárico de la existencia, como está cerrado el orificio del phallus simbólico de *Siva* en el muladhara, lo que se llama el "umbral de Brahmán" (brahmadvara) entonces es franqueada. La corriente de sushumna en su parte más interior se llama vajrim nadi, lo que significa que tiene la naturaleza del "diamante-rayo"; más en el interior todavía, se llama citrini nadi, "brilla con el esplendor de la sílaba sagrada que suscita el conocimiento puro".[297] Sushumna ha recibido también los nombres de "Gran Vía", de "Vía Real" y de "Vía del Medio"; se ha comparado con el Árbol de la Vida;[298] la Vida en el sentido

---

296 *Ibid.*, III, 62-64.

297 *Hathayogaparadipika*, IV. 12. CT, AVAION. *La Puissance du Serpent*. p. 215.

298 *Shatcakranirapana*. vv. 2.3.

eminente, la Vida inmortal.

Se dice que cuando el obstáculo es franqueado, la fuerza elemental que ya no es doble "devora" a pingala e ida, hace irrupción en sushumna quema el fuego de la muerte". Hemos visto también que se ha hablado de una muerte (la muerte del amor) en relación con el efecto traumatizante del apogeo de la unión yóguica con una mujer. En los dos casos, se trata de la experiencia de la transcendencia, de la ruptura del nivel de la conciencia finita, con un paso que corresponde precisamente a la muerte en el hombre ordinario.

Por otra parte, la correspondencia entre la muerte y la iniciación (iniciación: muerte activa) ha sido siempre reconocida. Podemos encontrar testimonios precisos sobre este punto en la antigüedad occidental. No es necesario concebir esta correspondencia como una alegoría, sino ponerla en el plano de la realidad: se refiere a una experiencia ligada a un cambio ontológico de estado en la jerarquía de los diferentes estados del ser, de los que el hombre no es más que un estado particular. También es preciso observar otra correspondencia: sushumna, como "Vía del Medio" —madhyamarga—, corresponde, según una enseñanza upanishádica, a la dirección que sigue la ascesis espiritual de aquel que tras la muerte se dirige hacia lo incondicionado; todas las direcciones laterales que se distancian del eje, como las ramas del tronco de un árbol. conducirán, por el contrario, a otros estados de existencia condicionada.

La abertura de la que hemos hablado significá también que se rechazan los límites de la conciencia de vigilia condicionada por el cuerpo físico; ese límite del que hemos visto que impide la percepción de las dimensiones suprafísicas de la corporeidad en general, y la toma de posesión dejas "sedes" correspondientes. Pero el hatha-yoga tántrico no se reproduce, sin embargo, con el simple despertar de kundalini; esta energía deviene también el instrumento de la realización de los poderes ocultos, de éstos su relación con las fuerzas y principios correspondientes del macrocosmos.

Así, el proceso toma dimensiones y valores transcendentes. Se llega a conocer y controlar todo poder del cuerpo, siguiendo una progresión que recorre al revés la de la manifestación cósmica de *Sakti* hasta que se reúne con el Principio.

Los presupuestos generales de este yoga están claros: 1) hay que saber provocar la crisis provocada por el despertar de kundalini y no ser trastocado por ella; 2) hay que unirse a kundalini; 3) hay que estar dispuesto incluso a guiarla, a conducirla por los diferentes chakra lo que viene a querer decir que, en el dominio de lo suprasensible, en los estados de una conciencia que no se apoya ya en el cuerpo físico, hay que seguir siendo capaces de un control lúcido. Es necesario subrayar, sin embargo, que no se trata simplemente del despertar y de la acción de la fuerza de base o "poder de la serpiente", tal como se la ha llamado igualmente. Esta fuerza debe ser poseída. Así volvemos a encontrar el simbolismo de una viuda (el estado de *Sakti* cuando se vuelve autónoma) que espera a su varón.[299]

Hay otro punto que parece tener una importancia particular. A propósito de la cosmología tántrica, se ha hablado de la curva descendente, pravritti-marga, que corresponde a la fase de la que emana puramente la manifestación, la cual está bajo el signo de una *Sakti* desencadenada, por así decirlo, y extravertida que encuentra su límite en el nivel de la "tierra". La fase siguiente, la nivritti-marga, comporta la "reabsorción" —laya— de esta *Sakti*, reabsorción que hay que comprender como una reunión con *Siva*. Ahora bien, en el kundalini- yoga, que se llama precisamente laya-yoga, este proceso parece cumplirse sub specie interioritatis. Kundalini "despierta" los diferentes chakras, pero esto no basta, o por mejor decirlo no se debe considerar solamente el aspecto del despertar y de conquista de la corporeidad espiritual. Cada uno de los seis primeros chakras es también presentado como la sede de un dios con su sakti. Y el despertar de cada uno de ellos está ligado también a su unión

---

[299] Cf. EVANS-WENTZ. *Tibetan yoga.* op. cit. p 190

(que equivale visiblemente a una eliminación gradual de la ley de la dualidad de maya-sakti). Esto viene a decir que el proceso yóguico comporta una sivaización del elemento sáktico, como en la fase ascendente de la manifestación; y, en efecto, al final de este proceso, que corresponde al séptimo chakra, se evoca la unión suprema de *Siva* y de *Sakti* al nivel de la transcendencia. Cuando en el budismo tántrico se habla de "hacer entrar a Buda en los chakra del cuerpo", lo que equivale a la unión, en cada uno de éstos, de un dios con una diosa, se está en el mismo orden de ideas, correspondiendo aquí el Buda al elemento-luz sivaico. A este respecto, la realización de los chakra en el Vajrayana corresponde a otras tantas experiencia suprasensibles y a la creación de otros tantos miembros del "cuerpo de diamante" (vajra-rupa).

Podemos pasar ahora a la descripción de los diferentes chakra. Nuestras fuentes principales son dos pequeños tratados: *Shatcakra-nirupana* y *Padukapancaka*, que se encuentran en el texto original y en traducción inglesa en la obra ya citada de A. Avalon: *La Puissance du Serpent*, No pueden esclarecerse todos los elementos ni todos los símbolos que estos textos relacionan con cada uno de los chakra, sobre todo cuando éstos hacen referencia a imágenes del culto hindú: para ellos sería necesaria entregarse a una especie de exégesis especial de la mitología hindú. No podemos hacer otra cosa que achacar a la descripción que dan los textos su carácter algo estereotipado.

Los chakra son siete y llevan los nombres siguientes: *muladhara*, *svadhishthana*, *manipura*, *anahata*, *visuddha*, *ajna* y sahasrara. Los cinco primeros corresponden a los "grandes elementos", es decir, a los tattva de la tierra, el agua, el fuego, el aire y el éter; el sexto (ajna-chakra) corresponde al "órgano interno", a los poderes intelectuales individualizantes hasta buddhi, mientras que los tattva, jerárquicamente más elevados, corresponden al espacio comprendido entre estos chakra y el sahasrara, en la parte superior de la cabeza, que corresponde a la unidad suprema y, en las figuraciones mitológicas, a la cima del Kailasa en donde reside *Siva*, el "Señor de la montaña". Tal como hemos dicho, estos centros se encuentran a lo largo del eje de la columna vertebral, y en su prolongación. Representados por flores de loto, cada uno de ellos tiene un cierto número de pétalos; éstos se corresponden con las "letras causales" o matrika, a las fuerzas invisibles de la "naturaleza naturalizante", que también están presentes, mezcladas de forma variada, en la corporeidad espiritual del hombre, manifestándose allí como fuerzas formadoras y corrientes pránicas que irradian a partir de cada chakra.

El número de pétalos correspondería al de estas corrientes. Como por esta vía se desemboca en el conjunto del cuerpo físico, parece que existe una correspondencia entre los chakra y los diferentes plexos. Además de las "letras", se liga cada chakra con un mantra en relación con el poder que predomina en él, mantra que puede ser utilizado en el proceso del despertar. Incluimos a continuación un resumen de la descripción analítica de los centros tal como se describe en los textos.

I. Muladhara-chakra

Corresponde al plexo del sacro del cóccix. Lugar; base de la columna vertebral (en la extremidad del filum termínale), entre el ano y las partes genitales. Hay cuatro pétalos, correspondientes a las letras sánscritas va, ca, sha, sa. Color: amarillo. Tiene como mándala forma o símbolo, el cuadrado, que a su vez es el símbolo de la "tierra": el tattva correspondiente a este chakra. Mantra: LAM; está en relación: 1) con la fuerza de cohesión de la materia física; 2) con el tanmatra del olfato y el órgano que le corresponde; 3) con el aliento bajo su forma de apana; 4) con el sistema óseo.

Este chakra es la sede del "dios de la tierra", de la divinidad demiúrgica (Brahma) y su *Sakti*, Dakini. El elefante sobre el que avanza y sobre el que reposa es el mantra LAM, que significa la masa, la fuerza de la gravedad y la estabilidad que caracterizan a las manifestaciones del tattva de la tierra. En el centro está el símbolo del principio *Sakti*, un triángulo invertido, que contiene el svayambhulinga, sobre el que está marcado en rojo el mantra del deseo, KLIM. A este respecto, un texto dice: "Dentro (del triángulo) se encuentra el svayambhu bajo su forma linga (phallus)", es decir: el poder "que existe por sí mismo". Se manifiesta aquí bajo su forma de poder generador.

Además, en este chakra se representa a kundalini dormido, enrollado en tres espirales y media alrededor del linga. Obstruyendo con su cabeza el "umbral de Brahmán", el acceso al sushumna que parte del centro de este chakra.[300]

En todos los chakra se indican también las correspondencias con las formas de la vida afectiva o emotiva del hombre ordinario. Muladhara se relaciona con: la concupiscencia (lobha), el falso conocimiento, la credulidad, la desilusión, las sensaciones orgánicas sordas e inertes, la satisfacción de un materialismo grosero y obtuso. Finalmente, se le atribuye la fuerza que produce el sueño.

II. Svadhishthana-chakra

Corresponde al plexo prostático. Lugar: la raíz de las partes genitales. Tiene seis pétalos que corresponden a las letras ba, bha, ma, ya, ra, la. Color: blanco. Está bajo el signo de la luna (la

---

[300] En el *Hathayogapradipika*, (III, 109), se habla de una Viuda que está sentada junto a dos ríos (símbolos de píngala y de ida) y que debe ser desprovista de fuerza y poseída, "pues ella conduce al lugar supremo". La Viuda es kundalini, la Sakti en el que ha perdido a su "varón". Los vestidos son las formas particulares que la ocultan. Se puede encontrar también un sentido esotérico al mito griego contado por ATENÁGORAS (XX, 292), en el que Zeus persigue a su madre. Rea (que quiere decir "la que se derrama" = Sakti): "Pero habiendo tomado ésta la forma de una serpiente (kundalini), el toma también la misma forma, y atándola con lo que se llama el "nudo de Heracles", la posee. El símbolo de esta metamorfosis es la varita de Hermes." Ya hemos visto que el caduceo de Hermes reproduce la imagen de las tres principales corrientes sutiles en el ser humano de las que trata el hatha-yoga.

media luna); símbolo del tattva del agua que corresponde a este chakra. Mantra: VAM. Está en relación con: 1) la fuerza constrictiva de la materia física; 2) el tanmatra del gusto y el órgano sensorial que le corresponde; 3) los órganos de prensión (en particular las manos); 4) la función genito-excretora de la fuerza vital; 5) el sistema adiposo. Este chakra es la sede del dios Visnú, aspecto conservador de la divinidad, y de su *Sakti*, Rakini. El dios es representado con cuatro brazos cuyas manos sostienen una concha, un disco, un loto y un mazo; la diosa, que también tiene cuatro brazos, sostiene un tridente, un loto, un tambor y una lanza; tiene tres ojos y un aspecto terrible. Por otra parte, el nombre del chakra quiere decir "la sede apropiada" de la *Sakti*). Por otra parte, se dice que el mantra VAM es "inmaculado, claro como la luz de otoño". Esta antítesis evoca verosímilmente el hecho de que la fuerza ligada ai principio húmedo y pasada al estado libre se transmuta en el primer nivel más allá de la "tierra" (paso de las "aguas inferiores" a las "aguas celestes", para servirnos de una terminología conocida).

Las correspondencias en el plano afectivo son: el deseo sensual, la fatiga, la aversión, la vergüenza y la languidez. Se relaciona con este chakra la fuerza que en el hombre ordinario hace nacer la sed, no sólo la sed física.

III. Manipura-chakra

Corresponde al plexo epigástrico. Lugar: región lumbar, a la altura del ombligo. De diez pétalos, correspondientes a las letras día dhia, nía, ta, tha, da, dha, na, pa, pha. Color: rojo. Su signo es un triángulo con dos cruces gamadas como puntos culminantes, símbolo del tattva del fuego, elemento que corresponde a este chakra. Mantrá: RAM. Está en relación con: 1) la fuerza expansiva de la materia física; 2) el tanmatra, de la vista (color y forma) y el órgano sensorial correspondiente; 3) el órgano de la defecación; 4) la función de asimilación y, en particular, de la digestión de la fuerza vital; 5) las partes carnosas del individuo. Se le asocia también con tejas, en tanto que fuerza expansiva y calórica.

Manipura quiere decir literalmente "la ciudadela de la alegría". Es concebido como "la región roja de la llama", en donde reside Rudra, equivalente a *Siva*, en tanto que manifestación disolvente, devoradora del poder cósmico. Lo mismo que en las representaciones tradicionales, el dios está recubierto de las cenizas de lo que la llama ha devorado, presentándose como vara-mudra y como abhaya-mudra, es decir, con el doble gesto que destruye el miedo y que concede favores.[301] Tiene con él a Lakini, su *Sakti*, azul turquesa con tres cabezas y tres ojos, un rayo y una espada en las manos. Estas representaciones indican que en este chakra el proceso yóguico conduce a una "ignificación": lo que en el chakra precedente era todavía fuerza "acuosa" del deseo, aquí se consume y transforma en una sustancia ardiente que resplandece y que penetra en todo.

Las correspondencias en el plano afectivo son: la cólera (krodha), el miedo, la estupefacción, la violencia, la soberbia orgullosa. Se relaciona también este chakra con lo que en el hombre común se manifiesta bajo la forma de hambre.

IV. Anahata-chakra

Corresponde al plexo cardiaco. Lugar: región dorsal al nivel del corazón, siempre en la vertical. Tiene doce pétalos, correspondientes a las letras ka, kha, ga, gha, na, ca, cha, ja, jhá, ña, ta, tha. Color; gris humo; según la interpretación vedántica, es el humo que rodea al atman del ser vivo (*jivatman*) antes de haber adquirido el "conocimiento", la doctrina de los Upanishads según la cual el atman se oculta precisamente en lo más profundo del corazón, considerado como el centro del ser humano. El signo de este chakra nos remite igualmente a una idea de centro: la estrella de seis puntas o Sello de Salomón, formada por dos triángulos entrelazados que se equilibran, la punta de uno sobre la base del otro. Es además el signo del tattva

[301] *Shatcakranirupana.*

del aire, que corresponde a este chakra. Mantra: YAM. Está en relación con: 1) lo que de manera general es movimiento en la realidad física; 2) el tanmatra del tacto es el órgano sensorial que le corresponde (piel, etc.); 3) el órgano sexual masculino (pene); 4) la fuerza vital en su función ele irrigación orgánica y de ingestión; 5) el sistema sanguíneo.

En este centro reside el dios Isa, es decir, el "señor". La manifestación del poder primordial como dios personal (reflejándose en el atman en tanto que principio de la personalidad del individuo), representado él también con el doble gesto que aleja el miedo y concede favores. Cerca de él está su *Sakti*, Kakini, dorada, "penetrada por el dulce néctar de la inmortalidad", haciendo también ella el doble gesto que acabamos de mencionar. El nombre de este chakra tiene como origen el hecho de que los yoguis percibirían en él "el sonido producido sin que dos cosas se froten" (*anahata-sabda*): su puesta en relación con "la corriente de vida en el jiva". Los textos dan otras representaciones: en el interior de la estrella de seis puntas encontramos, lo mismo que en el muladhara, el triángulo invertido, o yoni, de la diosa; triángulo que contiene también el phallus de *Siva* que tiene ahora el aspecto de un vana-linga de oro; sobre el linga se ha puesto el signo de la luna, pero con el bindu, "punto", uno y simple, que está encima de ella; bajo el linga, encontramos a hamsa, principio vital que toma aquí el sentido del Yo suprapersonal en el que se reconoce la imagen conocida en el Bhagavad-gitá: "Semejante a una llama inmóvil en un lugar del viento." Es evidente que en esta descripción correspondiente a las opiniones generales de los Upanishads con respecto al corazón, en tanto que centro del ser humano y sede del atman, se mezclan opiniones tántricas particulares.

Las correspondencias en el plano afectivo son: la esperanza, ansiedad, duda", remordimientos, trepidación, excitación. El mantra YAM es llevado por un antílope negro que simboliza la rapidez inmaterial del aire bajo la forma del viento.

V. Visuddha-chakra

Corresponde al plexo de la laringe. Lugar: sobre el eje de la espina dorsal, al nivel de la garganta, en el lugar en el que la médula espinal se convierte en el bulbo raquídeo. Tiene dieciséis pétalos correspondientes a las vocales sánscritas: a, á, i, i, u, ü, r, r, l, l, e, ai, o, au, am, ah. Color: blanco vivo y brillante. Su signo es el círculo, símbolo del éter, al que corresponde. Mantra: HAN. Está en relación con: 1) la fuerza de dilatación, de espacialización, de la realidad física; 2) el tanmatra del sonido y del órgano sensorial que le corresponde (el oído); 3) la función expresiva de la energía vital 4) el órgano de la boca; 5) el sistema cutáneo.

En este centro se representa al dios Sadasiva andrógino (ardhanarisvara), de cuerpo la mitad blanco de nieve (plata, según otras descripciones), la otra mitad de oro, llevado por un animal que es mitad león y mitad toro. El atributo añadido al nombre de la divinidad, *Siva*, hace alusión al "ser eterno", y. por tanto, a una condición extrasamsárica. Sadasiva es acompañado por su *Sakti*, Sakini blanca y fría; se dice que ésta tiene como forma "la luz en sí misma" (jyotihsvarupa).[302] Pero esto significa similarmente que en este nivel la cualidad La cualidad de *Siva* está infundida ya en su *Sakti*. La región de este chakra se describe como una región lunar y etérea (la luz etérea que transforma la noche en día), y como el sol de la "gran liberación"; se dice también que se ve el atman en todo, dominando la forma triple del tiempo (el pasado, el presente y el porvenir). El mantra, HAM, es llevado en las representaciones de este chakra por un elefante blanco en el que quizá podría verse la transformación de aquel que, en el muladhara, refrenda el tattva de la "tierra": el éter, akasa, como espacio-conciencia en lugar de la densidad opaca material. Las correspondencias en el plano afectivo son: afecto,

[302] En el gesto que concede los favores (vara-mudra), la mano se coloca horizontalmente, con la palma vuelta hacia arriba, los dedos juntos y el pulgar atravesando la palma y tocando la base del anular. En el otro gesto, la mano, siendo la misma la posición de los dedos, está levantada, con la palma girada hacia el observador.

tristeza, respeto, devoción, contentamiento, lamento, con una referencia especial a la vida de la relación.

VI. Ajna-chakra

Corresponde al plexo cavernoso. Lugar: al nivel del arco orbital. Tiene dos pétalos correspondientes a las letras ha y ksha. Color: fulgurante como una llama blanca. Mantra: OM. En relación con: 1) el cerebelo; 2) la médula; 3) el "órgano interno" que incluye *buddhi*, *manas* y *ahamkara*; 4) en el macrocosmos, con sukshma-prakriti, es decir, la raíz de todos los poderes de la naturaleza en su dimensión sutil.

En este chakra se representa, en el triángulo invertido, una diosa, Hakini, semejante a la popia Kali, esposa de *Siva* en su más alta manifestación (*Paramasiva*). Hakini es blanca, exaltada por el amrita, la "ambrosía" o el elemento-sin-muerte; tiene seis caras y seis brazos, de los que dos manos hacen los mudra que conjuran el miedo y conceden favores, mientras que las otras sostienen objetos simbólicos: un rosario, un cráneo, un pequeño tambor, un libro. Literalmente, ajna-chakra quiere decir chakra o centro de mando. Su región es la del urna, la piedra frontal que en la iconografía hindú evoca el "tercer ojo" el ojo de *Siva*, que actúa como el rayo, como un vajra, y al que al mismo tiempo se le atribuye la visión cíclica o "ciclópea", la visión transcendente. La representación de este chakra en el triángulo invertido (símbolo de la diosa y signo del yoni, el órgano sexual femenino) conteniendo un rayo, un linga diamantino, tiene una significación análoga; ahora es la virilidad sivita bajo su forma de vajra, de fuerza-rayo que se manifiesta en toda orden mágica, y que une a la *Sakti* primordial. Ésta responde en la iconografía a la representación por encima del linga —llamado aqui itara- linga— del "espíritu interior" (antar-atman) resplandeciente como una llama, cuya luz hace fácilmente visible, como el espíritu olímpico, "todo lo que está comprendido en la manifestación".[303]

El símbolo se desarrolla más tarde: sobre el triángulo invertido se encuentra a su vez el signo de la luna y encima de ella el bindu. Dice el comentario que en el bindu está comprendido "un espacio infinito resplandeciendo con el esplendor de los soles infinitos".[304] En esta región reside el Señor más allá del estado: santi (alusión a un estado superior al del simple "éter de la conciencia") con un cuerpo formado por fulguraciones. Estamos en el umbral de los tattva puros.

VI b y VI c

Los textos tántricos hablan también de dos centros menores situados cerca del ajna-chakra. El primero se llama manas-chakra y tiene seis pétalos. Tal como precisa su nombre, está en relación con la parte mental del jiva; bien con la actividad de la ideación y de la representación ligada al sistema sensorial que le corresponde, bien con la actividad fantástica que se manifiesta en el sueño y durante las alucinaciones. Se cree que el despertar de este chakra presenta sobre todo un peligro: visiones alucinatorias y clarividencia caótica si el desarrollo del yoga no se ha conducido de una manera regular.

El segundo centro menor se denomina soma-chakra. Tiene dieciséis pétalos; esta situado en mitad del cerebro, por encima del centro menor del que acabamos de hablar. Los datos que le

---

[303] Como en la representación simbólica tradicional. Sadasiva es representado con cinco rostros y diez manos, que sostienen objetos, ellos mismos emblemas, de los atributos divinos particulares, como un tridente, una lanza, una espada sacrificial, un rayo, la gran serpiente Dahana, una lámpara, un aguijón y un lazo.

[304] Se ha querido interpretar itara haciendo referencia a la capacidad de trascender a Kala (la 'temporalidad); el itara-linga sería entonces una alegoría de la virilidad sivaita bajo este aspecto. Cf. *La Puissance du Serpent*, p. 79 del texto.

conciernen son muy poco precisos. Parece estar en relación con las formas de ideación creadora y además con todo lo que se piensa desarrollándose con un rigor lógico. El control de uno mismo se liga también con él, así como los sentimientos y disposiciones hacia la vida ordinaria del jiva: con pasión, magnanimidad, renuncia, determinación, resolución, seriedad.

VII. El séptuple cuerpo causal

En el nivel del centro de la frente, se encuentra un loto blanco de doce pétalos que se relaciona con los tattva puros. Más que de un verdadero chakra se trata de una "región" que, en la iconografía simbólica, incluye:

1) el triángulo invertido de la Gran Diosa, llamada a-ka-tha: son tres letras sánscritas con las que se corresponden los tres lados, horizontal, derecho e izquierdo, del mismo triángulo para simbolizar los tres elementos de la tríada incluida en Parabindu, en la unidad trascendental (sol, luna, fuego, y las otras tríadas correspondientes);

2) un espacio hecho de sonido en el que el Parabindu se convierte, por así decirlo, en el movimiento primordial comparado precisamente con un sonido;

3) la "región del altar", en la que sobre un altar "que tiene el resplandor glorioso de las joyas rojas", se levanta el "Maestro eterno", gigantesco, importante, "semejante a una montaña de plata";[305]

4) el hamsha en su forma suprema, "eterna", es decir, equivalente a la unión de *Siva* (= ham) y de *Sakti* (= sah), que constituye el primer tattva de toda la jerarquía transcendental.

En su conjunto, esta región se denomina "la casa sin cimientos", para designar el poder que reposa sólo en sí mismo,

[305] Cf. *La Puissance du Serpent*: texto del *Shatcakranirupana*.

el cual es característico de los tattva puros. Dicen los textos que los yoguis-realizan aquí el "séptuple cuerpo causal", que corresponde precisamente a siete "momentos" del porder en estado puro (siva-sakti, nada, bindu, [tribindu], sattva-rajas-tamas); si este "cuerpo" toma el nombre de karananantara-sarira (el cuerpo causal intermedio viene después), hay que entenderlo por relación a la causa inmóvil sobreordenada, de la que representa la manifestación primordial hecha de acto puro (suddhabuddhi-prakasa).

También en esta región transcendente aparece el doble mudra real, el doble gesto que aleja el miedo y concede los favores.

VIII. Sahasrara-chakra

Lugar: en la cabeza, en la fontanela. Se le denomina "el loto de mil pétalos". Sin embargo, esta cifra no se corresponde con el mismo número de corrientes pránicas, tal como sucede en los otros chakra, sino que más bien debe dar una idea de grandeza. Otros autores sostienen que 1.000 = 50 x 20, y que se habría querido indicar una multiplicación y un "poder" (en el sentido matemático superior al de las letras del alfabeto sánscrito). Se dice, en efecto, que éstas, distribuidas de manera variada en los seis centros inferiores, se reunirían en el sahasrara y se reharían según el modo de la eternidad. En triángulo invertido de la gran *Sakti* reaparece aquí en el simbolismo ya no con un linga como contrapartida, sino como el "punto supremo" (parabindu) en tanto que "vacío" (sunya), es decir, en tanto que incondicionado, simplicidad inmaterial de una fulguración pura transcendente en la que se empujan los límites de todo estado condicionado (significando, por el contrario, lo "pleno" es conjunto de los tattva en su aspecto inmanente, ligado a la manifestación y diversamente articulado). En el sahasrara, la *Sakti* ya no tiene residuos: es cidrupini, es decir, que tiene la forma de *Siva* y por tanto resuelta, liberada. Es ya una "con el cuerpo de su esposo" en cualquier cosa que les es superior a uno o a otro y que correspondería al *mahasukha-Kaya* del *Vajrayana*, es decir, al estado que está más allá de la transcendencia misma de un nirvana considerado de manera unilateral.

Por tanto, el sahasrara sólo se llama chakra por una razón de uniformidad. En realidad, no es un "centro" como los otros; está situado en realidad fuera del cuerpo, en el punto en el que la línea del eje sobrepasa el cráneo. Como cuerpo correspondiente al universo, en lugar de la transcendencia más allá del cosmos, el sahasrara está situado, pues, por analogía, por encima del cuerpo.

La descripción de los chakra que dan los textos tántricos, tal como la hemos realizado abreviadamente, comprende, pues, múltiples aspectos. Ante todo, se tiene en cuenta la correspondencia entre los chakra y los plexos, funciones y fuerzas del organismo humano; lo que significa que en esas funciones, en esos plexos y en esas fuerzas están encerradas "durmientes", otras tantas formas de la conciencia que remiten, a su vez, a los "dioses" que presidirían las diversas actividades del cuerpo (adhinishthatri). En segundo lugar, se dan las correspondencias de los cinco primeros chakra con los elementos o tattva. Correspondencias que pueden servir de base para el conocimiento de éstos, para los contactos con ellos mediante un dhyana o samyama sobre uno de los chakra.

El mantra asociado a cada chakra es dado con un diseño operativo: el despertar del chakra puede ser facilitado con el empleo de ese mantra, empleo en el que entra en juego, naturalmente, la forma sutil de éste, o su visualización.

En cuanto a las figuras divinas que se pone en correspondencia con cada chakra, es posible que su contemplación y la de sus atributos preparen también el despertar, lo que evidentemente está condicionado por el fondo de resonancia que esa contemplación puede encontrar en la psique de una persona perteneciente a su correspondiente tradición cultural. Es preciso también considerar un proceso inverso: si una figura divina "realizada" en un dhyana lleva al despertar de un chakra, a su vez este despertar puede tener el efecto de destruir el aspecto en lugar de hacer conocer la esencia bajo el aspecto de un estado correspondiente y sin forma de la conciencia iniciática.

Por su número, los chakra reproducen el Septenario o Hebdomadario, que, como sabemos, figura en numerosas tradiciones iniciáticas y de los misterios sóficos. Cuando en estas tradiciones se habla de la jerarquía planetaria, de los viajes celestes, de la ascensión a través de siete esferas, de un septenario en el que cada elemento se corresponde con un grado iniciático (como, por ejemplo en los misterios de Mitra), las transformaciones alquímicas de la "materia primera" relacionadas también con los planetas, etc.,[306] es preciso ver en todo esto un simbolismo que concierne a experiencias análogas a las del hatha-yoga (la ascensión a través de los chakras). Tal como ya hemos dicho, no deben verse estas realizaciones en el plano de la "psicología", sino más bien como una dilatación cósmica de la conciencia. En la ascensión a lo largo de sushumna, se suponen al cuerpo otros tantos "dioses", se toma posesión de otras tantas "sedes" (loka), más allá del mundo sensorial, sedes llamadas Bhuloka, Bhuvarloka, Svarloka, Janaloka, Tapoloka y Maharloka.[307]

En general, se atribuye también a todo chakra despertado

---

[306] Esta figura del Gurú eterno podría compararse con la del Adán Kadmon de la Cabala o del "hombre gigantesco" e "inefable" cuya sustancia es pura luz y que se ve desde la "montaña", del que han hablado algunas escuelas gnósticas alejandrinas.

[307] A propósito de las correspondencias hermético-alquímicas del paso a travez de los "Siete", cf. EVOLA, *La Tradition hermétique*, op. cit. La doctrina esotérica de los chakra se encuentra aquí en parte en un misterio cristiano: J. G. GICHTEL: cf *Introduzione alia Magia*, op. cit., v. 11, pp. 16 y ss. En cuanto a las correspondencias septenarias que se refieran-a los planetas, a las jerarquías celestes y a los órganos de la corporeidad, cf. AGRIPA, *OCC. philos.*, II, 70; I, 22 y ss., 74.

un modo particular de conocimiento colocado bajo el signo del tattva correspondiente. Si se habla de esferas o de mundos, del Fuego, Agua, Aire o Éter, por lo que concierne a los primeros tattva más allá de la Tierra, hay que entender por ello otras tantas transformaciones de la experiencia de la naturaleza, la percepción de dimensiones distintas a ésta. La "sede" constituida por cada chakra es considerada como adecuada para la penetración de un cierto aspecto de la naturaleza o de seres vivos que tienen una correspondencia con el tattva que allí se manifiesta. Así, los chakra más bajos conducirían al conocimiento de las leyes y fuerzas que actúan en los aspectos elementales de la naturaleza. El chakra que está cerca del plexo solar conduciría al conocimiento del carácter y las tendencias de los seres humanos. El chakra del corazón y el de la laringe permitirían leer los sentimientos y los pensamientos de los demás, etc. Evidentemente, todo ello presupone que se ha adquirido la capacidad de dislocar la propia conciencia en las diversas zonas del cuerpo sutiles.[308] En principio, desde el punto de vista mágico, el poder adquirido sobre un elemento en el interior de uno mismo daría el dominio de las manifestaciones de este elemento en el mundo exterior, en razón de la unidad sustancial y ontológica de los principios.

Sería interesante buscar las correspondencias del kundalini tántrico en las enseñanzas y símbolos de otras tradiciones, pero esto nos llevaría demasiado lejos. Nos limitaremos a mencionar que el ureus, la serpiente que lleva el soberano a modo de diadema en las representaciones egipcias, simboliza verosímilmente la misma fuerza,[309] y cuando los hermetistas hablan de "basílica filosofal" de la "Vía Seca", que lo mismo que

---

[308] Anandalahari, com. al v, 35,

[309] B. DE RACHEWILTZ. en *Egitto magico e religioso*, Turín, 1961, pp. 171-175, y en *Il Libro degli Inferi*, Roma, 1939, pp. 24-32, ha subrayado estas correspondencias (en lo que concierne también al símbolo de las dos serpientes enfrentadas, que podrían coincidir con píngala e ida).

el rayo quema todo "metal imperfecto", podrían estar pensando en el despertar de kundalini.[310] Podrían encontrarse otras correspondencias en Oriente y en Occidente por lo que concierne al centro de base, el muladhara.[311]

---

[310] CROLLIO, en *Basílica Chymica*, Francfort, 1609, p. 94.

[311] Puede indicarse, como correspondencia a la enseñanza tántrica relativa al muladhara en tanto que centro donde comienza, por medio de kundalini. el proceso de regeneración del cuerpo, la tradición referida por Agripa (*Occ. Philos.*, 1, 20) a proposito de "un hueso minúsculo, llamado luz de los hebreos, que no está sujeto a ninguna corrupción, no es vencido por el fuego y permanece siempre indemne, y del que, se dice, nuestro cuerpo humano brota como una planta de su semilla en el momento de la resurrección de entre los muertos (AGRIPA añade: "Y estas virtudes no se experimentan por el razonamiento, sino por la experiencia".) A. REGHINI (introducción a la traducción italiana de AGRIPA, Milán 71926. p. CDI) ha revelado, por otra parte, que luz, en arameo, es el nombre del cóccix, del hueso de forma cónica que se encuentra en la extremidad inferior del sacro, en la base de la columna vertebral. Luz era también el nombre antiguo de la ciudad que Jacob nombra después de Bethel ("Casa del Señor"). después de que, habiéndose dormido sobre una piedra, tuvo una visión y se dio cuenta de que se encontraba en el lugar terrible en donde moraba el Señor (Génesis. XXVIII, 11-19). Y hay tradiciones referidas por Reghini. según las cuales habría cerca de Luz-Bethel un pasaje que conduce a la "vía hacia la ciudad que estaba totalmente oculta" (símbolo del conjunto de los estados correspondientes a los chakra.

TÉCNICAS PARA DESPERTAR EL PODER DE LA SERPIENTE

El proceso "puramente yóguico" se basa ante todo en la respiración y el control de ésta: el prânayama. El prânayama no pertenece sólo al tantrismo. Existe también en el yoga, y Patanjali lo definió así: "Detención del movimiento de inspiración y espiración tras haber realizado el asana."[312] Sin embargo, no puede hablarse de verdadera detención —viccheda— más que en las últimas fases de la práctica, que se llama también prânayama en las otras fases. Hay que remarcar qué el control de la respiración y su suspensión pueden utilizarse con fines muy diversos.[313] El yoga tántrico emplea el prânayama para el despertar de kundalini, mientras que en el dhyana-yoga se realiza esencialmente para regularizar y suspender la fluencia mental.

Esto no excluye que incluso en el hatha-yoga se sirvan también de la respiración para las prácticas preliminares o coadyuvantes. Por tanto, puede asociarse a procedimientos mediante los cuales se trata de desplazar la conciencia hacia la sedes correspondientes a las capas más profundas de la

---

[312] *Yoga-sutra*, II, 49.

[313] Por ejemplo, la suspensión del aliento se utiliza también en la magia baja en algunas formas de lo que se llama el phowa, es decir, para transportarse a otros seres humanos, y también en el fakirismo, para favorecer la hibernación, es decir, la suspensión de las funciones vitales del organismo por un cierto tiempo, durante el cual el cuerpo puede ser incluso amortajado.

corporeidad. Esto se apoya en la relación existente entre los diferentes ritmos de la respiración y sus sedes. La base inmediata es la respiración al ritmo que le es propio en la vida normal, en estado de vigilia, vida en la que la conciencia está esencialmente ligada al cerebro y a lo mental. En esta forma, la respiración tiene dos características: en primer lugar, es arrítmica y desordenada, a imagen de la vida mental y emotiva del hombre ordinario; en segundo lugar, hay una desproporción entre la inspiración y la espiración, pues habitualmente tienen una duración distinta.

El punto de partida de las prácticas de las que acabamos de hablar es la "toma de la sede del prâna", lo que se llama también "tomar como montura al pájaro hamsa". Tal como ya hemos indicado, se da el nombre de hamsa al principio vital en su relación particular con la respiración y el prâna (las dos sílabas que componen esta palabra se relacionan con la inspiración y la espiración). Su representación bajo forma de pájaro hace alusión al estado de inestabilidad, de volatilidad de la respiración ordinaria, que va y viene entre el exterior y el interior, y al mismo tiempo, de manera general, al carácter fugitivo e inaprensible del principio vital en el hombre. Se dice que la fuerza del yoga transforma esta naturaleza del hamsa, que su modalidad de pájaro (*pakshitva*) será superada, que se convertirá en no-terrestre (*nishprapanca*) y se disolverá.[314]

Ya señalamos en su momento que el prâna no es la respiración ordinaria, sino la respiración realizada en su aspecto vivo y sutil: este punto es también esencial porque en las vulgarizaciones occidentales del yoga el prânayama termina a menudo por ser presentado como una especie de gimnasia respiratoria (que incluso bajo esta forma puede ser útil en el plano de la existencia ordinaria y profana, lo que no cambia nada la situación). A este propósito se ha hablado de una

[314] Cf. WOODROFFE, *Garland of Letters*, op. cit., p. 184. Hamsah es también considerado como el mantra del prâna en tanto que respiración.

desmaterialización, o de una interiorización de la respiración y de la función respiratoria, con el fin de que se produzca la experiencia del prâna: el hecho de que los textos hablen de un prâna dirigido sobre tal o cual parte del cuerpo, y que afirmen también que es necesario sentirlo en todo el cuerpo, y no sólo en el aparato respiratorio pulmonar, indica claramente que no estamos refiriéndonos a la respiración bajo su forma ordinaria.

Así pues, es en este sentido como debe "cabalgarse el pájaro hamsa", es decir, tomar la sede del aliento vivo. Tras lo cual, la primera operación del prânayama consiste en dar a la respiración un ritmo diferente de aquel que le es propio en el estado de vigilia, un ritmo siempre más tranquilo, más igual, más profundo y más lento, se ve en esto una técnica destinada precisamente a forzar la puerta cerrada del subconsciente. Los textos indican primero el ritmo 2t-t-2t, es decir, una respiración igualada, con una aspiración (puka) que dura, por ejemplo, seis segundos, una retención del aliento (kumbhaka) que dura la mitad de ese tiempo, es decir, tres segundos, una espiración (recaka) de seis segundos, y así a continuación. Puede calcularse el tiempo contando los latidos del corazón o las peticiones interiores de un mantrá. Poco a poco, el ritmo deberá ralentizarse, pero sin un esfuerzo muscular particular; más bien por medio de una acción mental. Cada fase o cada grado de esta progresión debería estabilizarse a continuación hasta el punto de que sea posible realizarla cuando se quiera, como si se tratara de un ritmo natural, tras algunos minutos de preparación. Entonces la atención no se vería ya distraída por la dirección y el control del aspecto físico del prânayama. Esta práctica, realizada adecuadamente, facilitará, pues, el desplazamiento de la sede de la conciencia. A esto se le llama también "entrar" o "pasar al estado interno". Se ha dicho, no sin exageración, que igualando inspiración y espiración al ritmo de 2t-t-2t bebe ya de la fuente del elemento-sin-muerte que está en el "sol".[315]

---

[315] *Qvagama* (Pranavidya), p. 221.

En cualquier caso, el primer cambio de estado provocado por prânayama engendraría una sensación de presencia tranquila solar en la vida. Se comprende entonces la razón de que a esta transformación o descenso se le llame también una "entrada". En la sede que para el hombre ordinario es la de la dispersión en el sueño y el torpor, los valores se trastocarían: esta sede se revelaría como la de "un ser en sí", en una calma y una lucidez perfectas que harían aparecer la "conciencia de vigilia" como un "ser exterior", en un mundo de desfallecimientos, de agitación, casi en una vida de sombras.

El paso de la sede del corazón implicaria en particular, o tendría como consecuencia (ello dependería de los métodos)[316] la suspensión ("la puesta a muerte") de manas en tanto que órgano del pensamiento discursivo, de la actividad de ideación, de las asociaciones mentales, y, por tanto, de las funciones "psicológicas" ordinarias.

"Matar" el manas en el corazón es un tema retomado a menudo en los Upanishads, en donde, por ejemplo, se lee: "Deten tu manas hasta que éste sea destruido en el corazón: ahí está el saber, la liberación, el resto no es mas que trastos viejos de la erudición";[317] pero aquí se refiere claramente al dhyana-yoga. Y dice más tarde: "Con el cuerpo triplemente erigido y equilibrado, los sentidos y el manas encerrados en el corazón, el sabio puede franquear las ondas terribles (del samsara) sobre la nave de Brahmán."[318] Psicológicamente, los estados son los siguientes: ante todo, se presentan pensamientos lúcidos y ligados en gran medida a la actividad del Yo que interviene y los

---

[316] Cf. *Hathayogapradipika*, IV, 21: "Quien detiene el aliento, detiene también la actividad de manas. Quien ha dominado manas, domina también el aliento:"

[317] *Brahmabindu-upanishad*, p. 5; las mismas expresiones en el *Maitrayani-upanishad*, VI. 34.

[318] *Çvelagvaiara-upanishad*, 11,8.

desarrolla con diversas asociaciones; vienen después las asociaciones de los pensamientos espontáneos e involuntarios, en una semiconsciencia; en tercer lugar, no se trata ya de pensamientos mentalmente "hablados", sino de imágenes sin orden y cada vez más raras. Tras lo cual, el manas sería "devorado" en el estado de sueño en el hombre ordinario. Mientras que en el yogui se sucederían estados conducentes a la supraconciencia propia de la sede del corazón.

Los desarrollos ulteriores del prânayama comportan un ritmo cada vez más lento y profundo de la respiración, hasta llegar a su suspensión. Le corresponde un "espacio" que se extiende más allá de la región cardiaca, en la dirección del muladhara, espacio en el que se producen otros cambios de estado. Si se es capaz de insertarse en este desarrollo de una manera orgánica, para llevarlo hacía adelante, uno se encuentra a continuación en el estado que corresponde al sistema óseo (la "tierra" del cuerpo humano), donde cesa la respiración: la "conciencia" de este estado parece presentarse bajo la forma de un "calor" que se vuelve tórrido y devorador.

Estos textos hablan también de la aparición de un esqueleto "grande como el universo", hecho de luz blanca. El punto final sería una concentración absoluta con uno mismo, un sentimiento de un "YO SOY" o de un Yo absoluto; como residuo desnudo dejado por el hamsa, por el prâna convertido en fuerza disolvente que se consume a sí misma. Al romper este límite, al "abismarse", el sueño de kundalini, y su entrada en sushumna, deberían producirse.[319]

Ése es el proceso tal como podría desarrollarse de manera

---

[319] Ya en los Upanishads se habla de aquel que "como no tiene Yo (*niratman*) debe ser considerado como inconmensurable y sin sostén". La "destrucción del Yo" (*niratmakatva*) es correlativa al hecho de "romper el límite de la retención del aliento" y al de "no ser más que uno con aquellos que no tienen límites, cuando el prâna recorre el muladhara" (*Maitrayani-upanishad.* VI. 20).

natural, por así decirlo, a medida que se vaya produciendo una profundización progresiva, después de haberse ocupado la sede de prâna, tras haber cabalgado sólidamente en el pájaro hamsa. La intensidad de la concentración en un punto fijo, central, separado, sustantivado en luz, bastaría para conducir en este caso de una fase a otra, porque se provocaría así, en un momento dado, no sólo el cambio de ritmo de la respiración, sino también su suspensión, casi como un reflejo físico de la inmovilidad absoluta y de la unidad realizada interior.[320] Es éste un aspecto del proceso. Otro de sus aspectos podría corresponder al simbolismo taoísta del dragón que echa a volar en el éter y también al de Mitra, quien consiguió coger al toro por los cuernos y cabalgar sobre él; el animal se entrega a una carrera desenfrenada, pero Mitra no suelta su presa, y al final, cuando la bestia se detiene agotada, la mata.[321] Esta última fase podría corresponder a la ruptura del límite de la que hemos hablado, y también al símbolo del símbolo del "lanzazo de Phineas" relacionado por nosotros con las prácticas sexuales tántricas de nivel iniciático. Interpretado en los términos del prânayama, el proceso, en este segundo aspecto, podría consistir también en "extenderse" sobre la respiración normal, dejándola por sí sola, sin que intervenga ningún movimiento del espíritu, pero permaneciendo bien presente en uno mismo, intensificando la fuerza de manera sutil. Si verdaderamente no es "tocado", la respiración cambiaría el ritmo por sí misma, como en aquellos que se hunden en el torpor o el sueño, y el "vuelo" o el "curso" se refieren a la experiencia de los cambios de estado que se producen si subsiste la conciencia. Tanto en la primera forma de la práctica como en la segunda, hay dos puntos esenciales: ante

[320] Cf. EVOLA, *La Doctrine de l'éveil*, op. cit. p. 206. por lo que concierne a los dhyana del budismo de los orígenes, que parecen corresponder a esto desarrollo, estando a menudo el último de ellos en relación con la detención del aliento.

[321] Cf. F. CUMONT, *Les Mystères de Mithra*. Bruselas. 1913. p. 135.

todo, la inmovilidad interior completa, una sutil presencia en uno mismo, quintaesenciada, para que no turbe el desarrollo y la transformación naturales de los estados de la respiración; en segundo lugar, la capacidad de superar el miedo orgánico que hace que, por una especie de sobresalto, se reaccione en el momento del cambio de ritmo, cayendo de nuevo en el punto de partida. Es importante que estas prácticas diferentes estén impulsadas por estados de ánimo adecuados. En la vía doble que hemos llamado normal o natural, la orientación interior sería así un factor de primer plano. Se subraya que es muy difícil "hacer franquear el umbral de la conciencia" adaptándose al primer cambio de estado si no se aplica al sadhana con un espíritu abierto, amplio y limitado, libre de toda escoria o preocupación mundana, "luminoso". Este estado de alma puede ser favorecido o reforzado por imágenes adecuadas; imágenes que evocan la inmensidad, la cosmicidad, la calma superior, todo lo que es vasto, impersonal y sin límite en la naturaleza.

En el kundalini-yoga, el doble procedimiento "natural" no es, sin embargo, el único. Sin que haya que abandonar el estado de centralidad del que ya hemos hablado, de presencia calma y solar, en la vida y en la respiración, se tienen en cuenta en las fases avanzadas las intervenciones activas, ya sea un régimen particular de la propia respiración o la utilización de la imaginación mágica.

Para estas fases, se presupone un organismo físico, sano y sólido sobre todo en lo que concierne al corazón. Después hay que entrenarse en llegar a tener una respiración física "completa", utilizando toda la capacidad pulmonar. Primero hay que llenar la parte inferior de los pulmones, bajando el diafragma y dilatando la parte delantera del abdomen; después la parte media de los pulmones, levantando el esternón y ensanchando las costillas inferiores; y finalmente la parte superior del pecho, llevando la espalda hacia atrás.

Habría que respirar no con la boca, sino siempre con la nariz. Luego las fases se fundirán en un solo movimiento sin que tenga que intervenir la atención.

Ya hemos dicho que Patanjali sitúa la realización del asanas antes del prânayama. Uno de los asana más empleados por el yoga hindú es el siddha-asana: sentado, con el tronco y el cuello rectos (se dice: en equilibrio perfecto, como si la espina dorsal fuera una columna de monedas superpuestas), las piernas cruzadas de manera que el talón izquierdo toque el perineo, es decir, la zona correspondiente físicamente al lugar del muladhara, donde termina la espina dorsal (según algunos textos, debería cerrar el orificio anal), y el talón derecho se apoya en el lugar en donde se pliega la pierna izquierda, si es posible hasta tocar los órganos genitales y cerrar el orificio del pene. Las manos están horizontales, con las palmas hacia arriba, la derecha sobre la izquierda, bajo el plexo solar. Esta posición aseguraría una gran estabilidad. Otro asana muy empleado se diferencia del que acabamos de descubrir por el hecho de que la manos se apoyan en las rodillas, con los dedos extendidos, a excepción del pulgar y del índice, que forman un círculo.

Es posible ver en las antiguas tradiciones occidentales posiciones que tienen también el valor de un asana, rebuscando en la iconografía hierática, en la antigua Hélade, por ejemplo, y en el antiguo Egipto. Un asana posible podría ser la posición sentado, corriente en la iconografía egipcia, inmóvil sobre una especie de trono, con el torso erecto, las piernas reunidas y paralelas, los brazos doblados en ángulo recto y puestos sobre reclinatorios a la altura requerida.

En cuanto al aspecto interno de los asana ya hemos dicho que cree que es indispensable que se les preceda de una contemplación identificadora que permita entender el significado interior de cada uno de ellos. Estas posiciones corporales deben ser consideradas como símbolos, como sellos divinos. Al realizar el asana, habría que tener el sentimiento de convertirse en la estatua viva de un dios.

No es necesario haber desarrollado en un alto grado la sensibilidad sutil para ser capaces de discernir un estado fluídico diferente —definible también como un bienestar fluídico— cuando se disponen los miembros según el asana, provocando éste, tal como hemos dicho ya, una especie de cierre del circuito de las corrientes pránicas del cuerpo. Otro factor importante sería, tras esta sensación, la evocación, y después la fijación, del "estado fluídico de la inmovilidad". La neutralidad y la fijación lúcida del espíritu libre de formaciones mentales deberían ser transfundidas al cuerpo por medio de una imagen mágica de éste, que puede retomar precisamente el motivo de la "estatua de un dios". Esta operación tendría igualmente importancia desde el punto de vista material, pues daría la posibilidad de conservar mucho tiempo la posición inmóvil sin experimentar fatiga (particularmente en la columna vertebral), en virtud de una especie de orden oculto que se transmite al conjunto físico y lo "congela".

Todo esto concierne a la "realización preliminar del asana". Pasemos ahora a las operaciones específicas del kundalini-yoga. Tiene dos grados: 1) la saturación pránica del cuerpo; 2) el despertar del poder de la serpiente.

1) Se ha dicho que es necesario antes que nada saturar el cuerpo de prâna, de la misma manera que la electricidad satura un condensador. Es inútil decir que el prâna no tiene nada que ver con el oxígeno; no se trata, por tanto, de una absorción del oxígeno del aire, sino de la absorción de prâna, aunque el proceso, como veremos a continuación, puede separarse también de la función respiratoria física, pudiendo realizarse la absorción sin la respiración o a contracorriente de ésta, en la fase de espiración. La operación se desarrolla, por tanto, en el plano de la corporeidad invisible y de sus energías. Se dice que al aspirar es necesario acumular la fuerza fuego, o energía irradiante (tejas).[322]

a) Se procede a la animación de la respiración a un ritmo

[322] Cf. *Amrtabindu-upanishad*, 19.

igual, 2t-t-2t, realizando la respiración como una corriente de luz viva que entra y sale, visualizando todo esto en el caso de que no se haya llegado todavía a sentir directamente de esta manera la respiración. Se piensa después que la corriente de luz aspirada se hace cada vez más intensa, más saturada, y alimenta un centro situado en el corazón que corresponde sivaico, como una llama que se eleva cada vez más alto bajo la acción de un fuelle.

b) Otra práctica, que tiene el mismo objetivo, comienza con la identificación, de la que ya hemos hablado, con la imagen de una divinidad dada y su propio cuerpo, el cual se concibe como vacío, formado por una película superficial de aire muy delgada. De acuerdo con el ritmo de la respiración, se va haciendo que se dilate esta forma en la imaginación, hasta darle el tamaño de una montaña; después, al espirar, se la contrae hasta que alcanza las dimensiones de una semilla, con un ritmo que se va ampliando y guardando la idea de base de una absorción saturadora.[323]

c) Otra práctica: se imaginan rayos de luz que irradian desde todos los poros del cuerpo en el momento de la espiración, y entran de nuevo en él con la inspiración, saturando así todo el organismo.

En algunos textos, esta práctica se complica con la proyección y después la reabsorción de las sílabas sagradas o de otras representaciones de los dioses.[324]

Repitiendo sistemáticamente las prácticas de este tipo, el ritmo físico de la respiración termina por ser el vehículo de un ritmo mental que se hace esencial y que incluso puede terminar por ser autónomo, con una respiración ante todo pránica, que se consigue no sólo con la garganta, sino con todo el cuerpo, o con la respiración suspendida, o en una inversión inferior de las fases

---

[323] Es una do las prácticas que indican los lexios publicados por EVANS-WENTZ. *Tibetan Yoga*, op. cit. pp. 173-175.

[324] Ibid., pp. 177-178.

normales de la respiración.[325] En el taoísmo operativo en particular, se trata de una respiración lenta, profunda, silenciosa, "embrionaria", llevada a cabo con todo el cuerpo a partir de la planta de los pies. Extrae la quintaesencia de la energía vital (el equivalente taoísta del prâna es el k'i o "fluido etérico"), y su ritmo se vuelve sustancialmente inmaterial.[326]

d) La práctica de la inversión es ya mencionada en el Bhagavad-gitá (IV, 29) en estos términos: "Para algunos, el sacrificio es la inspiración en la espiración y la espiración en la inspiración, y la detención de la inspiración y de la espiración." Habría que dar aquí sentidos inversos al ritmo, físico respiratorio: la inspiración sería considerada como un abandono, un distanciamiento, una disolución; y la espiración, por el contrario, como una elevación, un recogimiento, una irradiación, tanto más intensa cuanto más profunda haya sido la "disolución" en la fase precedente. Una continuidad íntima debería unir de manera natural las dos fases entre sí. Se procura que haya entre ellas una desproporción creciente en beneficio de la segunda: abandonarse cada vez más, disolviéndose en la inspiración, con el fin de elevarse con una intensidad radiante, de manera cada vez más clara, en la espiración.

El objetivo de todas estas prácticas es el de convertir al cuerpo en un condensador sobresaturado de energía pránica.

e) No es diferente el objetivo de la respiración de ritmo

---

[325] Swedenborg—el místico visionario sueco— hablaba a menudo de una respiración interior que se llevaría a cabo mientras que la exterior queda totalmente suspendida: suspensión que quizás se produce en él involuntariamente, también en el sueño, y durante el cual entra en una especie de trance y se ve en relación con angeles y espíritus (cf. M. LAMM, Swedenborg, París, 1937, pp. 14, 71).

[326] Cf. H. MASPERC, "Les Procédés pour nourrir le Principe vital dans la religion taoïste", Journal asiatique, 1937, pp. 177-252: M. GRANET, *La Pensée chinoise*, París, 1934; C. PUINI, *Taoismo*, Lanciano, 1922, pp. 111 ss.

progresivo". Ésta consiste en respirar por una ventana de la nariz y después por la otra, alternativamente, según el siguiente ritmo: inspiración = t, retención = 4t, espiración = 2t; todo ello acompañado finalmente de un mantra. Ejemplo: se abre (primero materialmente, cerrándola con un dedo, y después por una orden interior) la ventana de la nariz derecha y se respira por la izquierda mientras se repite ocho veces un mantra, sintiendo todo el tiempo la corriente viva que brota de la vía de ida. Se mantiene la respiración durante treinta y dos repeticiones del mismo mantra. Después se cierra la ventana de la nariz izquierda y se espira con la derecha por la vía de píngala mientras se repite el mantra dieciséis veces. Se reinicia esta respiración un cierto número de veces, y después se invierte la práctica, es decir, que se aspira con la ventana de la nariz derecha y se espira por la izquierda el mismo número de veces. En una tercera ocasión, y siempre el mismo número de veces, se respira a ese ritmo por las dos ventanas de la nariz.

Habría que repetir esta práctica muchas veces al día; se aconseja para esto el alba, el mediodía, la tarde y la medianoche. El periodo bastante largo de retención del aliento que la caracteriza daría ya impulso al proceso de transformación de las energías, a la fusión de prâna y apana, y a la producción del calor mágico, el cual será tanto más fuerte conforme el ritmo se vaya haciendo lento, profundo y silencioso. Hay que advertir, sin embargo, que "lo mismo que las fieras, el aliento sólo puede dominarse poco a poco, pues si no se hace así matará al practicante". Al principio, puede constatarse entre los que practican el prânayama escalofríos en todo el cuerpo y desvanecimientos. Pero a medida que la práctica se completa con la realización perfecta de su aspecto sutil y de su significación interior, aparece una especie de estado natural de orden superior. Así, por ejemplo, los textos no presentan el kumbhaka, el estado en la que la respiración queda suspendida, con el cuerpo absolutamente inmóvil y el flujo de las formaciones mentales interrumpido, como si se hubiera obtenido por un esfuerzo extremo, por una especie de violencia sobre uno mismo;

lo convierten en "el estado normal del espíritu". Por el contrario, lo que sí se considera como un desarreglo es el movimiento de la respiración. Se dice, además, que el kumbhaka acrecienta la estabilidad y la firmeza de la fuerza del practicante.[327]

Los efectos físicos de estas prácticas se describen también en términos contrarios a los que designaría una práctica mortificadora del cuerpo. "Los signos que indican que se ha llevado el hatha-yoga a su perfección son los siguientes: el cuerpo se vuelve liso, la palabra se hace elocuente, se escuchan claramente sonidos interiores, los ojos se vuelven claros y resplandeciente, el organismo se ve liberado de todo problema, el líquido seminal está concentrado, el fuego digestivo y las diversas corrientes del aliento quedan purificadas.[328]

Un texto tántrico tibetano describe en estos términos los estados interiores que acompañan a las primeras prácticas de sobresaturación pránica del organismo: "Al principio se produce algo que se parece a un calor; después, el espíritu adopta su estado natural; entonces cesa automáticamente la formación de pensamientos y se constatan fenómenos (visuales), como humo, espejismos, chispas y cualquier cosa que se asemeje a un cielo sin nubes."[329]

2) Iras haberse entregado durante un cierto periodo a las prácticas de sobresaturación pránica del cuerpo, se pasa a la fase de las prácticas que tiende propiamente a despertar a kundalini.

---

[327] *Pranavidya*, 50.

[328] Hathayogapradipika, II, 77. Cf. La *Çvetacvatara-upanishad* (II, 13), indica, como primeros efectos de yoga, la agilidad y la salud del cuerpo, la ausencia de deseos, una apariencia clara, un olor corporal agradable, una voz límpida, la reducción de la heces.

[329] Texto en *Tibetan Yoga*, p. 195. Cf. *Çvetagvaiara-upanishad* (II, 11): "Formaciones de nubes, de humo, de soles, del viento y del fuego, de luces danzantes, de rayos, una claridad de cristal de roca y de luz de luna preceden, en el yoga, a la revelación de Brahmán".

Había que estar en una especie de ermita, en un lugar deshabitado, lo más lejos posible de ciudades y pueblos. Se cree que una montaña o una isla son los medios naturales más adaptados a esta situación.[330] Durante el período intensivo del ciclo, el practicante debería evitar ver a nadie. El aislamiento se considera, por otra parte, como la mejor de las condiciones desde la fase preliminar; la acuidad de los sentidos se acrecienta, las aguas se calman poco a poco en el interior de uno mismo, y la transparencia permite ver el fondo. No se debe hablar con nadie de lo que se hace o se espera hacer, y todavía menos de los resultados y efectos de estas prácticas (exceptuando, claro está, al maestro espiritual). "Los dioses aman el misterio", se dice, y se añade: "El yogui que quiere obtener poderes debe guardar el mayor secreto posible sobre el hatha-yoga, pues éste sólo es eficaz si se mantiene en secreto, y se vuelve vano si es divulgado sin discernimiento."[331] Sería necesario, además, evitar todo exceso y seguir un régimen alimentario sobrio. Se aconseja el régimen vegetariano; aunque no se practique en el Tíbet por razones locales de aprovisionamiento, en la India es imprescindible. Hay una condición que se impone con evidencia: la continencia sexual absoluta, pues la práctica se apoya esencialmente en la posesión y la transmutación del mismo poder del que la energía sexual es su precipitación material.

Física y "fluídicamente" habría, que llegar a un estado de calma y al mismo tiempo de gran sensibilidad, para responder al máximo a los efectos de la práctica. Los textos indican la posición ritual en la que el rostro está vuelto hacia el norte.

La preocupación por aislarse del mundo, por apartar todo

---

[330] El medio natural del Tíbet, con sus alturas glaciares, la inmensidad y la soledad de su paisaje, parece ser uno de los factores que han permitido a las tradiciones yóguicas conservarse más vivas en esta región que en otras. El *Chundogya-upanishad* (VIII, 15) y la *Maitrayani-upanishad* (VI, 30) prescriben elegir una "región pura".

[331] *Aitareya-upanishad*, III, 14; *Hathayogapradipika*, 1, 11.

pensamiento relacionado con este mundo, de crear un cinturón de silencio físico y mental, debería tener como contrapartida una vivificación del contactó con las influencias espirituales ligadas a la transmisión de la enseñanza. He aquí un rito mental propiciador utilizado como introducción a toda práctica: hay que imaginarse al maestro humano sentado en el asana que se haya elegido, encima de nuestra propia cabeza; encima de él imaginamos, en la misma posición, al que le ha precedido en la cadena iniciática, y así a continuación, en una columna vertical formada por personajes sobreimpuestos, hasta tocar el cielo, resolviéndose poco a poco en una luz pura y contundiéndose con el maestro-raíz que simboliza la influencia espiritual, no humana, irradiándose a lo largo de la cadena.

En la fase operatoria se procede habitualmente, ante todo, al vaciamiento del cuerpo que ya hemos mencionado: el cuerpo debe ser pensado como una forma completamente vacía, como si estuviera constituido por una superficie luminosa y transparente, de una delgadez nmaterial. El poder de concentración visualizador debería ser tal que, olvidando el cuerpo físico, no se vea más que esa imagen, no sea más que esa imagen. En el espacio que está comprende, hay que visualizar a continuación las tres arterias, píngala, ida y sushumna.

El símbolo de *Siva* inmóvil, llevando un cetro y abrazado por la *Sakti* como si fuera un vestido de llamas, se traduce en el binomio que forman la sobresaturación pránica del cuerpo y el poder central que anima y proyecta las representaciones, los símbolos y los mantrá adaptados a ese fin. En cuanto al aspecto sáktico de ese binomio, parece que a veces se ha intensificado en algunos medios por procedimientos análogos a la larga cohabitación con una mujer que se desea y que no se utiliza carnalmente: ya hemos hablado de ello a propósito del rito sexual. Uno de esos procedimientos consiste, en efecto, en visualizar ante sí a "la esposa, oculta", la *Sakti*, bajo el aspecto de un figura femenina real, dotada de todos los rasgos fascinantes capaces de despertar un deseo fuerte y vehemente. Después, la imagen es aosorbida poco a poco en uno mismo.

El hatha-yoga distingue la retención simple de la "gran retención" (*mahakevala-kumbhaka*). La primera es la retención que se sitúa entre la inspiración y la espiración, y en este caso la acción se despliega bajo la forma de una dirección oportuna de una y de otra.

La gran retención es la retención prolongada, no interrumpida, y sólo representa el "espacio" en el cual se actúa. La primera está ligada a la respiración igual, 2t-t-2t, o al ritmo progresivo t- 4t-2t; la inspiración por píngala y la espiración por ida, y después a la inversa, puede aplicarse también, sin embargo, al ritmo simple 2t-t-2t.

Un texto indica de esta manera la forma de entrenarse para la retención simple: se inspira por ida (ventana izquierda de la nariz), se retiene el aliento, se espira por píngala y se efectúa el kumbhaka, es decir, la retención prolongada. Habría que repetir este ejercicio cuatro veces al día (al amanecer, al mediodía, por la tarde y a medianoche) partiendo de diez kumbhaka por ejercicio y aumentando de cinco en cinco hasta llegar a ochenta. Así se harían trescientos veinte kumbhaka por día.[332] La transpiración y el temblor del cuerpo indican el punto hasta el que se puede ir en la retención con un organismo que obedece y responde. Puede asociarse con la gran retención el cierre físico de todas las aberturas del cuerpo; estando obstruidos los inferiores (el orificio anal y el del pene) por los talones cuando se realiza perfectamente el siddha-asana, pudiéndose cerrar las otras aberturas de las manos: las orejas con los pulgares, los ojos con los índices y corazones, las ventanas déla nariz con los anulares, las dos comisuras de la boca con los meñiques (esto sería "el shanmukhi mudra).. Después, tal como hemos dicho, el cierre puede sobrevenir también como una consecuencia natural de estados realizados interiormente, y se cree que entonces es cuando adquiere su eficacia máxima.

---

[332] *Hathayogapradipika*, II, 7-12, 4K (com.).

Se pasa gradualmente de la práctica de la retención simple a la gran retención. Los textos tántricos hindúes lo asocian con el empleo de los mantra HAMSAH y HUM, ligados a prâna y apana. Inspirando profundamente y animando la corriente pránica con HAMMSAH, se imagina que esta corriente se precipita hacia el muladhara.

Según algunos textos, esto entrañaría en el plano fisiológico una contracción progresiva de la abertura anal, y después, al cesar el movimiento de inspiración, una contracción de la región torácico cardiaca. La contracción del músculo del recto produce interiormente una especie de estremecimiento, en el pilum termínale correspondiente a la región del muladhara.[333] Cuando la respiración se detiene por el agotamiento del movimiento de inspiración, y cuando ha comenzado la fase de retención del aliento, hay que intensificar la concentración en el prâna según las diferentes profundidades que se supone ya conocidas por los ejercicios preliminares: en la fase luminosa, y después en la calórica, es decir, en aquella que corresponde al sueño profundo, y después, más lejos todavía, pasando del mantra HAMSAH al mantra HUM que sostendrá toda la fase de la retención (HUM, es también el mantra de kundalini).

Tras lo cual se vuelve a comenzar todo muchas veces. Se repite este ejercicio durante el día, pero cada vez menos a medida que el ritmo se hace más lento y el periodo de retención más largo, siendo este periodo precisamente aquel durante el cual se realizan las transformaciones, y se produce el calor mágico que al final despertará a kundalini. Incluso aunque no se esté comprometido en ese proceso, el espíritu debe permanecer recogido toda la jornada; hay que consolidar las realizaciones

---

[333] Encontramos en algunos textos—en el *Hathayogapradipika* (I, 48; II, 46)—descripciones que hacen pensar en procedimientos fisiológicos. No hay que equivocarse. Ya hemos señalado que no existen operaciones puramente fisiológicas en el auténtico yoga.

parciales que se haya obtenido finalmente.

Se dice que en este periodo el sueño toma una forma característica: Es casi un torpor que no parece durar más que un instante, aunque se ha dormido durante muchas horas.

En la gran retención, este proceso se intensifica: el prâna dará lugar a una especie de torbellino cada vez más rápido hasta asemejarse a un cortocircuito que provoca la desaparición de la obstrucción del "umbral de Brahmán" y la entrada en sushumna del poder despertado de la serpiente.[334]

Se indican como fenómenos físicos, además de los síntomas iniciales ya indicados (transpiración, estremecimiento y temblores [el cuerpo sutil danza como una cuerda]), una sensación particular de ligereza corporal que no puede tener simplemente un carácter subjetivo, pues se declara que en esos estados pueden constatarse fenómenos de levitación.[335] Para poder comprender un fenómeno suprânatural de este tipo, hay que recordar que el peso del cuerpo depende de la ley de la gravedad, que forma parte de una ley más general, la cual incluye no sólo la atracción, sino también la repulsión de los cuerpos; y la atracción (que en el caso presente se manifiesta por el peso) puede dar lugar a la repulsión (que se manifiesta por la levitación) gracias a un simple cambio de polaridad, como en los fenómenos magneticos: cambio verosímilmente provocado por el prânayama en tanto que éste comporta una inversión de las

[334] Expresiones de Kanha (v. 22, apud ELIADE, *Yoga*. op. cit,. p. 268): «Si se fija un cierre sólido en la puerta de entrada del aliento y si en esta terrible oscuridad se sirve del espíritu como de una lámpara, si la joya del jina (del "vencedor") toca el cielo más elevado, entonces, según Kanha, se alcanza el nirvana al tiempo que se goza de la existencia."

[335] *Prapancasara-tantra*, XIX, 57 y ss. Según el Qva-samhila (III, 29-41), la primera fase del *pranayama* se caracteriza por la disminución de las heces, de la orina y del sueño; en la segunda fase se transpira; en la tercera se observa un temblor, saltos del cuerpo y la levitación.

corrientes pránicas.[336]

En el plano subjetivo, el despertar será anunciado por ciertos "sonidos", como una especie de bordoneamiento interior "de enjambres de abejas locas de amor" y como un trueno.[337] Se observará, por otra parte, que el mantra utilizado, HUM, es muy semejante a aquel que, bajo una forma sutil, se convierte en el sonido MOO, ligado al grado supremo de la iniciación mitraica.[338] Para la gran retención se da la imagen siguiente: hay que llevar al límite la identificación con el aliento retenido; entonces es como un círculo que se cerraría cada vez más; reuniendo toda su fuerza, superando todo miedo, realizando el "Yo soy ella", habría que lanzarse. Si el impulso es suficiente y "el espíritu ha tomado la forma de este conocimiento" ("Yo soy ella"), uno se encontraría sano y salvo más allá del círculo.[339] El síncope de la respiración

---

[336] En el Tíbet, en el dominio de las aplicaciones mágicas, una forma particular de realizar el hatha-yoga provoca fenómenos de este género, hasta el punto, por ejemplo, de que pueden recorrerse grandes distancias con una velocidad supranormal, sin fatiga y con la seguridad del sonámbulo. Cf. DAVID NEEL. *Mystiques et Magiciens du Tibet*, pp. 201 ss.

[337] *Shatcakranirupana*, w. 10-11, El com. al *Kamakalavilasa-tantra* (vv. 26, 27) recuerda que antes de despertar se escuchan una serie de sonidos, y finalmente, el del trueno; tras lo cual "lo mental se ha disuelto" y "Sadasiva. que es Sakti (sakti-atman)", luz en sí, calmo y eterno, se manifiesta.

[338] Cf. G. R. S. MEAD, *A. Mithriac Ritual*, Londres-Benarés. 1907. pp. 67-70.

[339] Cf. SYNESIUS (*De insomn.*, 4-5). donde se dice que para poder "salir" y liberarse, el alma tiene necesidad de la fuerza de un dios y puede ser que de la violencia: "Estos son los trabajos, dicen los textos sagrados, que Heracles tuvo que cumplir y que deben también cumplir aquellos que tratan de reencontrar su libertad por la fuerza, siempre que no hayan llevado su espíritu allí donde la naturaleza no puede reunirlos. Y si el salto lleva ya al límite, luchas más duras se impondrán... incluso renuncian al ascenso, encontrarán el castigo debido a su tentativa."

daría lugar entonces al principio de una vida nueva que inunda el cuerpo, vida hecha de amrita (el néctar, el "sin-muerte"). Es la regeneración producida por el principio sivaico del svayambhu-linga, más fuerte que la muerte. Puede decirse, en efecto, desde el punto de vista del hombre ordinario, que realizando de esta manera el kevala-kumbhaka, el yogui afronta "la prueba de la muerte", e incluso que se entrega literalmente a la propia muerte, conduciendo el proceso normalmente casi a la asfixia.[340] El yogui se vuelve entonces superior a la vida, con un exceso de energía como aquel que "ha pasado más allá", llegando al punto en el que kundalini, desembocando en sushumna, "enciende el fuego de la muerte".[341]

En cuanto despierta el poder de la serpiente, el punto decisivo es, pues, la identificación absoluta e inmediata: saham ("Yo soy ella"). Todo habrá sido en vano, se dice,[342] si no se es capaz de esto. Tal como se verá, la prueba que debe superar el que trata de llegar a la Gran Liberación aprovechando la luz que brota enseguida tras la ultratumba no es diferente. Por eso se afirma[343] que no está cualificado para el kundalini-yoga más que aquel que es suddhabuddhisvabhava, es decir, aquel que está formado con el principio puro de la determinación intelectual (buddhi), bajo la forma que es propia de éste, es decir, bajo el aspecto según el cual buddhi se sitúa en el límite entre lo individual y lo supraindividual, libre de prakriti. Es ésta otra manera de hacer alusión a la virilidad sivaica, al semen del

---

[340] Parece que en el budismo Zen se conoce una verdadera prueba de estrangulamiento que el discípulo afronta en un momento dado.

[341] En AVALON, *La Puissance du Serpent*, pp. 29 y ss., se relata una experiencia del despertar de kundalini. El que la ha vivido dice haber sentido "un poder que podía consumirle"; también había tenido una impresión de sonidos y de llamas.

[342] *Uttara-gita*, II, 39.

[343] Com. al *Shatcakranirupana*. v. 50.

svayambhulinga, y puede hacérsele corresponder este grado de valor extremo, esta intrepidez, que es una exigencia fundamental, no sólo con las experiencias del vira, sino también con todo el yoga en general.[344]

En la primera práctica se utilizan letras como apoyo o como instrumentos de la imaginación mágica; en particular la A breve del alfabeto tibetano que se hace corresponder con *Sakti* y la A larga, que se escribe HAM y se pronuncia HUM, y que se corresponde con el principio sivaico. No hay que olvidar que estas letras no son las del alfabeto sánscrito, sino las del tibetano, y, por tanto, no hay que confundir HUM con la notación sánscrita del mantrá de kundalini.

En cambio, HUM (escrito HAM) se corresponde con el pronombre personal "Yo", y, por tanto, se relaciona también con el principio masculino sivaico. Estas dos letras, que se presentan gráficamente como sigue, deben ser visualizadas: la A femenina, de color oscuro en el muladhara, es decir, en la base de la columna vertebral; el HAM masculino, de color blanco, en la parte culminante de la cabeza (sahasrara): con colores vivos y luminosos. La práctica utiliza la retención corta, intercalada entre la inspiración y la espiración. Inspirando se sigue, visualizándolo, al aliento que recorre ida y píngala y se llega a la letra A en el muladhara; se imagina entonces que esta letra se anima, toma un color vivo, de un rojo más intenso, exactamente como brasas que

---

[344] A este respecto, SIVANANDA SARASVATI (*La Practique de la méditation*, París, 1950, p. 398) afirma: "El valor es absolutamente necesario. Se dice: nayan atma balahinena labhyah (los miedosos difícilmente llegarán a este atman). Hay que esperar encontrar en el camino fuerzas de toda especie. Un bandido o un anarquista pueden fácilmente alcanzar a Dios, porque son intrépidos. Sólo les falta ser impulsados en la buena dirección". En los textos del tantrismo tibetano encontramos algunos detalles técnicos relativos a visualizaciones especiales. Mencionaremos dos prácticas. Las dos parten de la realización de la forma vacía del cuerpo, conteniendo el caduceo formado por píngala, ida, y sushumna.

se reaniman y se convierten en una llama. Hay que concentrarse en esta imagen durante el periodo de retención, nutriéndola pránicamente. Después se expira el aliento imaginando que va a lo largo de sushumna bajo la forma de una corriente azulada.

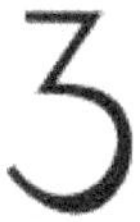

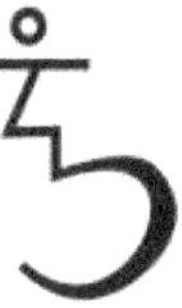

En un segundo ciclo de prácticas, hay que imaginar que desde la letra A, en el centro de base, se eleva una llama viva, vertical, animada por un movimiento de torbellino que asciende como una flecha, y se acrecienta con cada respiración, se eleva la longitud de un pulgar, aunque tras diez respiraciones completas alcanza el centro del ombligo, tras otras diez el del corazón, y con otras diez más el de la laringe, para llegar finalmente al punto culminante de la cabeza, donde se visualiza su fusión con la letra masculina HAM. Hay que observar que el texto en cuestión no tiene en cuenta más que cinco centros como etapas del proceso. El *svadhishthana* y el *ajna* de la doctrina tántrica hindú no figuran ahí. Además, es posible que la práctica se haya adaptado a un fin secundario particular, es decir, al despertar de una forma especial de calor mágico y a su difusión por todo el cuerpo. Este fluido ígneo, llamado tumo, parece también susceptible de manifestación en el plano físico y de desarrollar un calor físico extranormal utilizado algunas veces por los yoguis tibetanos para pasar el invierno en la alta montaña (tal como hacía el famoso mago y asceta Milarepa), cubiertos apenas, y no disponiendo de ningún material para protegerse de un frío intenso. Pero el esquema de la práctica que acabamos de indicar es tal que puede utilizarse siempre en el cuadro del más puro kundalini-yoga.[345]

La segunda práctica no difiere en el fondo de la primera más

[345] El texto al que nos referimos se encuentra en *Tibetan Yoga*, op. Cf/., pp- 192-193.

que por una variante de la visualización. Tras haber imaginado la llama lanzándose desde el muladhara, se imagina también que la letra colocada en la parte culminante de la cabeza se funde con cada respiración, dejando derramar una sustancia que se abrasa al contacto de la llama y se proyecta cada vez más arriba, de manera que al final llena todo el sushumna hasta el sahasrara, donde se realiza de nuevo la fusión completa, o por mejor decirlo, la transfiguración de HAM.[346] Entonces la fuerza adopta, según la terminología *vajrayánica*, la naturaleza de *bodhicitta* (*cidrupini sakti*).

En estas dos prácticas, la ascensión es seguida por un descenso: a través de nuevos ciclos de diez respiraciones completas cada una, la sakti sivaizada desciende poco a poco para ir llenando cada centro y las regiones que les corresponden hasta muladhara. El proceso parece desarrollarse al mismo tiempo que una inversión de las corrientes: de la cabeza, brota y corre hacia abajo la corriente de fluido rojo que antes estaba ligada al al muladhara, desde donde parte por el contrario hacia arriba la corriente del fluido blanco.[347] Ya hemos encontrado esta idea de la inversión en el tantrismo hindú, en el que el prânayama tiende, en el yoga, a invertir las direcciones naturales de prâna (ascendente) y de apana (descendente).[348]

Hay que adoptar aquí el tipo de respiración igual —2t-t-2t— por las dos ventanas de la nariz. Un texto hindú dice, por el contrario, que se inspire el aliento con el "Sol", es decir, con píngala, y se espire con la "Luna", es decir, con ida; habla también del "Sol" que "bebe" la "Luna" y de la "Luna" que "bebe" el "Sol" hasta la saturación recíproca.[349] Pero puede interpretarse también este texto sin referirse forzosamente al poder de la

---

[346] Ibid., pp. 204-206.

[347] *Tibetan Yoga*, p. 201.

[348] Cf. AVALON, *La Puissance du serpent*, p. 224; *Varaha-upanishad*, III.

[349] *Qvagama* (Pranavidya), pp. 325-326.

serpiente. En los textos tibetanos, la respiración alternada por las ventanas de la nariz forma parte de la fase preliminar de saturación pránica.

En la práctica tibetana que acabamos de referir, se estima que las visualizaciones repetidas dan lugar a un proceso de inducción y de suscitación: las imágenes que son las prefiguraciones del proceso real "trabajan" para provocarlo en la realidad. Así serían suplantadas, en un cierto momento, por estados reales, por manifestaciones de fuerza reales. Pero hay que tener en cuenta que entre la prefiguración y la experiencia existirá siempre una separación; el punto del despertar representará siempre algo de discontinuo e improvisto; las imágenes se transformarán, o actuarán como si una fuerza extraña las impulsara y animara. El hecho de que en un momento dado el proceso de visualización impulse, por así decirlo, a aquel que lo ha suscitado, sería el pródromo del despertar.

Hemos visto en la descripción de los chakra que en tres de ellos —el chakra de base, el del corazón y el de la frente— aparece el motivo del linga, símbolo de la virilidad sivaica, y el del triángulo invertido, símbolo de la *Sakti* y del órgano femenino, el yoni. Se dice que en estos tres chakra hay que vencer una resistencia particular durante la ascensión a lo largo de sushumna, como si hubiera "nudos" de una fuerza hostil.

Si pensamos en una vida ordinaria, habría que ver en esos obstáculos una relación respectivamente con el lazo del deseo sexual, el del corazón (sobre todo el amor a uno mismo) y el del intelecto (sobre todo el orgullo). Así, en cada uno de estos centros la fuerza evocada debe superar y transmutar las energías polarizadas en ese sentido. Si, en cambio, sucediera lo contrario, es decir, si el poder despertado tendiera a polarizarse según uno u otro de estos tres lazos, encontraríamos uno de los mayores peligros inherentes a este tipo de práctica. En lugar de una liberación se desembocaría en una obsesión: la obsesión por el sexo, la del egoísmo (o, si se toma el polo opuesto del mismo lazo, es decir, del lazo del corazón, la obsesión por un falso amor universal de fondo sentimental) y, finalmente, la obsesión por un intelecto frío, destructor, y por el hybris, la soberbia intelectual. El ser entero se encontraría entonces dominado tiránicamente por uno u otro de estos complejos, los cuales, separados de la unidad orgánica del ser humano, se volverían soberanos.

No hay que olvidar con respecto a este género de peligros las correspondencias que los chakra —tal como hemos visto en la descripción precedente— tienen con ciertas disposiciones afectivas. El despertar de un chakra, incluso aunque sea parcial, entrañaría un creciente dinamismo de estos elementos afectivos; dinamismo que, en determinados casos, adoptaría una forma desencadenada. Los maestros del yoga subrayan que cada vez que la disciplina de "purificación" preliminar ha sido despreciada o no ha sido lo bastante enérgica, la escoria que subsiste actúa como una especie de "transformador vampírico" de la fuerza despertada; esa fuerza nutre entonces "demonios". Podemos encontrar la misma enseñanza en otras tradiciones iniciáticas: el "segundo diluvio", la "tempestad" que, según los herméticos, se desencadena en cuanto se ha bebido la "leche de la Virgen",[350] tiene el mismo sentido; lo mismo que la riada de animales inmundos que vienen a devorar las "espigas de vida" que, en lugar de sangre, brotan de la herida del toro-que ha matado Mitra.[351] La enseñanza según la cual "la ascensión del poder de la serpiente a través de los chakra provoca el despertar y la activación de los principios kármicos que allí están contenidos", nos permite comprender el alcance que pueden tener en ciertos casos los fenómenos de este género. Recordemos lo que ya habíamos dicho acerca de samskâra y vasana, raíces subconscientes cuyo origen es a menudo anterior a la vida actual. Además de los casos de recaída en tendencias o estados que ya se creía haber superado porque se habían borrado en el nivel de

[350] Cf. C. DELLA RIVIERA, *Il mondo mágico degli Heroi*, Milán, 1605, pp. 90-91.

[351] Cf. CUMONT, *Les Mystères de Mithra*. op. di., pp. 38. 137.

las manifestaciones superficiales simples, esas raíces subterráneas engendran algunas veces manifestaciones de disposiciones negativas: por ejemplo, la concupiscencia, la cólera, el miedo, la vanidad, etc., contra las cuales no se había luchado nunca porque las raíces correspondientes, aunque estaban presentes, jamás habían aflorado. Se trata de samskâra y de vasana, que de repente se han puesto a actuar porque han sido galvanizados por la nueva fuerza que ha entrado en el circuito. Incluso puede tratarse aquí de atavismos samsáricos, es decir, de fuerzas kármicas, de consecuencias de acciones lejanas, de manifestaciones de seres ávidos de vida con los que se han hecho oscuros pactos. Es muy posible que aquellos a los que les faltan los conocimientos necesarios se alarmen con esos resultados, piensen en un retroceso o crean que las prácticas en las que se emplean son malsanas. Por el contrario, todo esto forma parte de la lógica del desarrollo iniciático, pues no pueden faltar crisis de este género más que en el caso extremo en el que el practicante hubiera quemado, no sólo en la conciencia ordinaria, sino también en su cuerpo y en su subconsciente, todo samskâra, todo residuo del hombre samsárico.

Es posible también que la emergencia o reemergencia de los residuos se produzca no en el plano de la vida afectiva y de las tendencias, sino bajo forma de visiones y apariciones, durante él proceso yóguico, que provocan desviaciones de otro género. Se trata de "proyecciones" que se han hecho posible gracias a la libertad obtenida por la imaginación mágica, que se ha liberado del control de los sentidos físicos. Separadas de la unidad orgánica del ser humano, las fuerzas residuales o subterráneas que cada uno lleva en sí mismo se objetivan en un mundo de espectros, de apariciones engañosas y diversas, que desvían al practicante sin experiencia hacia un visionarismo caótico y desagregador.

Se subraya que también se necesita un maestro espiritual para tener una ayuda en este tipo de peligros; ayuda que puede ser invisible o estar ligada a influencias que no exigen la presencia física del maestro junto al discípulo para que se ejerzan eficazmente; en la terminología tibetana, son las "ondas de los dones". Sea como sea, en el caso de las tendencias y estados emotivos cuya energía se ha acrecentado o que emergen de nuevo, o en el caso de las manifestaciones visionarias, para superar el obstáculo haría falta mantenerse inmóvil, impasible, sin actuar ni reaccionar. La emergencia debe agotarse por sí sola, pues todo movimiento interior del yogui daría a la fuerza que se revela el medio de hacerse con el yogui y transportarlo. Es posible que por esta vía se cumplan destinos, e incluso destinos trágicos o tenebrosos desde el punto de vista humano; en virtud del principio según el cual no es necesario "resistirse al mal" para que todo sea "vomitado", todo se consuma, se reduzca a cenizas tras el incendio, ante el espectador que se mantiene distanciado de sí mismo.

Se trata, sin embargo, de formas raras de catarsis, en las que debe tenerse por seguro que solamente se ha provocado un proceso abortivo, que se ha precipitado lo que ha llegado de cualquier manera en el curso de la vida, a veces ha llegado en las condiciones más desfavorables por causa de la ausencia de toda preparación.

En el caso particular de apariciones, de manifestaciones bajo la forma de visiones ("formas de humo", espejismos, "luces", etc.), los textos prescriben que, sean cuales sean, debe tenerse con respecto a ellas una actitud distanciada, aunque atenta; no hay que interesarse particularmente en una de ellas o rechazar la otra; el espíritu debe mantenerse atento, tranquilo, esperando lo que verá a continuación, como "un niño pequeño que observa uno tras otro los frescos de los muros de un templo".[352] Esa es la mejor manera de neutralizar el proceso vampírico, es decir, de impedir que una vida nueva venga a nutrir las apariciones. Dejadas a su propia suerte, y contempladas simplemente con esa objetividad tranquila, esas formas se agotarán y se disolverán; se producirá entonces, poco a poco, un estado que puede

[352] Texto en *Tibetan Yoga*, op. cit., pp. 132-133.

compararse con un bloque de cristal puro, transparente, incoloro, en el que la experiencia de los tattva se realiza sin ningún oscurecimiento y sin ninguna distorsión.

El kundalini-yoga se concibe como algo experimentalmente positivo, independiente de toda creencia o filosofía: "Si se sigue la práctica según el método esotérico, conduce siempre a los mismos resultados, con una precisión científica, sean cuales sean las creencias que se tenga."[353] Se tratará, todo lo más, de descubrir las "constantes" o las "invariantes" bajo un revestimiento de imágenes diversas que provienen, por caminos subconscientes, de una tradición dada o del tronco de su propia herencia biológica.

Finalmente, no es inútil subrayar de nuevo que en la medida en que las realizaciones yóguicas presuponen, tal como ya hemos dicho, un poder de visualización tan intenso como una alucinación en quien se encuentra en estado de hipnosis, se desarrollan en un estado no de lucidez, sino de supralucidez. En la misma medida en que el hipnotizador es consciente y lúcido ante el hipnotizado que "ve" lo que el otro le sugiere, el yogui lo es ante sí mismo y los controles de los que dispone son muy distintos que los que se puede tener ante un sujeto pasivo y extraño. Es por esa razón que hay un abismo tan grande entre el cielo y la tierra como entre las realizaciones yóguicas y cualquier experiencia "mediumnística"; pues el estado de mediumnismo es exactamente lo opuesto del estado de presencia sivaica: tiene el sentido de una regresión en el subconsciente y en el preconsciente, de un abandono de la persona a influencias oscuras que se mueven de manera caótica tras los bastidores de la realidad humana y natural. Así como el médium se encuentra o se mueve por debajo de la condición humana, el verdadero yogui, por el contrario, se eleva por encima de ella.

---

[353] Introd. al v. 11 do los *Tantrattva*. op. cit. p. C.

EL CUERPO DEL DIAMANTE-RAYO

Una vez adquirida la capacidad de despertar a kundalini, el yogui busca entonces, con el desarrollo del sadhana en muchos ciclos, montar en esa fuerza para atravesar con ella los chakra uno tras otro, a lo que se da los nombres de urdhvakundali y de shatcakrabheda. Se habla, a este respecto, de abertura o dilatación (sphurati) de los chakra, siendo simbolizados éstos por flores de loto y también se habla de la transformación del pequeño sendero de la vida ordinaria y profana en una vía real —prânasya sunya— padavi tatha rajapathayate[354] en la que "no hay día ni noche", porque "sushumna devora el tiempo".[355] En la práctica yóguica, para alcanzar cada uno de los chakra se concentra el fuego mental e imaginativo en cada uno de ellos, en la región que le corresponde, evocando la significación y utilizando los símbolos y los mantra que se les atribuye en las enseñanzas tradicionales. De esa manera se le guía convenientemente y se hace actuar el poder que lo despierta.

Dicen los textos que aquellos que han conseguido despertar a kundalini (éstos serían ya muy escasos entre los practicantes) no son capaces siempre de llevar el proceso hasta su término; esto no lo consiguen más que unos cuantos. En cualquier caso, tras cada ascensión, kundalini volvería a muladhara retomando la forma "dormida" que corresponde a la condición del cuerpo humano ordinario. A partir de ahí sería necesario retomarlo y

[354] *Hathayogapradipika*, III, 2-3 (com.)

[355] Ibid., IV, 16-17.

reactivarlo para llevarlo cada vez más arriba, superando una serie de barreras que son las que cierran el acceso al mundo de cada uno de los chakra. Se cree que cuando kundalini alcanza un chakra dado, todas las corrientes pránicas dependientes de éste son reabsorbidas en su centro de irradiación, se retiran del cuerpo y son retomadas en la única corriente media ascendente de la fuerza de base. Esto tendría también un efecto físico tangible: el cuerpo se volvería helado hasta el nivel alcanzado por kundalini, y, cuando el sahasrara es alcanzado, todo el cuerpo inmóvil queda frío como el de un cadáver, siendo todavía perceptible un resto de calor en un punto situado en la parte superior de la cabeza. Este fenómeno especial sólo se produce en el kundalini-yoga. Algunas veces se constatan también fenómenos de luminosidad: como una aureola alrededor del cuerpo del yogui cuando realiza uno de los estados transcendentes.

Cuando hemos hablado del dhyana diciendo que es "la purificación de los elementos", o de *bhutasuddhi*, hemos dicho que esta contemplación, teniendo como objeto la reabsorción de un elemento en otro en sentido ascendente hasta la resolución completa del "cuerpo de las tinieblas", no es más que una prefiguración mental de lo que sucede realmente en el nivel del hatha-yoga. Además, hemos dicho del sentido último de esta purificación de los elementos que los tattva son experimentados según su naturaleza propia no bajo el signo de *pravritti-marga*, es decir la coalescencia de vida con la orientación extravertida que emana de la *Sakti* — del productor con el producto, del principio con el efecto, de la sustancia y de sus modificaciones—, sino bajo el signo de *nivritti-marga*, es decir, de la transcendencia, de las fuerzas puras, libres por relación a toda producción, forma o límite individualizador. También hemos hablado de la analogía entre este proceso de ascensión a lo largo de sushumna y los "viajes iniciáticos" de los que habla la antigua filosofía de los misterios. Lo que más se corresponde con esto es el viaje del practicante de los misterios que, habiendo atravesado las "siete esferas de la diferencia" que expresan los estados de "no-identidad" (en los términos de la metafísica hindú, son los estados en los que actúa la ley de la dualidad y de la "alteridad", de maya-sakti) y son refrendados por siete planetas o siete puertas, y al franquearlas superan poco a poco lo que es propio de cada una de estas esferas, piden a su maestro que les dejen pasar con el fin de que, "vestidos con su solo poder", lleguen a un estado denominado el octavo (el Ogdoade, en el vocabulario de los gnósticos), estado de la identidad suprema.

Puede decirse que el principio que se manifiesta como Yo se encuentra en su forma propia, no apoyándose en nada ("Anteo, el que sacaba su fuerza de la tierra, ha muerto"), sino que lo sostiene todo ("Heracles ha aceptado la carga de Atlas", según una interpretación esotérica de la hazaña de Heracles).[356] En el tantrismo esto se corresponde con el sahasrara, del que se habla como de un "lugar que no es ya un lugar", en donde "ya no hay ni aquí ni no-aquí, que es el Gran Vacío, donde ya no hay más que una calmada iluminación, como en un inmenso océano",[357] y en el Vajrayana se habla de esto como la sede del gran Vajradhara, del dios portador del vajra.

Finalmente, puede ser interesante, para el aspecto dramático de la ascensión a lo largo de los siete, mencionar el paralelismo que ofrece la doctrina cabalista de los Livres des Hekhalot. Los siete se presentan como palacios celestes que hay que atravesar antes de llegar a la visión del Trono. Obstáculos crecientes impiden la subida; hay que recurrir a un sello mágico formado por un "nombre" secreto que pone en fuga a las fuerzas hostiles en cada uno de los siete niveles, nombre con el cual el iniciado se sella a sí mismo "para no ser llevado al fuego y las llamas, los torbellinos y la tempestad"; y también se dice, lo que

---

[356] Cf. CuMom-, *Mystères de Mithra*, op, cit., p. 146; *Corpus Hermeticum*, I, 26. Para la interpretación hermética de la hazaña de Heracles, cf. DELLA RIVIERA, *Mondo mágico degli Heroi*, op. cit., pp. 107-109.

[357] *Kularnava-tantra*, IX,.9.

es muy interesante, que "el fuego que amenaza con devorarle proviene de su propio cuerpo" (cf. kundalini). Hay que ser capaz de mantenerse erguido "sin los pies ni las manos" (lo que visiblemente se corresponde con "sostenerse sin apoyo"), y que se diga que se trata de la misma "transformación de la carne en antorchas ardientes que sufrió Enoch",[358] transformación que, sin embargo, puede ser destructiva para aquellos que no son dignos. Es muy interesante recordar que Enoch, según la tradición hebraica, es considerado como uno de los seres que fueron transportados a los cielos con su cuerpo.

Esto está, en efecto, en relación con que es preciso examinar más de cerca el tercero de los "misterios esotéricos" del Vajrayana, presentado también como la adquisión de un cuerpo perfecto o incorruptible, equivalente al siddha-deha y al divya-deha de los medios tántricos hindúes, como los de Natha Siddha.[359]

El que ha llevado el proceso yóguico a buen fin es un "liberado en la vida", *jivan-mukta*. En principio, ha llevado a su término la obra de superación del estado humano y del decondicionamiento del ser, y, por tanto, podría abandonar el mundo condicionado.

Uno de los poderes atribuidos al yogui tántrico es también el *icchamrityu*, o facultad de darse la muerte —o, por mejor decirlo, de matar su propio cuerpo— mediante un acto simple de la voluntad, abandonándolo como algo que ya no sirve.[360] En cualquier caso, la muerte natural del organismo no constituye ya nada que el yogui no haya conocido en el cuerpo en el que ha vivido en tanto que individuo particular, no le ofrece la ocasión de romper los últimos lazos, como en el caso de la "liberación

---

358 Cf. G. G. SHOLEM, *Les Grands Courants de la mystique juive*, París, 1950, pp. 62 y ss.

359 Cf. DAS GUPTA, *Obscure religious cults*, op. cit., pp. 292 y ss.

360 Cf. *Tantraraja*, XXVII, 45-47, 72-80.

postuma" (*videhamukti*). La "morada que levanta sin sostén" una vez alcanzada, ya no es para él de disolución, ni siquiera en el momento de la "gran disolución" (*mahapralaya*), es decir, cuando conforme al ritmo cíclico del cosmos toda la manifestación es reabsorbida en el Principio ("al final de los tiempos").[361]

No hay que perder de vista, sin embargo que, según la concepción tántrica hindú y la del Vajrayana, el estado supremo no es el de un nirvana de manera unilateral, sino, tal como hemos repetido muchas veces, es el estado en el que se está también unido a cada poder de la manifestación, donde se está en plena posesión de la *Sakti*.

Ello aporta también una solución diferente en lo que concierne al cuerpo y a las relaciones con el cuerpo, y está ligado a lo que recubre la idea de "cuerpo incorruptible". El despertar de los chakra y la toma de posesión de las sedes que les corresponden, que son las de las corporeidad oculta, sutil y causal, permite concebir una nueva manera de asumir el cuerpo que, en un cierto sentido, equivale a su regeneración o transformación, en el sentido de que el cuerpo no es vivido bajo el signo de *tamas*, es decir, de la pesada materialidad, sino bajo el de los de rajas y *sattva*. No hay que confundirse pensando que después de esta transformación el cuerpo, considerado de manera exterior y desde el punto de vista de las ciencias positivas occidentales, no está ya compuesto de carne, nervios, huesos, etc. La transformación de la que se trata no concierne a los elementos físicos, sino a la función; tiende a significar que el Yo se ha desplazado sobre el plano suprafísico, uniéndose a los poderes de los que dependen los elementos llamados físicos, o de los que provienen, incluso aunque estos elementos estén disociados y hayan llegado a ser en un cierto sentido autónomos bajo la forma de un cuerpo individual particular, perecedero, y obedeciendo a sus propias leyes. Desde entonces el Yo sostiene y rige el cuerpo a partir de este plano. Se restablece así la

---

361 *Shaicakranirupana*, vv. 54, 36.

condición "normal", que no es la de un Yo que no se tiene en pie y no vive más que en la medida en que se apoya sobre el cuerpo perecedero y engendrado en el cual ha despertado, y que no puede decir que sea "suyo" más que por eufemismo (en tanto esté limitado el poder que tenga sobre él), sino el de un cuerpo que no se tiene y vive más que en la medida en que se apoya sobre el Yo reintegrado, no siendo la "sede" de éste ya tal cuerpo particular, no más bien la matriz o raíz de la corporeidad en general.

Así, para emplear la expresión de San Pablo y del gnosticismo, el cuerpo deja de ser un "vestido de servidumbre"; se convierte en un "cuerpo de libertad". En el esoterismo, podríamos referirnos en este contexto a la concepción de la "resurrección de la carne" tal como fue interpretada por la religión que ha predominado en Occidente, y podemos comprender también las ideas sostenidas por los docetos y los valentinianos sobre el carácter "aparente", no físico, que habría tenido el cuerpo de Cristo. En efecto, el *siddha-kaya* y el *divya-deha* del tantrismo hindú corresponden a lo que la teología del Mahayana llama el *nirmana-kaya* y que comprende como *mayavi-rupa*. El término *nirmana-kaya* quiere decir "cuerpo producido por una transformación adecuada" y designa una especie de "cuerpo mágico" y de "cuerpo aparente". Pues el atributo mayavin nos remite a la idea de maya que, como ya hemos dicho en el lugar apropiado, es, desde un cierto punto de vista, el poder de la manifestación (en tanto que maya-sakti), pero que desde otro punto de vista es el poder que crea una apariencia, cualquier cosa inexistente en sí. Según la teología del Mahayana, aquel que, teniendo la cualidad de Buda decide aparecer y actuar sobre un plano dado de la existencia, no toma un cuerpo ordinario, sino precisamente el *nirmana-kaya*, que es su "proyección" y, en un cierto sentido, un cuerpo aparente, una simple forma mágica aunque exteriormente no pueda distinguírsela de un cuerpo ordinario. El docetismo gnóstico había concebido, pues, alguna cosa de este género en lo que concierne al Cristo en tanto que manifestación divina. Pero su doctrina fue declarada herética enseguida, pues el cristianismo carecía de los puntos de anclaje metafísicos necesarios para comprender y admitir algo de este género, o para captar el sentido esotérico que podía estar oculto en la tradición según la cual Cristo, al resucitar, no había dejado ningún cadáver en la tumba.

En efecto, cuando un cuerpo se ha vuelto un *siddha-rupa*, por razón de su naturaleza, en principio, tal como hemos indicado ya, tendría la-posibilidad de "retirar" —como "un hombre fuerte dobla de un golpe su brazo extendido"— la forma manifestada con todos sus elementos, es decir, hacerla desaparecer. De ahí las opiniones cabalistas que acabamos de recordar, la referencia al profeta Enoch "elevado al cielo" con su cuerpo, o retirándose del mundo manifestado sin dejar cuerpo. Una correspondencia todavía más precisa nos ofrece la teoría del taoísmo operativo concerniente al che kiai, la "solución del cadáver": se habla de adeptos que no habrían dejado cuerpos a su muerte, porque habrían "disuelto su cuerpo", como en el laya-yoga, donde se habla de la "solución" del cuerpo, de su "dessellado". La noción gnóstica del "cuerpo glorioso" equivale, en el fondo, a la de cuerpo transformado. En tibetano, este cuerpo-se llama ja-lus o "cuerpo-arco-en-el-cielo", y se afirma entre otras cosas que sería visible o invisible a voluntad,[362] lo que una vez mas es perfectamente comprensible cuando se han admitido todos los presupuestos de la doctrina general.

La teoría de la "inmortalidad condicionada" reúne en parte estas ideas, y hemos mencionado en su lugar las premisas, a saber, que el cuerpo constituye en la existencia ordinaria la base del sentimiento de sí del ser individual; también, para que subsista este sentimiento, es preciso que se aparte en el cuerpo el condicionamiento que lo hace perecero. En uno de sus aspectos, la alquimia se había propuesto un objetivo de este orden. Podemos recordar además la antigua concepción egipcia

[362] Cf. G. M. S. MEAD, en *The Quest*, 1909, v. 1. pp. 2-4.

del sahu que era la de un cuerpo en el que el alma y el espíritu, el "nombre" y el poder del individuo, se transforman y unen de tal manera que se mantienen enteros tras la muerte (la palabra sahu quiere decir "tenerse en pie", "no caer").[363]

Esta concepción se conserva en la gnosis alejandrina y reapareció en las tradiciones mágico- iniciáticas occidentales. Agripa, por ejemplo, piensa que ni el alma ni lo que él llama el eidolon —el doble sutil— escapan a la disolución ni participan en la inmortalidad si no se unen a este poder más elevado que es el "espíritu" (mens) al que se le da aquí el mismo sentido que al principio sivaico puro o vajra-citta. Agripa llama "alma que subsiste y no cae" a aquella que, precisamente, sé ha integrado a este principio; no sólo a la "virtud mágica entera", la capacidad de llevar toda obra a su cumplimiento, "por su virtud propia, sin ninguna ayuda auxiliar"[364] procedería de ella, sino que además sería la única alma que no conoce la muerte, lo mismo que ignora el eidolon y todo poder o elemento del organismo que se integre de la misma manera. El αὐγοειδές; tal como fue concebido en los Misterios y por los neopitagóricos, entidad irradiante encerrada en el cuerpo, pero eterna y de naturaleza sideral,[365] se refiere más bien a la noción de corporeidad sutil y causal, encerrada en la profundidad del conjunto corporal.

Nos encontramos aquí en el nivel de las realizaciones supremas del hatha-yoga, sobre cimas que en la casi totalidad de los seres humanos se sitúan en lejanías transcendentes. Puesto aparte esto, el tantrismo atribuye una serie de siddhi, de poderes taumatúrgicos extraordinarios, a los adeptos, ya sean éstos vira o divya. Parece que no hay nada, en principio, que un yogui que haya triunfado verdaderamente en el sakti-sadhana no pueda

---

363 Cf. W. BUDGE, *Gods of the Egyptians*, I, pp. 163-164.

364 De *occ. philos.*, 111,44.

365 Cf. MAGNIEN, *Les Mystères d'Éleusis*, op. cit., pp. 61-62; / *Versi d'Oro pitagorei* (ed. J. Evola). Roma, 1959, pp. 79 y ss.

hacer.[366] El "poder hacerlo todo" puede comprenderse de dos maneras, bien como un licere, bien como un posse. Con el primer sentido, es el tema tántrico de la anomia el que recuperamos: el siddha-yogui puede hacer todo lo que quiere (es *svecchacarin*), la conjunción de "los tres ríos" (píngala, ida, sushumna) le coloca por encima de toda falta, de toda impureza.[367] Para él no existe karma, no existe "ni pecado, ni virtud, ni cielo ni renacimiento".[368] No hay para él nada que deba ser hecho o no serlo.

Sin embargo, licere y posse son interdependientes en cierta medida: en una visión no dualista del mundo, todo está permitido a aquel que lo puede todo, y el límite del licere no puede estar marcado más que por un poder superior. Ya hemos observado que la metafísica tántrica, y en parte la de la India, es tal que no deja lugar a los valores y leyes morales tales como éstos han sido concebidos en muchas filosofías occidentales, que les han atribuido un valor intrínseco, lo que viene a decir que su valor es ante todo abstracto.

Aquí, todo valor y toda ley no tienen más sentido que para un cierto dominio de la existencia condicionada, en donde no expresan más que la forma del poder que rige en ese dominio. Así, en el caso presente no se trata sino de definir las relaciones jerárquicas que existen entre un siddha y un poder de este tipo, y en general el grado de "decondicionamiento" de ese siddha, cosa que pone naturalmente en primer plano no sólo las relaciones de fuerza, sino, también un distanciamiento que determina toda invulnerabilidad y toda superioridad.

Sin embargo, no hay que imaginar que todo yogui se entregue, sobre esta base, a manifestaciones sensacionales, utilizando sus poderes y su intangibilidad para conseguir uno u

---

366 *Gandharva-tantra*, XXI, 5.

367 *Jnana-sankalini-tantra*, XII.

368 *Mahanirvana-tantra*, XIV, 126; cf. *Shatcakranirupana*, com. al v. 45; *Hathayogapradipika*, IV, 108.

otro de esos actos que complacerían al hombre ordinario y de los que podría jactarse.

Cierto que podría realizarlos, y hemos observado que los textos más antiguos de la tradición indoaria hacen casi obstentación de la lista de todo aquello que podría conseguir el que tiene el "conocimiento" sin cometer "falta", porque el principio de la superioridad antimoralizadorá del espíritu en relación con el bien y el mal es siempre reconocido. Pero es también un hecho que, en el nivel del yoga puro, la adquisición de poderes es paralela a una desaparición natural de todos los instintos y todas las pasiones que impulsarían a un hombre ordinario, a un pasu. El yogui, simplemente, no tiene ningún interés por este género de actividades,[369] salvo en situaciones muy particulares. En esto podría indicarse quizá la diferencia entre el plano de los vira la Vía de la Mano Izquierda y el de los divya; si el ideal tántrico en donde coexisten la liberación y el gozo, es decir, en donde se produce la apertura, a toda experiencia del mundo, puede finalmente llevar al vira a una praxis en la que ejercería un poder más allá del bien y del mal el divya, es decir, el yogui en el sentido estricto, está demasiado elevado para seguir esta especie de vía afirmándose en el dominio de las acciones visibles.

Parece que, en él, la acción y la anomia juegan un papel sobre todo para superar las formas estáticas y para alcanzar verdaderamente lo incondicionado. La enseñanza propia de una escuela esotérica del islam, la de los melewi, puede esclarecer este punto. Se distinguen ahí tres fases. La primera es la de la beatitud extática experimentada por aquel que se separa de su propio Yo y, en una exaltación que es al mismo tiempo una paz

---

[369] Garbe revela también con justa razón: "El hecho de que el yogui no utilice públicamente sus poderes se explica por la condición que preside a su obtención, es decir, por la indiferencia absoluta del yogui hacia las cosas de este mundo" (citado por R. ROSSEL, *Die psychologischen Grundlagen der Yogapraxis*, Stuttgart, 1928. p. 85).

profunda, tiene el sentimiento de abrazar al universo y a todos los seres vivos. A esto se le llama la unidad negativa. El segundo estado implica el poder en el sentido que acabamos de indicar; pero no todos los que han alcanzado la primera fase llegan a éste. Exige una afirmación, un nuevo empleo de la conciencia y del querer individual en el momento en que no se sabe ya lo que es el deseo. Es el lugar de la acción mágica pura y, comprendido de esta manera, conduce a la tercera fase, llamada de unidad positiva; ya no se trata de éxtasis, los residuos místicos se han consumido, es la realización de lo Supremo, del inefable Misterio.[370]

Aquellos que sienten curiosidad por lo que concierne a los poderes pueden leer la célebre exposición contenida en el tercer libro de los Yoga-sutra de Patanjali,[371] un verdadero yoga, del tipo que sea, comporta siempre, según la opinión general, la adquisición de poderes supranormales. En particular, los Tantra hablan de cinco siddhi: *uccatana*, es decir, alejar o rechazar; *vasikarana*, subyugar (los espíritus y las fuerzas); *stambhana*, detener (detener una tormenta, quitar la palabra a alguien); *vidveshana*, suscitar luchas y discordias; *svastyayana*, proteger, socorrer, curar. Ya hemos dicho que el despertar de cada uno de los chakra confiere poderes sobre los elementos que les corresponden. Por ejemplo, el despertar del chakra *svadhishthana* daría la capacidad, en determinadas condiciones, de suspender el poder del fuego (inmunidad del cuerpo ante el fuego), o de suscitarlo sin que estuvieran presentes los determinismos normalmente requeridos para su manifestación; volvemos, pues, a lo que ya se ha dicho a propósito de los mantra. Se encuentran algunas otras indicaciones en los textos

---

[370] Referencias en W. SEABROOK, *Adventures in Arabia*, Viena, 1946, pp. 219-220.

[371] Encontramos un esquema de estos poderes en DAS GUPTA, *Study of Patanjali* Op. cit., pp. 161-163; se indican allí los objetos sobre los cuales uno tras otro, hay que hacer el samyama para obtenerlos.

tibetanos que ya hemos utilizado:[372] por el chakra de la tierra, se adquiere una fuerza-material supranormal, la "fuerza de Narayana"; por el chakra del agua, podría infundirse en el cuerpo una fuerza de juventud y neutralizar los procesos de decadencia orgánicos (confrontar el "Agua de la Vida"); por el chakra del fuego, se obtendría la posibilidad de transmutar y disolver las sustancias (el solve et coagula hermético); por el chakra del aire, se adquiriría un poder de levitación por una parte, por otra el poder de la velocidad, sea física, sea de proyección de una imagen de uno mismo en el lugar evocado por el pensamiento (bilocación); por el éter, se añadiría la capacidad de superar toda resistencia del agua y de la tierra, o de atravesar el agua y la tierra tal como sucede en el dominio mediumnístico con los fenómenos que se llaman de "aporte". Las acciones especiales sobre el principio solar y el lunar conferirían además el poder de hacer que su cuerpo no tenga ya sombra o se haga invisible a los otros. La referencia que se hace, siempre en el mismo texto, a una realización especial que serviría de contrapartida a todos los siddhi es, pues, importante: la "apertura de las dos puertas del espíritu", es decir, de la voluntad y de la memoria; una y otra serían franqueadas en la levitación individual, el espacio y el tiempo estarían "abiertos" al siddha.[373]

Los Tantra reafirman también la antigua idea védico-brahmánica[374] y budista de la superioridad del siddha en relación con toda "divinidad". El siddha tiene poder sobre los tres mundos; ningún dios —ni Brahmán, ni Visnú ni Hari-Hara—

---

[372] *Tibetan Yoga*, pp. 198-200. del olvido como del recuerdo", lo que hace referencia a una memoria que no está ligada ni al tiempo como sucesión ni al cerebro.

[373] de mayo 1897.

[374] Cf. A. WEBER, *Die Erhebung des Menschen über die Götter im vedische Ritual und im Buddhismus*, Sitzungsberichte der Akademie der Wissenschaften, Berlín,

pueden resistírsele.[375] Tendría también en principio la facultad de hacer lo que quiere, de impedir lo que no quiere, en cualquier plano.[376] Es señor de la muerte (*mrityumjaya*) también en el sentido específico, del que ya hemos hablado, del poder de poner la muerte en su propio cuerpo cuando quiere, sin una acción física, mediante el "gesto de la disolución" —*samhara-mudra*—,[377] aunque morir no tiene sentido para aquel que goza de la continuidad de la conciencia en todos los planos. Según expresión de Milarepa,[378] el que es un siddha "atraviesa a voluntad las existencias lo mismo que un león indomable vaga libremente por la alta montaña". En el tantrismo se menciona con bastante frecuencia un poder: el phowa, el poder de proyectarse fuera del cuerpo o de encontrarse en "cuerpos" correspondientes a otras "sedes", es decir, en otros planos cósmicos, o en el cuerpo de otro, de sustituirle y darle órdenes, de ser el verdadero autor no percibido de los pensamientos, inspiraciones y pasiones que el otro sigue creyendo como suyas.[379] El siddha es en particular aquel que no puede mentir, porque su palabra es una palabra de poder, es un orden para la realidad; por eso, todo lo que él dice se realiza.[380] El tema tántrico fundamental de la unidad de *bhoga* y de *mukti* —*tantrani bhukti-mukti-karani*— se realiza en él por la adquisición, en el límite, de la dignidad de *chakravartin* o "señor del mundo" y deviene al mismo tiempo poseedor de la libertad que está más allá de todo mundo.[381] El kundalini-yoga

---

375 *Shatcakranirupana*, v. 31 a.

376 Ibid., v. 45.

377 Cf. WOODROFFE, *Shakti and Shakta*, p. 648.

378 Cf. EVANS-WENTZ, *Tibet's great Yogi Milarepa*, Londres, 1934. p. 35.

379 Para esto, ver *Shricakrasambhara-tantra*, ed. cit., p. 23; *Tibetan Yoga*, p. 23.

380 *Pranavidya*, p. 335.

381 Cf. WOODROFFE, *Shakti and Shakta*, p. 649. Hablando con propiedad, el *chakravartin* es una función, la de "centro" o "polo" (literalmente, esta

posee esos ideales, y afirman los Tantra que ningún yoga lo iguala. Algunos textos consideran los siddhi como síntomas, como signos de orden superior de realizaciones iniciáticas particulares que demuestran que éstas no se reducen a simples estados subjetivos o confusamente místicos. Se dice, sin embargo, que los "poderes" pueden representar un peligro o un obstáculo para el cumplimiento supremo. Desde el punto de vista de una doctrina que hace de la *Sakti*, del poder, el principio último del mundo, este peligro no puede sobrevenir más que en el caso en el que los poderes desemboquen en crear una dependencia, en el caso en el que, por así decirlo, se apoya sobre ellos, saca de ellos el sentido de sí y de su propia libertad en lugar de poseerlos con la misma indiferencia, la misma posición natural con la que el hombre ordinario emplea un útil cualquiera cuando le conviene.

Es evidente, en este caso, que a través del poder volvería a caerse bajo la ley de la existencia condicionada, que permanecería cerrado el umbral del mundo de aquel que "se sostiene sin sostén", del dios "desnudo", del portador del cetro sideral que es él solo el principio de toda magia transcendente. El final último de todas las formas del tantrismo —hindú, budista-tibetano— en las que el sustrato original de la doctrina de la *Sakti* se ha depurado verdaderamente y se ha entregado a la claridad y a la superioridad de la espiritualidad india, no es en realidad más que la obtención de esa sede suprema.

---

palabra quiere decir: el que hace rodar la rueda pero no participa en su movimiento). Se trata evidentemente de una participación en esta función, reservada al adepto.

CONCLUSIÓN

Aparte de la idea que de la India se hacen los profanos (la India de Gandhi, de los faquires, etc.), y aparte de las opiniones sectarias de algunos católicos (la "India panteísta"), los que han estudiado este país en un plano más elevado y con más seriedad, han visto generalmente en él la expresión de una espiritualidad esencialmente contemplativa, distanciada del mundo, dirigida hacia la liberación, hacia una transcendencia informal, el gran Brahmán en el que se aspira a ser reabsorbido como una gota de agua en el océano. Estando reducido él budismo apenas algo más que una moral humanitaria asociada a la concepción estereotipada de un nirvana evanescente, refugio contra "el mundo, que no es más que dolor",[382] es sobre todo la manera de ver del Vedânta —de la que, por otra parte, ya hemos indicado su carácter problemático basándonos en las críticas formuladas en contra en la propia India— la que es determinante en la idea general que nos hacemos de la espiritualidad hindú; esta idea expuesta en un primer plano por los epígonos contemporáneos más o menos auténticos del hinduismo, y a ella los medios espirituales e intelectuales occidentales le conceden de buen grado su atención.

El caso de Rene Guénon es característico: este eminente representante del tradicionalismo integral ha presentado el

[382] Lamentamos tener que decir que no existe obra alguna, aparte de nuestro libro sobre *La Doctrine de l'Éveil*, que permita hacerse una idea de lo que fue verdaderamente el budismo de los orígenes, antes de las mutilaciones que se produjeron después.

Vedânta más o menos como la quintaesencia y la expresión más pura del pensamiento y la metafísica hindúes. Esto no deja de tener relación con el hecho de que haya podido ser acreditada la tesis según la cual el Oriente (sucede que, al generalizar, se pasa de una determinada India a todo Oriente) es una civilización que se ha desarrollado esencialmente bajo el signo de la contemplación, de la renuncia al mundo, mientras que Occidente, por el contrario, se ha desarrollado en el sentido de la acción, de la afirmación del hombre, del dominio y del poder.

La parte de verdad que esta tesis, simplificada, puede contener todavía, no debe impedir denunciar su carácter unilateral e incompleto. En efecto, los que han leído las páginas precedentes habrán podido constatar que existe en la historia compleja de las ideas y las corrientes hindúes una línea que se aparta claramente de todo aquello que ha podido permitir ver el espíritu de la India de esta manera, estableciendo una antítesis entre Oriente y Occidente, en los términos que acabamos de expresar. Es cierto que actualmente los orientalistas tienden a atribuir al tantrismo una importancia mayor que la que se le había concedido antes (además, sólo hace poco tiempo que tenemos en Occidente informaciones serias sobre el tantrismo). No puede decirse, sin embargo, que el tantrismo, tal como lo hemos presentado en este país, ha dado a la India su huella esencial. El testimonio que constituye y el sentido que reviste no deben, sin embargo, ser olvidados.

No entran en cuestión, en las breves consideraciones que vamos a desarrollar a manera de conclusión, el yoga tántrico en el sentido verdadero y propio, es decir, en tanto que hatha-yoga y kundalini-yoga, con las finalidades transcendentes que son la suyas y que, tal como hemos dicho —a riesgo de decepcionar a aquellos que no conocen más que el yoga adaptado, reducido y hecho práctico, tal como se ha importado a Occidente, y a los espíritus frivolos que creen que cualquiera de los "ejercicios" basta para alcanzar Dios sabe qué— no pueden ser seguidos más que por un número muy pequeño de individuos excepcionalmente cualificados y predispuestos. Se trata más bien de lo que se refleja del tantrismo en una concepción general de la vida y el mundo con una referencia particular al shivaísmo y a la Vía de la Mano Izquierda.

Ahora bien, si hablamos de esa concepción, es posible que; tal como hemos dicho en otra parte,[383] al intentar oponer un mito oriental a un occidental tras haber criticado una serie de maneras de ver incoherentes y superficiales, aquélla pierda una gran parte de su fundamento. De un modo simplificado, habíamos afirmado que podía atribuirse un ideal de liberación a la India y de libertad a Occidente.

Por una parte, una tendencia a empujar la condición humana para reintegrarla en el Absoluto, del que no se ha separado más que para desembocar en un mundo de ilusiones y de maya; por la otra, una tendencia a sentirse libre en un mundo que no niega, pero que es considerado como un campo de acciones, con el fin de experimentar todas las posibilidades que ofrece la condición humana.

Ahora bien, es evidente que con el tantrismo esta diferencia incluso desaparece, pues al tomar como base el criterio que acabamos de enunciar, habría que decir que el tantrismo en su espíritu —haciendo, pues, abstracción de todo el cuadro de tradiciones locales— es claramente "occidental". Con más razón que la religión "occidental", el cristianismo, en aquellos de sus aspectos, por ejemplo, en los que propone un ideal para liberarse de un mundo concebido como un "valle de lágrimas" y habla de una naturaleza humana irremediablemente tarada y necesitada de una redención.[384] Nos encontramos con el tantrismo ante una

---

[383] En *L'Arco e la Clava*, Milán, 1967, c. XV.

[384] Merece la pena referir estas palabras de un autor tántrico, B. K. MAJUMDAR (intr. al vol. II de los *Tantratativa*, pp. XII, XIV): "El *jnana-yoga* de Sankara y el *bhakti-yoga* (la vía devocional) de Ramanuja comparten el mismo punto de vista pesimista. El antro de dolor, el valle de lágrimas, el lugar de los tormentos y otras designaciones análogas por las que las escuelas de la filosofía transcendente expresan su desprecio del mundo,

situación de las más singulares: las técnicas de una ascesis ya conocidas en la India no son utilizadas para una liberación más allá del mundo, sino para la realización de una libertad en el mundo; se espera que aseguren, a un tipo de hombre superior, una especie de invulnerabilidad que le permita abrirse en cualquier experiencia en el mundo, llegando incluso a atribuir a esos hombres el poder de "transformar los venenos en medicamentos". Lo hemos visto: no es la incompatibilidad, sino la unidad entre la disciplina espiritual y el gozo del mundo —del yoga o *sadhana* y del *bhoga*— la palabra clave del tantrismo, que al mismo tiempo ha atacado el Vedânta, ha rechazado la concepción "ilusionista" del mundo en tanto que maya y ha reconocido la realidad del mundo bajo forma de poder, de *Sakti*.

Y examinando la ética de la Vía de la Mano Izquierda y las disciplinas que tienden a destruir los lazos, los pasa, hemos encontrado las formas de una anomia, de un "más allá del bien y del mal" tan impulsadas que los occidentales que han propagado la teoría del superhombre parecen diletantes. Pero, a este respecto, lo esencial es el acento puesto en una dimensión completamente ignorada de estos partidarios del superhombre: precisamente la dimensión de la transcendencia, o por mejor decirlo de la "transcendencia inmanente". No se trata ya de la "bestia rubia" ni de individualidades anárquicas que tienen como punto de partida una concepción materialista, desacralizada o darviniana de la vida; se trata de una libertad que, tal como hemos visto, implique que sea precedida de disciplinas que no difieren de aquellas del ascetismo tradicional de orientación supramundana. Hay ahí una posición que casi no tiene igual en la historia universal de la ideas.

Tal como hemos anotado en la introducción, se remonta a la mitad del primer milenio de la era actual la difusión del

---

no tiene lugar en los Tantra... [aquel que practica el tantrismo) obtiene la liberación gozando de los objetos de gozo que ofrece el mundo, y de los que se privan aquellos que practican en otra dirección."

tantrismo en la India. Podemos referirnos, en cuanto a las formulaciones propiamente doctrinales de sus concepciones, a un periodo más tardío: un siglo y medio antes. El tantrismo queda, pues, separado de la época actual por un gran número de siglos. Ahora bien, es interesante ver que a partir de la concepción tradicional e hindú de las cuatro eras del mundo, de los cuatro yuga, el tantrismo ha previsto una problemática que conviene perfectamente a los tiempos presentes. Ha pronosticado la fase de la última era, del kali-yuga, cuyos rasgos esenciales, en tanto que época de disolución, son indudablemente reconocibles en numerosos fenómenos y procesos de los tiempos actuales. Por ello, el tantrismo ha considerado como caducas las formas tradicionales que, en las épocas precedentes, suponían una situación existencial diferente y otro tipo de hombre; ha buscado cuáles eran las nuevas formas y la nuevas vías que, incluso en la "era de la sombra", podían ser eficaces para la realización del ideal de los tiempos pasados, para que el hombre despierte en la dimensión de la transcendencia. A este respecto, tal como hemos visto, se plantea, sin embargo, un límite. Según los Tantra, la vía que hay que elegir es aquella que en otro tiempo había sido considerada secreta por los peligros que presenta.

Apenas si está dirigida a una pequeña minoría (a los vira y a los divya), excluye implícitamente a la gran masa, pues se afirma que la gran masa corresponde en la era de la sombra al tipo de pasu, del hombre animal, maniatado, conformista, que no comprende la doctrina, o que ésta le llevaría a su pérdida porque no está cualificado. Podría decirse que la esencia de la vía propuesta para los tiempos del fin se resume en la expresión "cabalgar el tigre", y nos parece que esta fórmula mantiene su valor. No pensamos en absoluto en proponer el tantrismo al mundo occidental moderno, a importarlo según la costumbre de los occidentales en su forma original que, tal como hemos visto, está estrecha e inseparablemente ligada a las tradiciones locales hindúes y tibetanas y al clima espiritual que les corresponde.[385] Algunas de sus ideas de base, sin embargo (en el límite siempre de una visión general del mundo y del problema de los comportamientos, dejando de lado todo lo que está relacionado con el plano específicamente iniciático y yóguico), pueden ser examinadas por aquellos que quieren afrontar la problemática de los tiempos actuales adoptando las posiciones más avanzadas con el fin de intentar una formulación de los problemas nueva y valiosa.

Incluso nosotros, en un libro titulado *Cabalgar el Tigre*,[386] hemos tratado de indicar, en un espíritu semejante al de la Vía de la Mano Izquierda, las orientaciones existenciales que se imponen para un tipo de hombre diferenciado en una época de disolución, en un mundo en el que "Dios ha muerto" (se trata, naturalmente, de la imagen teísta propia de la religión devocional precedente, la cual está en crisis), o en el que se ha alcanzado el

[385] El libro O. GARRISON, *Tantra, the Yoga of Sex*, New York, 1964. es un ejemplo típico de la reducción del tantrismo al uso de lo occidental. Libro que está por debajo de toda crítica y plagado de fallos groseros, entregado a un espiritualismo pasado de moda. El autor, americano, dijo que su inspirador fue un "Maestro" que "tiene un buen despacho de abogado en Bombay". Otro ejemplo del nivel en el que caen estos trasplantes del tantrismo nos lo ofrece una orden tántrica organizada en América entre las dos guerras mundiales —The Tantric Order of America—, la cual publicaba una revista en la que no se olvidaba de recordar que "ninguna cantidad de dólares basta para recompensar una iniciación tántrica". Al menos no se quedaba en el plano de un "espiritualismo" macilento, pues estallaron escándalos y hubo procesos judiciales por las hecatombes que estos tantristas, el Gran Maestro en particular, que había adoptado modestamente el título de "Um el Todopoderoso", provocaban con las jóvenes americanas, quizá porque éstas se quejaron de las "iniciaciones" recibidas, pero sobre todo porque sus padres no estaban en absoluto de acuerdo con ellas (en aquella época todavía no había existido la *beat generation*).

[386] *Cabalgar el Tigre*, Omnia Veritas Ltd. www.omnia-veritas.com.

punto cero de los valores y en el que las estructuras tradicionales que subsisten no son sino residuos y despojos incapaces de seguir suministrando un sostén verdadero o de dar un verdadero sentido a la vida.

En otra de nuestras obras, *Metafísica del Sexo*,[387] tratamos de indicar las "valencias" del sexo (en el sentido químico de la palabra "valencia") que pueden oponerse a las formas que toma éste en la civilización contemporánea, las cuales tienen un carácter tan endémico y casi obsesivo como primitivo, y a esta sexualidad turbulenta e inferior que es la base sobre la que ha construido su edificio el psicoanálisis freudiano, y hemos acabado lógicamente por considerar la transcendencia potencial inherente a la experiencia del sexo, la cual, como hemos visto, constituye el fundamento de las prácticas sexuales del *vamacára* tántrico.

Hemos querido que el lector conozca una veta insospechada de la espiritualidad hindú, veta muy distinta de la orientación contemplativa del Vedânta o del neovedantismo, hemos presentado una de las variantes más interesantes del yoga, el kundalini-yoga en sus verdaderos términos, sin ningún intento absurdo de adaptación y vulgarización, pero puede también que nuestra exposición pueda sugerir a algunos ciertos temas inéditos de meditación que se colocan fuera de los estudios orientalistas y de todo aquello por lo que se interesan nuestros contemporáneos por pura curiosidad: temas que quizá se sitúen en el cuadro de sus problemas personales.

---

[387] *Metafísica del Sexo*, Omnia Veritas Ltd. www.omnia-veritas.com.

APÉNDICE I

BARDO ACCIONES DESPUÉS DE LA MUERTE

Diversas traducciones han permitido conocer en estos últimos tiempos, en Occidente, textos lamaicos concernientes a las experiencias de ultratumba y las posibilidades que se ofrecen entonces al Yo.[388] Son textos que presentan un gran interés, pues en Occidente no existe ninguna idea de esas perspectivas, sobre todo por causa de la religión que ha predominado aquí. Además, merecen ser examinadas aquí, pues se trata, tal como han reconocido los propios traductores,[389] de enseñanzas más o menos tántricas.

Aunque la visión del mundo que esta en la base de esos textos sea sobre todo *mahayánica*, el espíritu de las enseñanzas ahí contenidas es, en efecto, claramente tántrico. La acción

[388] El texto principal ha sido publicado bajo el cuidado de W. Y. EVANS-WENTZ con el título de *Tibetan Book of the Dead or the after-death experiences on the Bardoplane* según la versión inglesa del lama KAZI DAWA-SAMDUP (Londres, 1927); los otros textos, establecidos y traducidos por los mismos autores, están contenidos en el libro que ya hemos citado a menudo, *Tibetan Yoga and Secret Doctrines*, Londres, 1935, pp. 232 y ss. En las citas hechas en este capítulo, designaremos el primer texto como *Bardo-Thódol*, el segundo como Tib. Yoga. Más recientemente, G. Tuca ha publicado la traducción italiana de un texto del mismo género (*Il Libro tibetano dei Morti*, Milán, 1949), texto que en algunos puntos es más completo que aquel sobre el que se fundamenta la traducción inglesa.

[389] *Bardo-Thódol*, p. 213.

interviene aquí en el momento mismo de la muerte y más allá de ésta: es una acción destinada a dejar en suspenso el juego kármico de las causas y los efectos para realizar finalmente lo incondicionado.

Hace ya mucho tiempo que la tradición hindú, tanto brahmanista como budista, había considerado además el caso del *jivan-mukta*, (el que se libera de los lazos de la existencia estando vivo), y también el del *videhamukta*: aquel que no alcanza plenamente la liberación más que cuando su espíritu se separa del cuerpo en el momento de la muerte o en un estado ulterior. Y, como otras tradiciones, había subrayado la importancia que tiene para la ultratumba la forma y la disposición del espíritu con las que se enfrenta a la muerte. Pero sólo el tantrismo formularía una verdadera "ciencia de la muerte" propiamente dicha dando un particular relieve al principio de la "libertad del agente" para los destinos del más allá.

Sin embargo, no puede aplicarse este principio a la gran masa de hombres para los que la muerte representa una crisis profunda. El cambio de estado que le corresponde se acompaña de una especie de desfallecimiento, y mediante un encadenamiento casi mecánico y fatal de las causas y los efectos (siendo las causas todo lo que se ha realizado en una vida dada y que ha tenido incidencias profundas) llamado karma, se fijará una nueva vida condicionada que no sólo estará ligada a la anterior por alguna continuidad de la conciencia verdaderamente personal ("como una llama enciende otra"). Ha podido observarse que uno de los sentidos del pasu -hombre ordinario, encadenado- es el de ser "víctima sacrificial", animal de sacrificio; ello nos remite a dos vías de ultratumba que cuenta la tradición hindú, al pitri-yana. En ésta, que es aquella que se ven obligados la mayoría de los hombres, la muerte tiene precisamente un efecto disolvente para la personalidad, que se fundiría de nuevo en las fuerzas ancestrales de su raíz, para nutrir nuevas vías como un animal sacrificado a los dioses. Entonces sólo subsistiría el mecanismo kármico del que hemos hablado. Pero en lo que concierne a la otra vía, la "vía de los dioses", devayana, esta doctrina no da en general mucha importancia a la libertad del agente; concibe los diferentes cambios de estado, finalmente hasta la Gran Liberación, según un modo casi automático, como efectos puros de una fuerza y un conocimiento precedentes.[390] Los textos de los que vamos a hablar conciben, por el contrario, un nivel más alto de indeterminación y de libertad, así como la posibilidad de dirigir los procesos extraterrestres "de la misma manera que se conduce un caballo por la brida". En "el paso estrecho y peligroso del bardo" (bardo es la palabra que designa al más allá), pueden detenerse los determinismos kármicos (incluso aquellos que "habrían conducido al más profundo de los infiernos"), puede llegarse a la Gran Liberación, o al menos puede provocarse un destino mejor.

Pero, repitamos, que estas posibilidades no se ofrecen a todo el mundo. Eso supone que en la vida ya se ha recorrido un fragmento de la Vía; que de manera general se ha buscado ya lo incondicionado sin llegar al final, pero habiendo desplazado en cierta medida el centro desde uno mismo hacia la existencia samsárica pura. Así, los textos ponen siempre el acento en "la gran importancia que tiene el haber experimentado". En el caso de estas personas, también la muerte se presenta más o menos con los rasgos que tiene para los pasu: interviene en un momento dado, bajo la acción de causas extrañas. Las enseñanzas orales tienden a hacerse de manera que esto no represente una interrupción y que, por el contrario, se pueda sacar partido de los

---

[390] En textos como el *Kaushitaki-upanishad* (I, 2-3), la Luna, lugar simbólico en el que se disuelven y «son sacrificados a los dioses» aquellos que alcanzan el *pitr-yana*, es considerada también como un lugar de paso posible, para la "vía de los dioses", como una estación que dejan atrás éstos para realizar una ascensión definitiva aquellos que saben responder a cuestiones precisas. Si no se es capaz de ello, se cumple el destino "según sus obras". Entre las respuestas, se da esta frase: "Yo soy la verdad" que, según las etimologías convenidas y habituales, se explica como "ser otra cosa que energías vitales" (ibid., 1,6).

estados in extremis o postumos en los sentidos de los fines ya perseguidos durante la vida.

El conocimiento claro y objetivo de estos estados forma el punto de partida: son indicados con la precisión de un Baedeker; Woodroffe dijo exactamente: una guía del viajero para los otros mundos.[391] Pues al mismo tiempo que una descripción de esos estados que debe permitir la orientación, se suministra sus sentidos y se indica las actitudes que hay que adoptar en cada uno de ellos. Tal es el contenido del Bardo-Thódol, el Libro tibetano de los muertos[392] al que se lo ha comparado con el Libro egipcio de los muertos y con algunos tratados medievales, como, por ejemplo, el Ars moriendi. Pertenece a la categoría de los terma o "revelaciones secretas", y tiene por tanto un carácter de tratado iniciático. Según la tradición, habría sido redactado en su forma original por el taumaturgo Padmasambhava, enviado al Tíbet en el siglo VIII; él lo mantuvo oculto, pero luego sus discípulos lo dieron a conocer. En cierto sentido, tiene un carácter de viático: es leído por los lamas a aquellos que están a punto de morir para prepararles con respecto a lo que va a suceder. No está del todo excluido que se mantenga un contacto, es decir, la posibilidad del maestro de sostener el alma mágicamente tras la desaparición del cuerpo para infundirle un poder de memoria y de conocimiento, lo que supone, evidentemente, la presencia de un gurú de un rango verdaderamente superior. Pero el conjunto pertenece a un cuadro esencialmente iniciático. Además, una antigua enseñanza griega decía también que "aquel que no ha sido iniciado y queda así totalmente lejos de su cumplimiento está sumergido en el fango, tanto en esta vida como, con mayor razón, en la otra". Y encontramos igualmente la importante idea de las "iniciaciones dobles", la de aquí abajo, que son

---

[391] *Bardo-Thódol*, p. XXVII. *Libro egipcio de los muertos*, Editorial Edaf, 1990.

[392] Existe una traducción inglesa de este último texto: *The Book of the Craft of Dying*, bajo la atención de F.M.M. Comper. Londres. 1917.

preparaciones para las de ahí arriba.[393] En cuanto a las segundas, pueden corresponder a las experiencias vividas en el bardo, de la que hablan los textos tántricos tibetanos.

Sin querer tratar el problema general de ultratumba, hay que retomar aquí a lo que ya hemos dicho sobre el capricho reencarnacionista. Sobre todo desde el punto de vista budista (y el Mahayana es una forma de budismo), el hombre, en tanto que individuo, no forma una verdadera unidad, es un agregado de estados, de conciencias y elementos. Lo que bajo forma de "vida" preexiste generalmente antes del nacimiento y continua tras la muerte no es un Yo, sino la fuerza central que ha provocado ese agregado y que, después de que éste se ha disuelto con la muerte, determinará de nuevo, según las causas inmanentes despertadas en la existencia precedente o que no hayan sido agotadas en ella. Podría decirse que esta fuerza es el "Yo samsárico", si no fuera porque son términos casi contradictorios. A este respecto, el budismo utiliza la palabra samtana, que quiere decir corriente, flujo, encadenamiento de estados. No se trata del principio trascendente sivaico, pues aquí ha sido casi sumergido por la *Sakti* en tanto que "deseo", fuerza ciega e irracional, sedienta de vida y extravertida, y no se trata del Yo individual al que el hombre puede referirse, pues éste no concierne más que a una sección o una parte de ese flujo, condicionada por la unidad contingente de un agregado dado.[394]

Por tanto, el agregado se disuelve con la muerte, él ser uno engendra seres diversos ("nutre" seres diversos), conciencias

---

[393] Cf. OUMPIODORO, In Plat, Phaed.., 14, ed. Norvin.

[394] Sin embargo, el Yo efímero es el reflejo de una forma eterna que es su "nombre" y le preexiste en el plano supratemporal. A la muerte, este reflejo es reabsorbido, como es reabsorbida la conciencia, y desaparece en el sueño prolongado. Sólo aquel que se ha convertido en un "vivo", que ha obtenido el despertar, toma esta forma al morir, y realiza su nombre; es inscrito en el "Libro de lo Eterno" o, como se decía en el antiguo Egipto, en el "Árbol de la Vida".

variadas que seguirán cada una su propia ley. Permanece la forma central agregadora (con ella se relaciona el *antarabhava* de que hemos hablado, cf. pp. 209- 210), capaz de volver a tener descendencia, de manifestarse de nuevo a tal o cual plano de la existencia condicionada, y no forzosamente en el plano humano o terrestre.[395] En el caso de las personas que se han entregado a disciplinas iniciáticas o a las que circunstancias muy particulares han conducido a "aperturas" análogas, las cosas son diferentes, pues en ellas la fuerza samsárica que hemos llamado no es la única que actúa y sobrevive; también está presente un verdadero Yo, bajo las especies de principio extrasamsárico que guarda su forma propia, aunque separada de todos los elementos físicos y sutiles que están exclusivamente ligados a la condición humana.[396] A ese Yo le queda un margen de libertad, una indeterminación virtual por relación a la leyes Kármicas. La palabra tibetana bardo se compone de bar, que quiere decir "entre", y de do, "dos", por lo que significa "entre dos". Por eso se ha traducido generalmente como "estado intermedio", en el sentido de estado colocado entre una "vida" y otra. Pero el sentido principal nos parece más bien el de "estado entre los dos", en el sentido precisamente de estado incierto, de estado todavía no determinado en una dirección única (cruce de caminos = alternativa); los traductores de este texto han tenido que seguir en muchos puntos esta interpretación. La enseñanza

---

[395] En particular, es posible que los componente disociados, teniendo la vitalidad interior, se disuelvan de nuevo en raíces que se manifiestan así en las especies animales; siendo éste el sentido verdadero (como el lama Dawa Samdup comenta en *Bardo-Thódol*, p.44), bajo una forma simbólico-popular de la enseñanza de la idea del "renacimiento animal".

[396] Según los antiguos Misterios griegos, es de esta manera que el , o espíritu, se separa de la, o alma; la forma que toma el primero es el , el "cuerpo de pneuma" o "espiritual" que participa de la naturaleza del aire y del éter luminoso y que agregándose al principio superior sobrevive a la muerte. -Cf. MAGNIEN, *Les Mistères d'Eleusis*, París, 1929, pp. 61-62.

oral se fundamenta, pues, sobre la indeterminación que los estados postumos y el momento mismo de la muerte ofrecen a aquel que, habiendo seguido una disciplina espiritual durante la vida, evita y supera la crisis desfallecedora inherente al cambio de estado. Éste puede guiar su propio destino. Y si sus fuerzas no son suficientes para que realice enseguida la liberación suprema, se le indican los medios de evitar lo peor y elegir una manifestación nueva de sí mismo en el mundo condicionado.

Los textos hablan sobre todo de tres bardo: tres planos de indeterminación correspondientes a otras tantas bifurcaciones o desvío y a lugares jerárquicamente ordenados: el *chikhai-bardo*, el *chonyid-bardoy* el *sidpabardo*. Son tres niveles, en cada uno de los cuales se encuentran puertas sucesivas. El que no lo logra en el nivel del primer bardo, tiene posibilidades de rehacerse en el nivel del segundo; sí también en él fracasa en la prueba, tiene todavía la posibilidad de un tercer bardo que concierne a manifestaciones bajo formas más condicionadas. Pero es posible que en el nivel del tercer bardo la acción fracase también; es el caso en el que residuos samsáricos guardan tal fuerza que neutralizan las iniciativas del principio-Yo. Entonces el proceso se desarrolla como en el caso de un pasu, de un ser ordinario. No puede hablarse de una verdadera continuidad; la muerte no ha despertado a un "vivo", solo la fuerza samsárica agregadora actúa según el mecanismo de las causas y los efectos del que hemos hablado, bajo el signo del deseo, de la "sed", de manera que engendra un nuevo fantasma de la vida individual.

Podemos examinar ahora una tras otras las diversas posibilidades que ofrece la ultratumba. En el centro de toda enseñanza práctica encontramos la doctrina *mahayárica*, tántrica y vedántica de la identidad. No hay diferencia entre el Yo y el Principio; el hombre en su esencia es el principio pero no lo sabe. Es libre cuando, superando la "ignorancia", realiza esta identidad reconociendo la ilusión metafísica de todo lo que presenta los rasgos de un "otro", de otra realidad, ya sea natural, divina o demoníaca. Este conocimiento consume todo lazo y destruye todo espectro del más allá. Siempre de nuevo, en cada fase, el texto exhorta a aferrarse sólidamente a esta verdad. Ella es la clave de todo.

Por otra parte, hay que aprender ante todo la "técnica de la muerte". Lo mismo que es engañosa la actitud de abandono tamásico, que adoptamos todas las noche al acercarse el sueño, también lo es aquélla, mezcla de orgasmo, de angustia o de torpor, que es la propia de la mayor parte de los hombres en el momento de abandonar este mundo. "Una fe indomable, unida a una serenidad suprema del espíritu, es necesaria en el momento de la muerte."[397] el espíritu no debe vacilar; no hay que dejar que el espíritu sea errante, ni siquiera un instante".[398] Es preciso cortar toda atadura, acallar todo odio.[399] En el momento del cambio de estado tendrá importancia capital no servirse de imágenes religiosas, sino reevocar lo que se ha realizado del más allá de la vida en la vida, y atenerse firmemente a ese recuerdo, teniendo presentes al mismo tiempo en el espíritu las enseñanzas relativas a la fenomenología de ultratumba. "Cualquiera que sean las prácticas religiosas que pueden haberse seguido, se dice,[400] se producen en el momento de la muerte diversas ilusiones desviadoras... haber adquirido la experiencia estando vivo es muy importante: los que han conocido el Principio de su conciencia y han tenido así experiencias adecuadas, disponen de un gran poder ante las alternativas (bardo) ofrecidas en el momento de la muerte, cuando surge la luz clara."

He aquí una fórmula que se pronuncia junta al lecho

---

[397] *Tibetan Yoga*, p. 80.

[398] *Bardo-Thodol*, pp. 94-95.

[399] *Tibetan-Yoga* p. 244. Cf. Porfirio (en *Magnien*, op. cit., p.69): "Hace falta purificarse en el momento de la muerte como en el de la iniciación da los misterios; y verá el alma de toda pasión malvada, frenar los transportes, prohibir la envidia, el odio, la cólera, para poseer la sabiduría en el momento de salir del cuerpo."

[400] *Tibetan Yoga*, p. 151.

mortuorio: "Oh noble Un Tal, ha llegado para ti el tiempo de buscar la vía. Tu aliento va a cesar. Tu maestro te ha puesto ya en presencia de la luz resplandeciente. Estas ahora cerca de experimentarla en su realidad en el estado del bardo en donde todo es semejante al vacío y el cielo sin nubes, y donde el intelecto desnudo, sin tacha, es como un vacío transparente sin circunferencia y sin centro. Debes de esta manera reconocerte a ti mismo residiendo en este estado. Yo mismo, en este instante, me coloco ante ti."[401] Así pues, en ese momento, el más importante de toda la vida, es necesaria una presencia suprema de sí misma.

La fenomenología de la muerte se transmite en estos términos: "La luz [como los aspectos visibles de la realidad] está sumergida y el elemento grosero [el cuerpo, la sensación de cuerpo] está sumergido. Los pensamientos desaparecen. Lo sutil [se trata aquí no de la forma sutil, sino de ciertos fenómenos sutiles que intervienen en el momento de la separación] desaparece."[402] La desaparición de la luz sensible y del sentimiento del cuerpo se describe en los mismo términos que el paso a través de los elementos del que hablaba la antigua misteriosofia, en la que se la provocaba experimentalmente o se anticipaban las transformaciones que sobrevienen de manera natural con la muerte: la tierra se disuelve en el agua, el agua en el fuego, el fuego en el aire, el aire en el éter.[403] Se trata de estados inferiores en los que "cae completamente la percepción de toda cosa material, donde desaparece /el sentimiento/ del elemento grosero". Habrá también, paralelamente, una reabsorción de los sentidos, la conciencia de la vista se apagaría

---

[401] Ibid., p. 91.

[402] Ibid., p. 233.

[403] Ibid., p. 235; *Bardo-Thódol*, p. 93. La experiencia del "Sol de Medianoche" que interviene tras el traspaso de los elementos en los Misterios antiguos (Cf. APULEYO, met., XI).- podría tener alguna relación con la primera luz experimentada en el Bardo.

primera, después la del olfato, después la del gusto, después la del tacto y después la del oído. Los Upanishad enseñan que en este estado todas las facultades son absorbidas de nuevo en su raíz, en el manas, y después en la fuerza vital; después de que la separación ha tenido lugar, ésta, forma sutil y luminosa, es el vehículo del espíritu de aquellos que estando vivos han participado del conocimiento durante los cambios de estado sucesivos.[404]

Además, es posible que este paso a través de los elementos no deje de tener relación con los chakra inferiores, es decir, que tenga una cierta relación con la disolución de la parte "elemental" del agregado humano. El "aire" corresponde al chakra del corazón, y el espacio comprendido entre éste y el chakra del éter puede ser considerado como aquel donde tiene lugar, en la muerte, la verdadera crisis de la conciencia individual, tal como diremos ahora.

Los textos dan algunos signos particulares, interiores y exteriores, que anuncian el cambio de estado, el moribundo percibirá exteriormente una luz primero blancuzca, semejante a la claridad lunar, y después rojiza. El comentario del texto observa que se trata aquí de las mismas impresiones que tuvieron, en una especie de éxtasis, ciertas personalidades europeas a punto de morir cuando pronunciaron palabras como éstas: "la luz", o "más luz" (mehr licht!, Goethe), o "¡la luz ha surgido!"; ignorando la verdadera naturaleza del fenómeno, estas personas pueden haber creído entonces en una transfiguración, cuando se trataba de cambios psico-físicos en la facultad de la vista provocados por el proceso de la muerte, y que en el profano- presentan un componente emotivo muy fuerte (tal como se dice en mecánica).[405] Interiormente, por el contrario, uno se vería invadido por una especie de "humo" (que oscurecería el espíritu).

---

[404] Cf. *Brhadaranyaka-upanishad*, IV, III, 38; IV, IV, 1-4.

[405] *Tibetan Yoga*, p 235.

Ése es el momento de la crisis. La supera aquel que, gracias a la disciplina del yoga a la que se había entregado anteriormente, consigue en ese instante guardar "su espíritu libre de formaciones mentales".[406] Entonces, "las experiencias de este proceso, recién nacidas, desaparecen en el estado natural de; calma".

Esto puede llegar, pues, sin discontinuidad al punto culminante, que es el de la fulguración de la luz trascendente puesta al desnudo por la disolución de la concreción física individual en el momento de la separación completa (según el texto, esto se producirá tres días y medio o cuatro días después de la muerte). En los otros, por el contrario, intervendría un paréntesis hecho de desfallecimiento, de inconsciencia, del que sólo se saldría tras este período; período que es también aquel en el que los componente y las "conciencias" secundarias del ser humano devienen gradualmente autónomos y siguen su propio camino, terminando a menudo en la zona de las "influencias errantes", reserva de fuerzas personales, inferiores o residuales que son en gran parte lo que da nacimiento a la fenomenología "espiritista" y mediumnística.[407]

Durante un cierto tiempo, puede substituir una forma relativamente única, una especie de doble, de imagen apagada y automática del difunto; es como un segundo cadáver, cadáver psíquico que ha dejado tras él. Tras este desvanecimiento, la conciencia despertaría en un estado de lucidez sobrenatural y conocería la experiencia decisiva, aquella en la que se manifiesta de manera fulgurante la luz absoluta, primordial ("en medio de esta luz, el sonido de lo absoluto con una voz violenta como el fragor de mil truenos que estallarán al mismo tiempo"). Ésta es la prueba. El Yo debería vencer todo terror y ser capaz de identificarse con esa luz, de reconocerse en ella, pues puede

---

[406] Ibid., p. 244.

[407] Cf. R. GUÉNON, *L'Erreur spirite*, París, 1923.

decirse que, metafísicamente, ella es su naturaleza. Ser capaz de esto quiere decir que se alcanza la Gran Liberación en un instante, que se realiza lo incondicionado. Todo Karma, todo residuo, queda destruido. El texto dice que esto debería ser como un reencuentro con "un conocimiento antiguo". Es la unión en una sola cosa -"como el agua de un río se reúne con la del mar"- de lo que era adquirido y no lo era,[408] siendo adquirido el conocimiento, la luz que se había alcanzado durante la vida, lo no adquirido, la totalidad de ésta que se manifiesta. Pero es posible también que esta prueba no sea superada, puede dejarnos aterrorizados; puede que no tengamos la intrepidez, el impulso casi sacrificial, la lucidez necesaria para la identificación fulgurante y la desaparición completa, instantánea, del velo de la *avidya*, de la ignorancia trascendental. Entonces se ha fallado en esta prueba, la primera, la más alta posibilidad de la ultratumba; se desciende un grado, se pasa del chik-hai-bardo al choniyd-bardo: se pasa a planos en los que se proponen al muerto elecciones semejantes, con la diferencia de que ya no se trata de experiencias liberadas de la forma. Surge por el contrario un mundo fantasmagórico de visiones y apariciones que se presentan en un carácter semejante al sueño. De hecho, sería engendrado por una imaginación pasada al estado libre, que no está sujeta ya al control de los sentidos y que, con ello, adquiere, reforzados, los caracteres de lo que habíamos llamado imaginación mágica. Con una vehemencia elemental, la imaginación es llevada a engendrar visiones del mismo género con la proyección y la exteriorización del contenido de la conciencia, de la subconciencia y de la fuerza que estaban encerrados en la parte oculta y subterránea del ser humano. Es también el plano de una liberación posible para aquellos que no conciben lo incondicionado en su pureza metafísica, sino bajo la forma de una figura divina cualquiera, de un símbolo, de una imagen cultural. Aquí es decisiva la capacidad de superar el espejismo y alcanzar un estado de identificación con este mundo

---

408 *Tibetan Yoga*, pp. 233-234.

fantasmagórico. Es una prueba de dos grados. El principio no aparece ya, pues, en su naturaleza libre de formas, fulgurante; se sensibiliza ante todo bajo las apariencias de diversas imágenes divinas, majestuosas y espléndidas, que se presentan una tras otra en siete días, evidentemente, el día tiene aquí un sentido simbólico. Un día puede incluir aquí lo que para los mortales corresponde a épocas enteras, y ello si es posible establecer una correlación temporal. Cuando todavía no ha sido superada una aparición, se presenta otra el "día" siguiente. Y superar, ya lo hemos dicho, quiere decir identificarse. "No desfallezcas, exhorta el texto, supera toda atadura [en tu naturaleza finita]." Sea lo que sea lo que aparece, debe ser percibido como un reflejo.

"¡Oh noble! Estos reinos no son nada del exterior... las divinidades no vienen ya de ninguna otra cosa; existen desde toda la eternidad en las facultades de tu propio espíritu. Reconoce que es ésta tu [verdadera] naturaleza." Se propone esta fórmula propiciadora: "Alejado de todo miedo o terror [ante cualquier aparición], que pueda yo reconocer todo lo que veo como un reflejo de mi conciencia. Que pueda no temer el lazo (tantas) divinidades benefactoras (como) terribles, simples formas de mi propio pensamiento."[409] Si no es posible hacerlo, "cualquiera haya sido la contemplación o la devoción que se haya practicado durante la existencia humana", el terror y la angustia surgirán; se retrocederá ante el esplendor y el poder de esos espejismos y se fallará así ante la Liberación.

Es importante reconocer que, desde el momento en que las proyecciones utilizan imágenes latentes de la conciencia profunda del fallecido, es natural que se presenten figuras y

---

[409] *Bardo-Thódol*, pp. 103-104, 121-122. Cf. AGRIPA (*Occ. Philos.*, 111,41), para el que las experiencias de ultratumba no serían acontecimientos reales, sino apariencias percibidas por la imaginación, como en un sueño. Recuerda que Orfeo llama a estas apariencias: "El pueblo de los sueños." Y también esta máxima: "Las puertas del reino de Plutón no pueden abrirse; dentro está el pueblo de los sueños."

escenas correspondientes a aquellas de su fe y su tradición. Así, en el segundo bardo, el budista, el cristiano, el mahometano, el chamán, etc., verán cada uno de los dioses, paraísos o infierno de sus creencias respectivas (el Lama Dawa Samdup, comentando este texto, lo admite así explícitamente), y serán así víctimas de la ilusión, pues se trata precisamente de superar la particularidad y la exterioridad de esas formas proyectadas, en el status de una identidad absoluta del ser reintegrado.[410] El que pertenezca a la tradición tántrico-tibetana (verá) las imágenes divinas de los cultos más elevados y más claros de esta tradición; se encontrará cara a cara con Vajrasattva, Ratnasambhava, Amitabha, Amoghasiddhi, etc. A este respecto se habla de los "siete grados de la trampa".[411] La trampa está formada precisamente por la aparición objetiva de todas estas divinidades, creada únicamente por la impotencia y los límites interiores, por la "ignorancia" del muerto que no ha sido totalmente superada y actúa aquí de manera mágica. Se indican en particular los "residuos" que, cada "día", ante cada una de las figuras divinas, hacen nacer el miedo y se alejan de ellas, y, por tanto, de sí mismos. Ante Vajrasattva, se trataría de los residuos de la cólera y de la versión; ante Ratnasambhava, de los de las ataduras; ante Amoghasiddhi, los de la envidia y el hybns, etc.

Cuando no se supera la prueba que constituye el mundo divino, tranquilo y radiante, el panorama se transforma casi como en un caleidoscopio. Como si el mismo miedo se proyectara y objetivara en las figuras divinas, a las divinidades calmas y luminosas las sustituyen otras terribles, furiosas, destructoras, desencadenadas, divinidades del tipo kálico y sivaico (en realidad son las mismas que antes, con rasgos cambiados, bajo otro de

[410] Las concepciones que ha nutrido cada uno en lo que concierne a la ultratumba, tendrían también su parte en el "sueño cósmico" de la muerte.

[411] *Bardo-Thódol*, p. 131.

sus aspectos).[412] Y se reinicia la prueba de la identificación, que naturalmente es más difícil de superar aquí. Para ello haría falta haber practicado el culto de esta especie de divinidades durante la vida, en un sentido más o menos dionisiaco; solamente entonces puede "desvestirse" a estas divinidades y realizar la integración de los estados espirituales ya conocidos en el punto culminante de estas prácticas y ritos terrestres.[413] Si no se hace así, se retrocederá involuntariamente, se "huirá".

En este nivel, y en el nivel siguiente todavía más, en el del sidpa-bardo, la dificultad mayor vendría de que las formas y tendencias que sobreviven a la disolución del agregaro humano, y que por así decirlo ha llevado éste consigo, actúan de manera automática, casi "fatal". Así, se dice[414] que a partir de esta fase, como los impulsos destinados a separar son muy poderosos, viene el momento en el que es tanto más necesario acordarse de las enseñanzas contenidas en el Bardo-Thódol. Tras el paso de la prueba del segundo nivel sería "transferido" a uno de los "portadores de vajra", asignado a uno de los reinos de formas puras que, a través de las imágenes de lo que se llama los Dhyani-Buda, están en parte en relación con los estados espirituales realizados en una u otra de las fases del dhyana del yoga. En el conjunto, se trata de regiones que, jerárquicamente, son las más elevadas del mundo manifestado, de las que en tibetano se les llama 'og-min' (en sánscrito akanishthá-loka), o "el máximo de caída" (lugar desde el que no se cae ya más). Puede observarse que en estos lugares jugaría la ley según la cual "los que tienen un mismo grado de conocimiento y de desarrollo espiritual se

---

412 Ibid:, p. 131.

413 Ibid., pp. 132, 143. Se recuerda aquí que si, en estos momentos, uno no se acuerda de las enseñanzas del Bardo-Thódol manteniendo el espíritu concentrado en un solo punto y permaneciendo consciente, "la doctrina religiosa no serviría de nada, aunque fuera vasta como un océano".

414 *Tibetan Yoga*, p. 241.

ven mutuamente",[415] mientras que los niveles diferentes harían a los unos invisibles ante los otros.

El orden de las apariciones va, pues, de lo absoluto a lo relativo, de lo inmediato a lo mediato, de lo informal a lo formal. Un punto esencial: es sólo la actitud del Yo la que produce las transformaciones y los pasos de uno a otro de los contenidos de la experiencia. Las divinidades furiosas y desencadenadas no reflejan ni objetivan sino el miedo mismo del alma en su capacidad de identificarse con aquellas que son radiantes y majestuosas. Así, a menos que por un acto enérgico o apoyándose en las inclinaciones adquiridas o nutridas durante la vida en los cultos de las divinidades desencadenadas, dionisiacas y destructoras, se pueda asumir la persona de los dioses en esta nueva experiencia, el terror del que son el reflejo engendra un nuevo tenor y uno es impulsado a huir, con lo que desaparecen las posibilidades ofrecidas por la segunda alternativa o bordo.

Se produce entonces el tercer bardo, o sidpa-bardo, el dé las alternativas encaminadas a un nacimiento". Sin embargo, no hay ya indeterminación en lo que concierne al paso a un "nacimiento" samsárico dado o á otro. Puede decirse que para aquel que no ha superado la prueba del segundo bardo el equilibrio se inclina hacia las formas más condicionadas; el ser samsárico hecho de deseo, sediento de vida, se muestra más fuerté que el principio sivaico. Es él el que constituye la fuerza motriz del proceso. Sin embargo, aquel que en la vida ha recorrido ya una parte del camino esotérico tiene, en relación con el pasu, el hombre ordinario, que ha cesado de existir como verdadero ser consciente, el poder al menos de dirigir el proceso, ya que no de suspenderlo. Podríamos evocar la imagen de alguien que se encontrara en un coche en pleno movimiento, que no podría abandonar ni detener, pero que, sin embargo, podría guiar para evitar las curvas peligrosas y los precipicios.

415 Ibid., p. 240.

El tercer bardo se caracteriza ante todo por un refuerzo de la fenomenología del terror propio de la fase precedente. Son ahora las tempestades, las ráfagas, las tinieblas, angustiosas como el incendio de selvas enteras devoradas por las llamas, como el estrépito de montañas desmoronándose, como rayos, aguas tumultuosas, furias y demonios que persiguen y golpean, pero también soledades heladas, desiertos sin fin, etc. Todos estos espejismos, reflejos, espectros, proyecciones alucinatorias, son creados por el movimiento mismo del espíritu o, por mejor decirlo, por el juego de las fuerzas kármicas que tienen prioridad y tratan de conducir en la dirección querida al principio consciente, burlado y aterrorizado por esa fantasmagoría de íncubos. El proceso se desarrollaría de tal manera que se presenta una matriz como un refugio contra ese conjunto angustioso, y así el espíritu, ignorante e incapaz de dominarse a sí mismo, es engañado y termina en esa matriz sin darse cuenta de ello.[416] En particular, se habla de tres precipicios invisibles que se abren ante aquel que huye: uno es blanco, el otro es rojo, el tercero negro, que corresponden a tres tipos de "nacimientos", es decir, a tres formas de manifestación samsánca inferior.

Este tercer bardo tendría otra característica: que la sensación de que se ha muerto aflora entonces, al mismo tiempo que el deseo vehemente de una nueva vida —habiendo sido empujado el germen, la forma a la que se ha unido será un "cuerpo de deseo"[417] —, y la percepción de objetos y seres de un plano u otro de la existencia. Este deseo y las reacciones ante las fantasmagorías aterradoras, son los factores que hay que dominar en esta última serie de experiencias del más allá. Se dice que ahí el espíritu y la memoria devienen particularmente claros —incluso en aquellos que eran obtusos—, y que el "cuerpo de deseo" reviste la cualidad de un cuerpo mágico en el sentido de

[416] *Bardo-Thódol*, pp. 166-167.

[417] Ibid., p. 156.

que puede alcanzar lo que desea o concibe.[418]

Sin embargo, la acción del elemento samsárico puede hacer que aparezcan perspectivas engañosas; puede que parezca bueno y deseable lo que no lo es, y a la inversa. A este respecto, el texto exhorta a recordar también la "oposición",[419] la presencia de fuerzas hostiles a la iluminación, fuerzas de las que se podría decir que son una contrainiciación, que actúan en la raíz misma del elemento samsárico, como una especie de fuerza demoniaca. "Aquí se dibuja el límite entre la vía hacia lo alto y la que va hacia lo bajo", añade el texto.[420] "Si aceptas un sólo instante la indecisión, tendrás que sufrir la miseria durante mucho tiempo, mucho tiempo. Ese es el instante. Atente firmemente ante un sólo objetivo. Deteniendo todo movimiento de atracción o de repulsión, con la memoria despierta, controlando toda tendencia del espíritu al vagabundeo, aplícate a elegir la puerta de una matriz."[421]

Se indican aquí diversas técnicas para evitar las direcciones desfavorables, que sería fatal creerlas de otra manera.

Ante todo, el mismo método del segundo bardo: hay que darse cuenta de que todas las apariciones son sólo alucinaciones, que la naturaleza de nuestro ser es el "vacío", que no hay nada que temer, que no hay nada sobre lo que las entidades amenazadoras y las fuerzas desencadenadas puedan atacar. Además, hay que pensar que todas esas formas —incluidos los demonios, los infiernos, los juicios de ultratumba, etc.— son formas irreales semejantes a sueños, a ecos, a espejismos, como las apariciones que crea una magia cualquiera. Todo movimiento irracional del alma así helada, el desarrollo automático del

---

[418] Ibid., pp. 182-183; 156, 176.

[419] Ibid., p. 176.

[420] Ibid., p. 177.

[421] *Tibetan Yoga*, p. 245.

proceso kármico, se vería impedido.[422]

Por lo que se refiere a la entrada en una matriz humana, esta enseñanza tiene opiniones que concuerdan casi con las del psicoanálisis freudiano. El ser de deseo sediento de vida nueva vería seres masculinos y femeninos a punto de unirse. Según el sexo que tenía en la existencia precedente el ser que él ha creado, surge en él un deseo por aquella que será su madre (si fuera hombre) y odio y celos por el que será su padre, o a la inversa en él caso del otro sexo. Por la mediación de estos movimientos de atracción y de repulsión tendría lugar la incorporación en un nuevo germen, tras la identificación con el hombre, que posee y fecunda a la mujer o a la inversa; Se trata, pues, de paralizar estos movimientos del ser de deseo. "Manteniendo el espíritu concentrado en un sólo punto", hay que estar atento para détener todo sentimiento de deseo o de aversión despertado por la visión suprasensible de una pareja como la que acabamos de describir.[423]

Otro método, por el contrario, ofrece la misma estructura que las contemplaciones que preceden a las prácticas sexuales tántricas. Se detiene el movimiento hacia una pareja que se abraza, visualizando al hombre como la divinidad masculina y a la mujer como su *Sakti*, como la Gran Madre.[424]

Otro método consiste en una visualización exorcizadora que recuerda ciertas prácticas de la meditación jesuíta. En el momento en que intervienen el desencadenamiento de las furias, de los elementos y demonios, debería visualizarse enseguida una de las divinidades mágicas de su culto, Heruka, Hayagriva o Vajrapani, como un ser perfecto, poderoso y terrible para las fuerzas enemigas, aunque disuelve en un instante todos estos

422 *Bardo-Thódol*, pp. 166-167, 180-181.

423 Ibid., pp. 179-180.

424 Ibid., p. 177.

espectros. Para ello, el proceso se detendría una vez más y se tendría la posibilidad de elegir la matriz sin hacerlo por un movimiento compulsivo. "Se te ha dado un poder supranormal para ver todos los lugares (nacimientos posibles, no se trata sólo de lugares terrestres]; se te harán visibles uno tras otro. Elige en consecuencia."[425]

Finalmente, sabiendo que los lugares buenos pueden parecer indeseables y los malos deseables, se trata de paralizar toda inclinación o repulsión para no dejarse coger en el juego. "Aunque una matriz te parezca buena, no dejes que te atraiga; si te parece mala, no experimentes repulsión. Mantenerse libre de la repulsión o de la atracción, del deseo de tomar o de evitar, conservando una ecuanimidad perfecta, es la mejor de las artes [de ultratumba]. Salvo para las escasas personas que han tenido alguna experiencia práctica [de hecho realizaciones iniciáticas], es difícil liberarse de los residuos del mal, de las malas inclinaciones."[426] También aquí se conforma, pues, claramente que las posibilidades de dominar el destino en la ultratumba implican precisamente la presencia, en los estados del más allá, de las cualidades yóguicas de la neutralidad interior y el distanciamiento, de la fría y soberana cualidad mágica. Tiene que ser posible evocar y actualizar esas conquistas para dominarse a uno mismo ante esas alternancias de fuerzas e imágenes pasadas en estado libre; como alguien que, en un momento crítico y peligroso, conserva su sangre fría y controla perfectamente sus reacciones para hacer exactamente lo que es mejor.

"El recuerdo del nombre secreto, recibido en el momento en el que se ha sido iniciado", será finalmente importante. Con él se comparecerá "ante el dios de la muerte". El tercer bardo, tercera y última forma de indeterminación postuma, da por tanto la posibilidad, ya que no de liberar, al menos de gozar de una cierta

---

[425] Ibid., p. 185.

[426] Ibid., p. 191.

libertad en el mundo condicionado. Del grado de "recuerdo" que se haya conservado a pesar de todo depende una elección que permite continuar o completar la "Gran Obra" en una existencia nueva, en tanto que individuo que tiene ya predisposiciones privilegiadas bajo la forma de lo que hemos llamado la "dignidad natural", con un sentimiento más o menos vivo de unos antecedentes prenatales.

Hay que clasificar aparte el caso de los que toman un cuerpo y reaparecen en el mundo de los hombres voluntariamente, y no porque hayan fallado las ocasiones de los tres bardo, porque no hayan podido superar las pruebas de la ultratumba, y, por tanto, en razón del juego de factores antes indicados. En general, se cree que casi siempre se asocia a estos "descensos" una misión precisa, visible o no. En el límite, tenemos el caso en el que se toma un *nirmana-kaya*, como *mayavirupa* en el cuerpo mágico, en el sentido que hemos indicado (cf. p. 283). No se trata, en este caso, de una individualidad cualquiera, sino de una fuerza de arriba, aunque la doctrina lamaica de los tulku admite que esta fuerza pueda "renacer" simultáneamente en muchos seres, como "una llama puede encender muchas mechas". El "nos" iniciático, regio y pontificio, podría ser un reflejo, un símbolo lejano y oscuro de algo de este género.

Para el que pisa las cimas del Mahayana, cuya metafísica lleva el principio de la no dualidad a su extremo hasta el punto de superar la distinción entre nirvana y sasmara, estas maneras de ver se vuelven en cierta manera relativas. Se ha dicho de los siddha: "Para ellos, las ideas concernientes al sasmara y el nirvana como dos [cosas distintas] son como formas que se dibujan en el aire, que desaparecen sin dejar rastro, de manera que se las comprende [verdaderamente] en cuanto se ve su carácter ilusorio e irreal. Éstos se encuentran más allá de las condiciones del nacimiento y de la muerte, y para ellos el Yo no existe como algo separado de todos los otros Yo [como Yo individual]. Para ellos, pues, no existe objeto [o forma particular] en el que pueda hacerse la transferencia [del principio de la conciencia]."[427]

[427] *Tibetan Yoga*, p. 275.

APÉNDICE II

EL SAKTISMO Y LOS «FIELES DEL AMOR»

Hay aspectos del saktismo hindú, particularmente en el dominio evocaciones, que encuentran ciertas correspondencias en el aspecto no, esotérico, de determinados movimientos europeos medievales, los de los "Fieles del Amor", en el que tomó parte Dante Alighieri. Parece de interés hablar brevemente de estas correspondencias. Ya hemos tratado las experiencias iniciáticas de los fieles del amor de manera más intensa en otra obra a la que remitimos al lector.[428]

El papel que jugó la mujer en la literatura de los caballeros y los trovadores, en las "cortes de amor" y en la tropa de poetas que fueron llamados justamente los Fieles del Amor, es bien conocido. Pero las historias corrientes de la literatura ni siquiera han presentido, a causa del espíritu académico y profano de sus autores, el esoterismo que presentaba una de esta materia, y que es como el agua que se cuela entre los dedos.

Nos ha servido de nada que Aroux y G. Rossetti hayan llamado la atención el contenido oculto de muchas composiciones y sobre su lenguaje lente. En Italia, una obra fundamental como la de Luigi Valli, *Da linguaggio segreto dei Fedeli d'Amore*, realizada con rigor crítico, no existe para los medios oficiales, como si no se hubiera escrito.

El punto esencial es el siguiente: existen innegablemente

[428] *Metafísica del Sexo*, op. cit.

casos en que las mujeres de las que habla esta literatura, y a las que ha asal maneras diversas, no son "sublimaciones", figuras alegóricas o abstracciones teológicas personificadas; con independencia del nombre que ha tenido, y del aspecto exterior que hayan presentado, no son más que una mujer, cuyo sentido y función corresponden en general a los de la *Sakti* o mujer iniciática o la mujer iniciadora en el tantrismo. Allí donde mujeres reales han entrado en el juego, no lo han hecho más que en la medida en que han encarnado a esa mujer concebida como el principio de una iluminación (la "Santa Sabiduría"), de una vivificación transcendente, casi de una "inmortalización" del fiel del amor, al que le ha servido de apoyo. La correspondencia se limita, sin embargo, a lo que hemos llamado el plano "platónico" o sutil del empleo tántrico de la mujer. No parece que se haya ido más lejos en los medios occidentales en cuestión, que la mujer haya servido también en el nivel del pancatattva tántrico o que se haya unido a su cuerpo saktizado, o que se haya evocado y despertado la "mujer absoluta" en el cuerpo de una mujer particular.

Lo primero que hay que subrayar es que en los aspectos más significativos de esta literatura, desde nuestro punto de vista, el "amor" tiene un doble sentido. El primero está en relación con la inmortalidad, con el elemento "sin muerte"; es éste el que expresa de manera explícita Jacques de Baisieux, por ejemplo, cuando interpreta amor como a-mors, es decir, exactamente "sin muerte", de tal manera que hace que correspondan rigurosamente el Amor con amrita, con la "no-muerte" (ambrosía) que tan a menudo hemos visto en los textos hindúes. El segundo sentido se relaciona con el arrobamiento que suscita la "mujer" en el hombre, arrobamiento que se considera tiene efectos extáticos y que conduce a la experiencia de lo "sin-muerte", a la obtención de la "salute" (en "salute", salvación, puede verse el equivalente occidental de la "liberación" hindú). En relación con el primer sentido, sucede que en la literatura de los Fieles del Amor, el Amor personificado se presenta con rasgos "sivaicos"; se separa claramente de las mágenes dulcificadas y estereotipadas de los Cupidos y los Amores. Y esto lo vemos también en Dante. Éste no sólo llama Amor, "el glorioso señor" (Vita Nova, II, 22), pues he aquí las palabras que pone en sus labios: "Ego tamquam centrum circuli, cui simili modo se habent circumferentiae partes; tu non sic" (ibid. I, 12). "Amor" posee entonces en propiedad y al encuentro de aquel que no es más que un hombre—la "centralidad", representa lo que es central por relación a sí mismo, ofrece los caracteres de estabilidad y de inmutabilidad que son atribuidos en el tantrismo al principio shivaico por relación al principio çàktico. Así, Amor aparece ante toda naturaleza perecedera y fugitiva como algo que aterra, que suscita el espanto. Precisamente a causa de su centralidad y de su transcendencia. Amor envía a la "mujer", ofrece la "mujer" para la experiencia iniciática, pero precisamente como algo peligroso, como algo que impone casi la prueba de la muerte, pues no hay más posibilidad de elegir que entre despertar o ser golpeado de una forma mortal. Es por eso que Amor dice: "Huye si perercer te preocupa" (I, 15). "Amor se me ha aparecido súbitamente, dice Dante (I, 13), y su esencia es tal que contemplarlo me llena de horror". En una visión, Amor se presenta bajo los rasgos de un "señor de aspecto terrible", que es el señor interior: "Ego dominus tuus." En sus brazos me parecía ver una persona dormir desnuda, envuelta simplemente, me pareció, en un veló ligeramente "sanguíneo"; y yo supe... que ella era la dama de la salvación, que se había dignado saludarme el día anterior. Y me pareció que tenía en una de sus manos una cosa que quemaba totalmente; y me pareció que me dijo estas palabras: "Vide cor tuum" (Vita Nova, I, 3; el subrayado es nuestro). La "salvación" de la mujer, en la literatura de los Fieles de Amor, tiene un sentido cifrado basado en la anfibología de los términos "salvación" y "salud".[429] Que no espere nunca tener por compañera a la

[429] Existe la misma anfibología en el francés salut y en el alemán Heil. En cuanto a este último, el simbolismo de los Minnesánger (*Los Fieles de Amor alemanes*) es significativo, pues Heil (la "salud") se considera como el "hijo" de la "mujer" (de Vrovre Saelde), es decir, como engendrado

"mujer", "Beatriz", se dice (I, 8), quien "no merezca la salud", es decir, "quien no merezca la salvación", la liberación. La mujer que "salva" es la que da la salvación o, por mejor decirlo, la que suscita una crisis y una experiencia de donde brotar la "salvación". Así, Dante puede hablar de los efectos de la "salvación" que superan a menudo sus fuerzas (I,12). Pero ya, en el fondo, la visión de la "mujer" actúa en ese sentido; verla es como morir. Dante dice a este respecto: "He puesto los pies en esta parte de la vida más allá de la cual no se puede ya avanzar si se tiene la intención de volver" (I, 14). Y, más claramente todavía (II, 19):

> Quien es capaz de sostener su opinión se convertirá en algo noble o morirá y cuando ella encuentre a alguien que es digno de verla, éste la atestimonia a su valor; y sucede que ella le concede la salud.

El tema general de los Fieles de Amor es, como en el saktismo iniciático, que "amor" y "mujer" activan algo que en el hombre está en potencia o duerme (cf. Vita Nova, II, 20-21). En términos aristotélicos es "el Intelecto posible" (pues no está ya dado; es solamente una posibilidad), y, en términos tántricos, el elemento sivaico, que está inerte antes de la unión con la "mujer". Una vez despertado, se impone a todo lo que es humano y samsárico. Al principio mismo de la Vita Nova (I, 2) se hace alusión a la experiencia del "contacto". Dante habla, precisamente, de la aparición de la "gloriosa dama de mi espíritu", que "fue llamada Beatriz por muchos, que no sabían llamarla de otro modo" (que no sabían de qué se trataba verdaderamente). Y ése es el momento de una transformación del ser humano: "En este punto, digo verdaderamente que el espíritu de vida que reside en la cámara muy secreta del corazón (es el atman, con la misma localización que dan los Upanishad, pero concebido como principio individual = jivat-man) comienza a temblar tan fuerte que mis sienes batían terriblemente, y temblando, dijo estas palabras: Ecce Deus fortior me, qui veniens

---

por ella.

dominabitur mihi." Se anuncia así el despertar del maestro interior, del "señor del cetro". Y el "espíritu animal", que equivale aquí al principio vital, se asombra e impulsa ya la transfiguración: Apparuit jam beatitudo vestra. Finalmente, el "espíritu natural" —al que se podría relacionar con la naturaleza samsárica— comienza a llorar, diciendo: "Heu miser! Quia frequenter impedíais ero deinceps": ve que le quedan pocas posibilidades de dirigir todavía al ser humano en el Fiel de Amor. Y Dante añade: "Desde entonces digo que Amor fue el señor de mi alma, que se convirtió inmediatamente en su esposa." Además, en el pasaje atado anteriormente, la "mujer" es puesta en relación con el "conocimiento del corazón", como algo que "quema todo entero": centro de un fuego mágico animador. Todo esto da un sentido extremadamente posible al título del tratado de Dante. Vita Nova. La mujer desnuda, dormida, envuelta solamente por un ligero velo "sanguíneo", podría ocultar también ella una importante alusión. Podría relacionársela con aquella, encerrada en la sangre, a la que se da el nombre de divya tántrico, que dice no tener necesidad de una mujer exterior.

Como la de los adeptos de saktismo, la experiencia iniciática de los Fieles de Amor y de las corrientes occidentales semejantes se apoya pues, en los puntos siguientes: 1) el Amor provoca una crisis profunda, despierta un poder que "mata" casi al vivo y vuelve activo un principio superior latente en el hombre; 2) la "mujer" engendra así un ser nuevo, lo que entraña una jerarquía nueva de todos los poderes de la naturaleza humana; lo que domina ahora es el elemento suprânatural sivaico; 3) es la "salud" (la salvación) y el principio de una existencia nueva. En qué situaciones existenciales reales ha podido realizarse todo esto, en diversos casos, es naturalmente algo difícil de determinar. En el fondo, una especie de evocación y de contacto en el plano suprasensible, "sutil", ha debido entrar en juego, incluso si, tal como se ha dicho, alguna dama real puede haber servido de punto de apoyo. Probablemente, como en algunos aspectos de la práctica tántrica, se han podido provocar también situaciones en las que un deseo exasperado y sutilizado, inhibiendo toda descarga natural, ha terminado por consumirse a sí mismo desembocando en una experiencia superior (no es sin razón que se habla del "Misterio" del Amor platónico en la Edad Media). Otra correspondencia, llena de sentido, merece ser señalada. Recordemos ese ritual tántrico en el que el hombre, primero y durante un largo periodo dividido entre tres partes, debe pasar las noches en la misma cámara que la joven que ha elegido como sakti y debe dormir con ella sin poseerla carnalmente (cf. p. 203). Hemos creído reconocer ahí el grado preliminar constituido por una "unión sutil". Y no entre los Fieles de Amor, sino en la caballería que procesaba el culto de la "mujer", la prueba última del caballero, llamada asag, consistía en pasar una noche en el lecho con la mujer completamente desnuda sin realizar ningún acto carnal, no como una disciplina de castidad, sino para exasperar el deseo.

GLOSARIO

ahamkara. "Autorreferencia", el hecho de referirse al Yo, a una forma, una percepción, un contenido de la conciencia, identificándose con ellos.

antahkarana. Literalmente, "órgano interno". Es el conjunto de los poderes físicos que organizan las experiencias particulares de un ser condicionado.

antarmurkhi. Literalmente, "mirar al interior", introversión; se opone a bahimurkhi, "mirar al exterior", hacia otra cosa, extraversión. En la metafísica tántrica el segundo término se asocia a la fase de la emanación de la manifestación, o curva descendente; el primero, a la fase de la vuelta de la manifestación al Principio, o curva ascendente.

apana. Una de las corrientes vitales del ser humano.

asana. Las posiciones rituales del cuerpo en el yoga. El término es sinónimo a menudo de mudra.

atman. En la tradición de los Upanishad, la dimensión transcendente del Yo, metafísicamente idéntico al Principio; En el tantrismo equivale al principio sivaico del ser.

avidya. "No-saber", ignorancia.

bhoga. Posesión, gozo de cualquier cosa. Opuesto a renuncia.

bija. Raíz o semilla esencial, aplicado sobre todo a las palabras de poder o mantra.

bindu. Literalmente, "punto". En la metafísica, designa el nivel en el que todos los poderes de la manifestación se reúnen en una unidad suprema (en este caso, se habla de "punto supremo",

Parabindu). En él lenguaje cifrado tántrico, está palabra puede designar también la semilla masculina.

buddhi. Poder individuador, pero libre todavía de toda determinación o individuación particulares. Fuerza intelectual supraindividual o indeterminante.

citta. El espíritu en general, también el alma (sobre todo en el budismo)

chakra. Literalmente, "rueda" o "disco". Esta palabra se utiliza para designar los centros de la corporeidad oculta. Además, designa también un círculo, una cadena mágica que práctica ritos colectivos.

deva, devala. Divinidad.

dharma. Término que tiene sentidos diversos: "Ley", "verdad", naturaleza propia de un ser.

dhyana. Una de las fases del yoga intelectual. Contemplación, cf. p. 129.

divya. Adjetivo de deva, "divino". En la tipología tántrica, corresponde al hombre más altamente cualificado, definido por el sattva-guna.

ekagrya, ekagrata. Término yóguico para el poder que tiene el espíritu de concentrarse en un solo punto.

guna. Este término se relaciona con tres modalidades fundamentales de la fuerza que se despliega en la manifestación. Se da la explicación de cada una de ellas en las pp. 70-71. **gurú.** Maestro espiritual.

hamsa. Designa el principio vital en su relación particular con la respiración y el prâna. Pero se han dado también otros sentidos a este término. Cuando designa un mantra, es dado en la forma del nominativo singular: hamsah.

ida. Corriente de prâna en la corporeidad oculta, de carácter femenino y lunar.

Isvara. El "Señor". Corresponde al dios-persona. En la metafísica tántrica, se identifica con el bindu.

japa. Repetición de una fórmula o un mantra.

jiva. El individuo en tanto que ser vivo.

jnana. Conocimiento, saber. El jnana-yoga es el yoga que sigue el camino del conocimiento contemplativo.

Kali. En la metología, esposa de *Siva*. Personifica sobre todo el aspecto de transcendencia destructora de *Siva*.

kali-yuga. La "edad de sombra", la última de las cuatro eras del ciclo actual.

kama. Concupiscencia, deseo.

karana, karya. Estos dos términos se relacionan respectivamente con lo que es la causa y lo que es causado.

karma. Literalmente, "acción". En particular es la ley inmanente que quiere que una acción dada tenga un resultado dado.

kaula. Miembro de un kula. Alto grado de la jerarquía tántrica. Puede significar también "adepto de la diosa" (kaulini = kundalini).

kaya. Literalmente, "cuerpos". En general, "modo de ser" y también "sede". Se distinguen tres "cuerpos", uno "causal", el otro "sutil", el tercero "material"; este último corresponde al cuerpo en el sentido corriente.

Kula. Literalmente, familia de un cierto rango. En el tantrismo, este término designa a una organización, o cadena iniciática.

kundalini. Es la forma bajo la cual la *Sakti* primordial está presente en el hombre, en su corporeidad oculta. Se le llama también el poder de la serpiente, porque se representa bajo la forma de una serpiente y está "enrollada"... kundalini significa exactamente "la que está ovillada", lo que es una alusión al estado potencial, no desplegado, que es el suyo antes del "despertar".

linga. El órgano sexual masculino. En tanto que símbolo de *Siva*, el linga no se relaciona sólo con la sexualidad, sino que, por transposición, puede designar también la virilidad espiritual que se manifiesta en la ascesis y en el yoga.

mahabhuta. Los "grandes elementos", los "elementos" de la natura naturans, de los que los del mundo físico son una manifestación (tierra, fuego, etc.).

Mahayana. Una de las dos escuelas a las que dio lugar el budismo de los orígenes. Tiene un carácter metafísico, refleja a menudo el Vedânta y aspectos iniciáticos.

maithuna. Unión sexual.

manas. El espíritu, lo mental, concebido también como la fuerza única que mueve los diferentes sentidos.

mantra. Fórmula litúrgica y, en el tantrismo, "nombre de poder". Es el "nombre" de una cosa o de un ser, encerrado en una fórmula mágica actuante.

maya, maya-sakti. Maya es el principio por el que el hombre experimenta el mundo como una realidad en sí, como un no-Yo, sucumbiendo así a una ilusión debida a la "ignorancia" (avidya). En el tantrismo, esto se relaciona con un poder, maya-sakti, que, a su vez, es asimilado a la fuerza demiúrgica del Principio.

mudra. Puede ser sinónimo de asana, de una posición ritual del cuerpo o de un gesto; es una de las cinco sustancias utilizadas en el ritual secreto; es uno de los nombres dados a las jóvenes de las que se sirve uno en las practicas sexuales tántricas.

mukti o moksha. La liberación, el decondicionamiento del ser.

nadi. Corrientes del prâna en el cuerpo.

nyasa. Rito sacramental tántrico por el cual se procede a la "imposición" de presencias divinas en las diferentes partes del cuerpo. Cf. pp. 163-16

pancatattva. Literalmente, "los cinco elementos". Es el nombre dado al ritual secreto de la Vía de la Mano Izquierda, que comprende el empleo de bebidas embriagadoras y mujeres. Cf. p. 179.

pasa. Lazos, ataduras.

pasu. Que sucumbe a los pasa. El hombre ligado o animal. En el lenguaje tántrico, este término se aplica también al profano y a aquellos que son esclavos de los preceptos y de los mandamientos, que siguen de manera conformista y sin conocer su sentido profundo.

píngala. Corriente pránica de la corporeidad oculta, de carácter masculino y solar.

prajna. Conocimiento iluminador.

prakriti. En el Samdhya, es la "naturaleza" opuesta al principio puramente espiritual (purusha). En el tantrismo, se identifica con la *Sakti*, contrapartida de *Siva*.

prâna. La fuerza de la vida suprabiológica que tiene una relación con el aliento en el hombre.

prânayama. El conjunto de las prácticas yóguicas basadas en el control del aliento concebido como prâna.

purusha. En el Sâmkhya, es el principio masculino, inmutable y luminoso, que el tantrismo metafísico identifica con *Siva*.

rajas, (rajo delante de guna). Ver guna. **rajásico.** Que tiene naturaleza de rajas.

sadhana. Práctica, disciplina.

saiva. Adjetivo de *Siva*. También: adepto del sivaísmo. Por ejemplo,

saiva-sakti quiere decir la sakti de *Siva*.

samâdhi. Fase última del yoga clásico. Cf. pp. 131 y ss.

samsara. Designación general de la experiencia del mundo como algo cambiante, contingente e inestable. Es la existencia condicionada.

samskâra. Las raíces profundas de la estructura y las disposiciones de un ser dado, de carácter innato, y también herencias de formas anteriores de la existencia.

sastra. Tratado, texto o conjunto de textos en una misma línea (= escuela).

sattva. Ver guna.

sátvico. Que tiene la naturaleza de sattva.

saymama. El término designa el conjunto de las operaciones mentales que, en el yoga, conducen a la percepción de la herencia de una cosa, de un fenómeno, de un ser, un símbolo, etc.

siddha. El adepto; designación de una categoría de iniciados tántricos.

siddhi. Cumplimiento. Realización. Los siddhi son también los poderes mágicos.

Siva. Divinidad hindú que, en la metafísica tántrica, designa el áspecto masculino, inmutable y luminoso del principio, por oposición a aquel, "femenino",-dinámico y generador, de la pura *Sakti.* Equivale al purusha de Sâmkhya.

sukha. Placer, beatitud extática.

sunya, sunyata. El "vacío" metafísico, sinónimo de la transcendencia (por relación a lo "lleno", que es la realidad manifestada).

sushumna. Es el eje de la corporeidad oculta a lo largo del cual sube kundalini tras haber despertado.

tamas. Ver guna.

tamásico. Que tiene la naturaleza de lamas.

tanmatra. Los poderes suprafísicos que determinan y cualifican la realidad.

tattva. En general, "principio". En el tantrismo especulativo, los tattvas designan los niveles en los que se articula la manifestación de *Sakti*.

vada. Doctrina.

vajra. Tiene el doble sentido de diamante y rayo. Este término se utiliza sobre todo en el Mahayana. Designa también un cetro que, a su vez, simboliza el rayó, que se utiliza en las ceremonias mágicas.

Vajrayana. Designación del tantrismo lamaico-budista.

vamacara. La Vía de la Mano Izquierda, designación de una corriente de sivaísmo tántrico.

vayu. Así se llama a las cinco corrientes pránicas principales del cuerpo humano. Cf. p. 83.

vidya. El conocimiento. En el lenguaje secreto tántrico, el término designa también a la mujer utilizada en las prácticas sexuales.

viparita-maithuna. Forma de unión sexual donde es la mujer la que realiza los movimientos del acto amoroso.

vira. Literalmente, "héroe". Este término designa una categoría especial de iniciados tántricos caracterizados por una cualificación viril, por el valor y por una inclinación hacia los ritos exagerados de carácter "dionisiaco". Vira es a menudo sinónimo de kaula.

virya. Es la fuerza viril, en sentido eminente, requerida para el sadhana y el yoga.

vritti. Son las modificaciones de lo mental, el conjunto de sus contenidos inestables y fluctuantes. En la cosmología, son las transformaciones y modificaciones del ser en tanto que se manifiesta.

yantra. Símbolo gráfico.

yogini. Femenino de yogui. Este término puede designar también una divinidad femenina, la compañera de un yogui y la propia *Sakti*.

yogui. Practicante del yoga.

sidrupíni sakti. Es la *Sakti* que ha tomado una forma consciente y la naturaleza de *Siva.*

Otros títulos

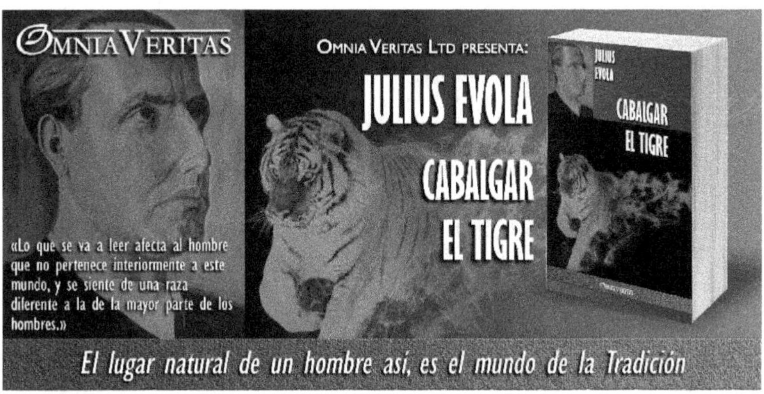

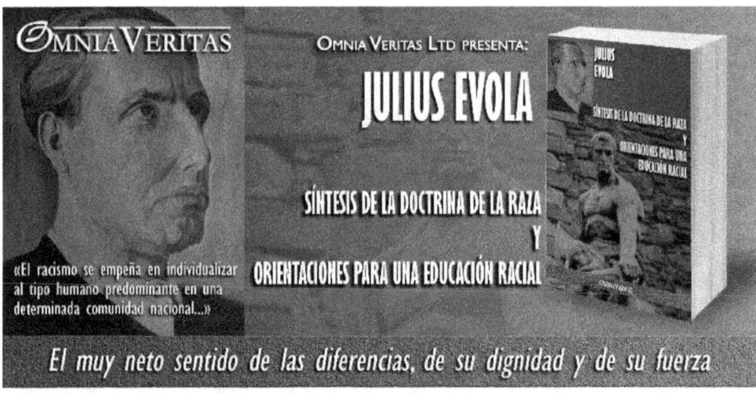

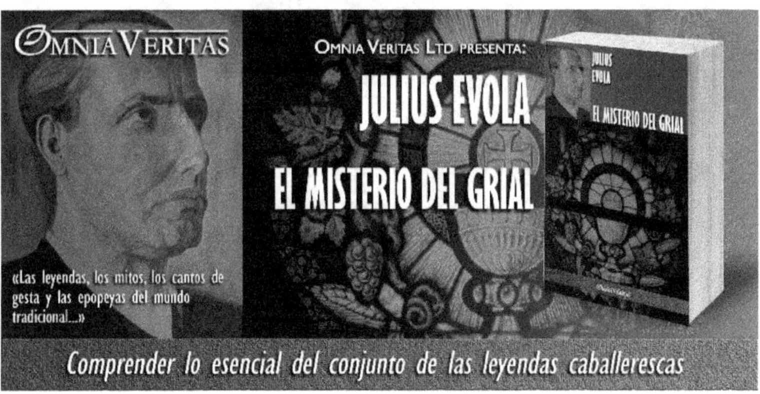

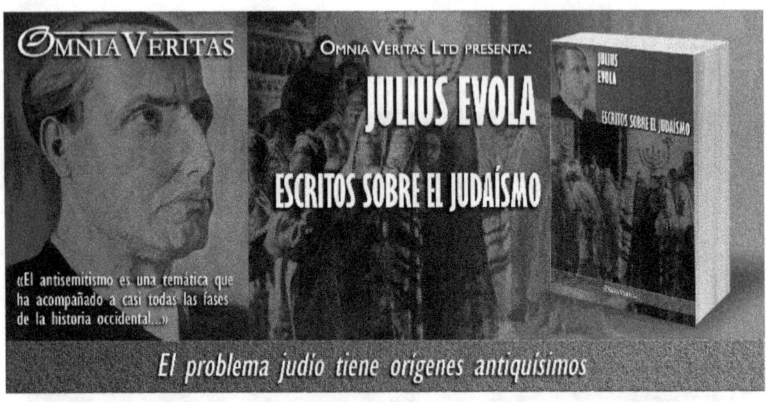
OMNIA VERITAS
OMNIA VERITAS LTD PRESENTA:
JULIUS EVOLA
ESCRITOS SOBRE EL JUDAÍSMO
«El antisemitismo es una temática que ha acompañado a casi todas las fases de la historia occidental...»
El problema judío tiene orígenes antiquísimos

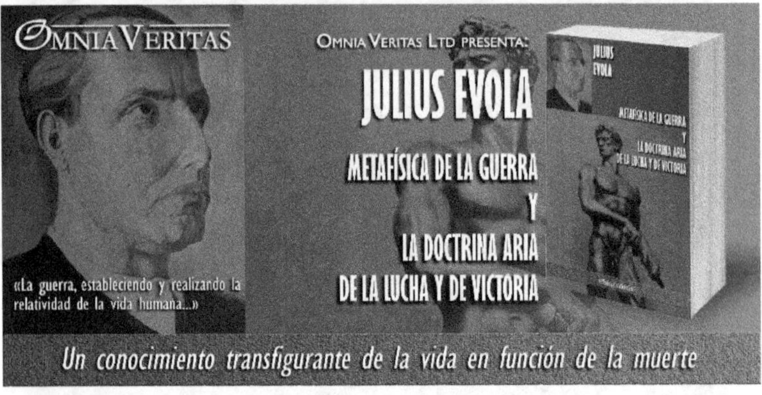
OMNIA VERITAS
OMNIA VERITAS LTD PRESENTA:
JULIUS EVOLA
METAFÍSICA DE LA GUERRA
Y
LA DOCTRINA ARIA
DE LA LUCHA Y DE VICTORIA
«La guerra, estableciendo y realizando la relatividad de la vida humana...»
Un conocimiento transfigurante de la vida en función de la muerte

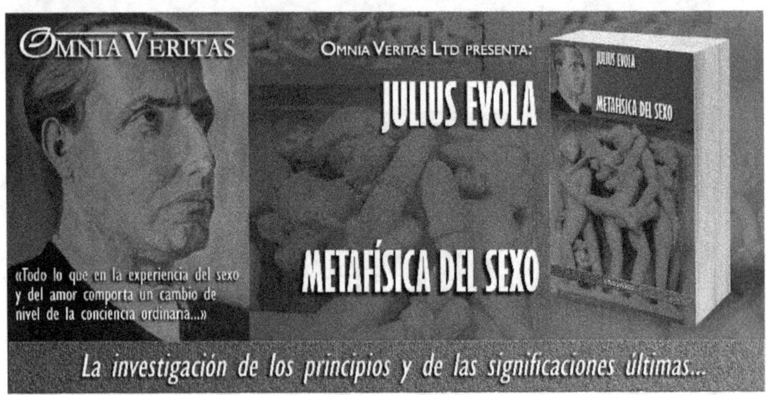
OMNIA VERITAS
OMNIA VERITAS LTD PRESENTA:
JULIUS EVOLA
METAFÍSICA DEL SEXO
«Todo lo que en la experiencia del sexo y del amor comporta un cambio de nivel de la conciencia ordinaria...»
La investigación de los principios y de las significaciones últimas...

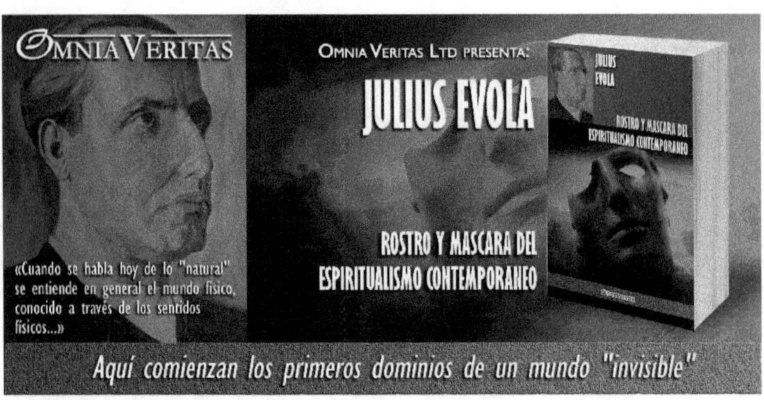
OMNIA VERITAS
OMNIA VERITAS LTD PRESENTA:
JULIUS EVOLA
ROSTRO Y MASCARA DEL
ESPIRITUALISMO CONTEMPORANEO
«Cuando se habla hoy de lo "natural" se entiende en general el mundo físico, conocido a través de los sentidos físicos...»
Aquí comienzan los primeros dominios de un mundo "invisible"

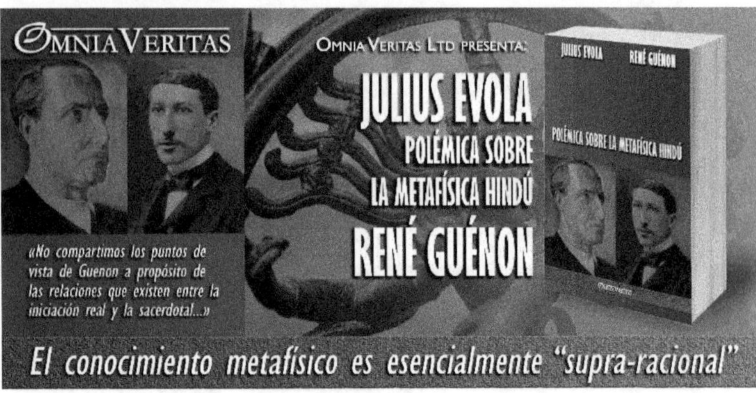
OMNIA VERITAS
OMNIA VERITAS LTD PRESENTA:
JULIUS EVOLA
POLÉMICA SOBRE
LA METAFÍSICA HINDÚ
RENÉ GUÉNON
«No compartimos los puntos de vista de Guenon a propósito de las relaciones que existen entre la iniciación real y la sacerdotal...»
El conocimiento metafísico es esencialmente "supra-racional"

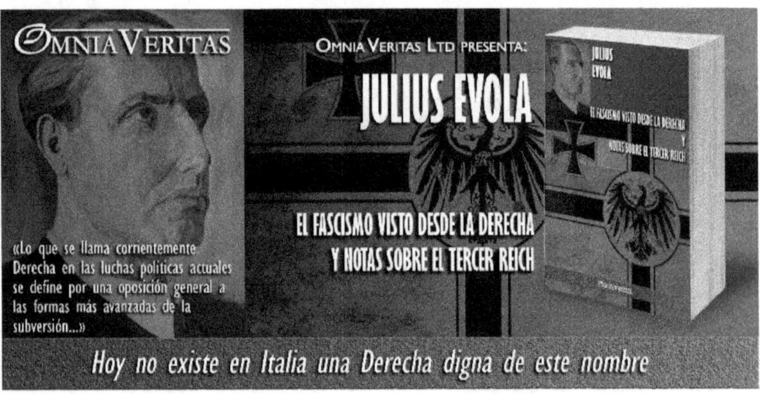
OMNIA VERITAS
OMNIA VERITAS LTD PRESENTA:
JULIUS EVOLA
EL FASCISMO VISTO DESDE LA DERECHA
Y NOTAS SOBRE EL TERCER REICH
«Lo que se llama corrientemente Derecha en las luchas políticas actuales se define por una oposición general a las formas más avanzadas de la subversión...»
Hoy no existe en Italia una Derecha digna de este nombre

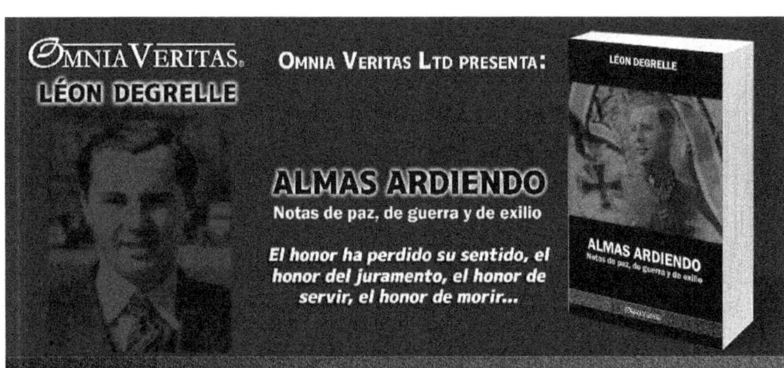
OMNIA VERITAS
LÉON DEGRELLE
OMNIA VERITAS LTD PRESENTA:
ALMAS ARDIENDO
Notas de paz, de guerra y de exilio
El honor ha perdido su sentido, el honor del juramento, el honor de servir, el honor de morir...
Se asfixian las almas. El denso aire está cargado de todas las abdicaciones del espíritu

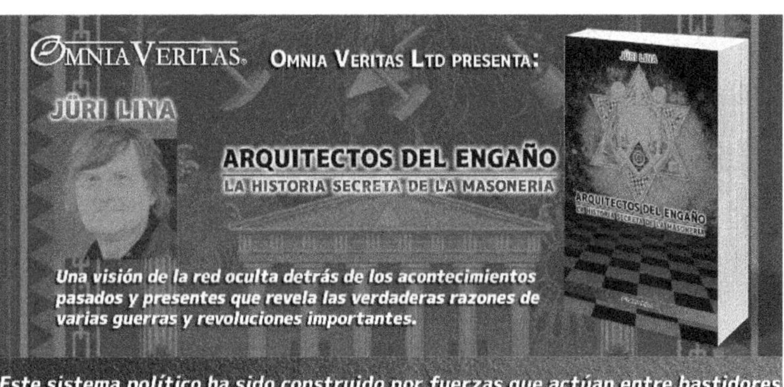
OMNIA VERITAS
OMNIA VERITAS LTD PRESENTA:
JÜRI LINA
ARQUITECTOS DEL ENGAÑO
LA HISTORIA SECRETA DE LA MASONERIA
Una visión de la red oculta detrás de los acontecimientos pasados y presentes que revela las verdaderas razones de varias guerras y revoluciones importantes.
Este sistema político ha sido construido por fuerzas que actúan entre bastidores

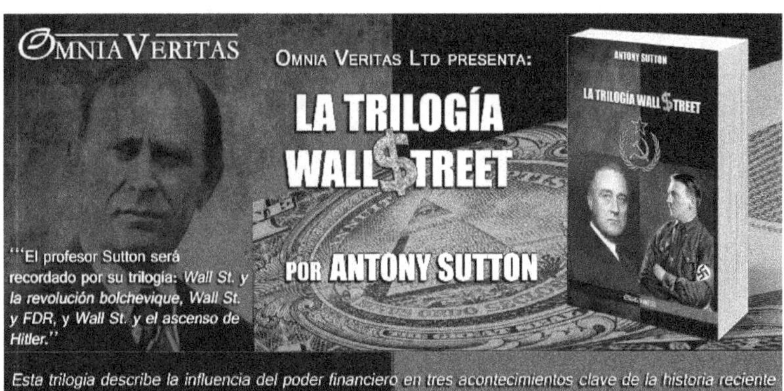
OMNIA VERITAS
OMNIA VERITAS LTD PRESENTA:
LA TRILOGÍA WALL STREET
POR ANTONY SUTTON
"El profesor Sutton será recordado por su trilogía: Wall St. y la revolución bolchevique, Wall St. y FDR, y Wall St. y el ascenso de Hitler."
Esta trilogía describe la influencia del poder financiero en tres acontecimientos clave de la historia reciente

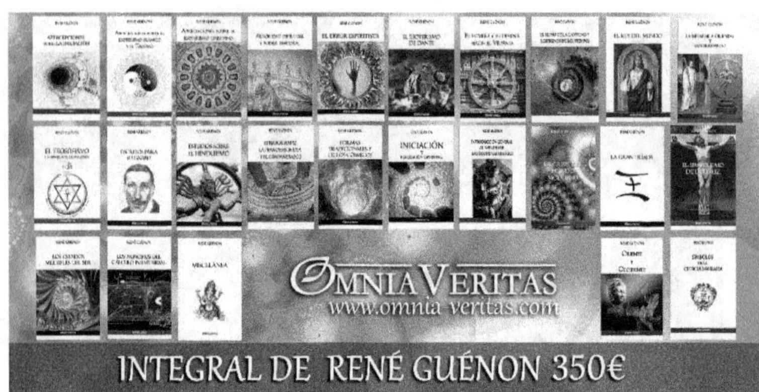
OMNIA VERITAS
www.omnia-veritas.com
INTEGRAL DE RENÉ GUÉNON 350€

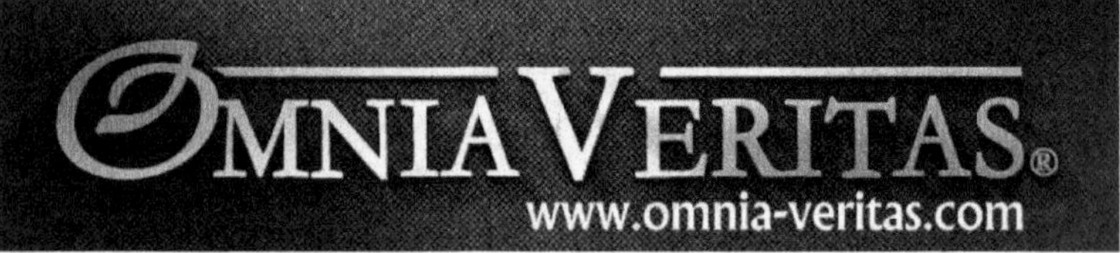
OMNIA VERITAS®
www.omnia-veritas.com

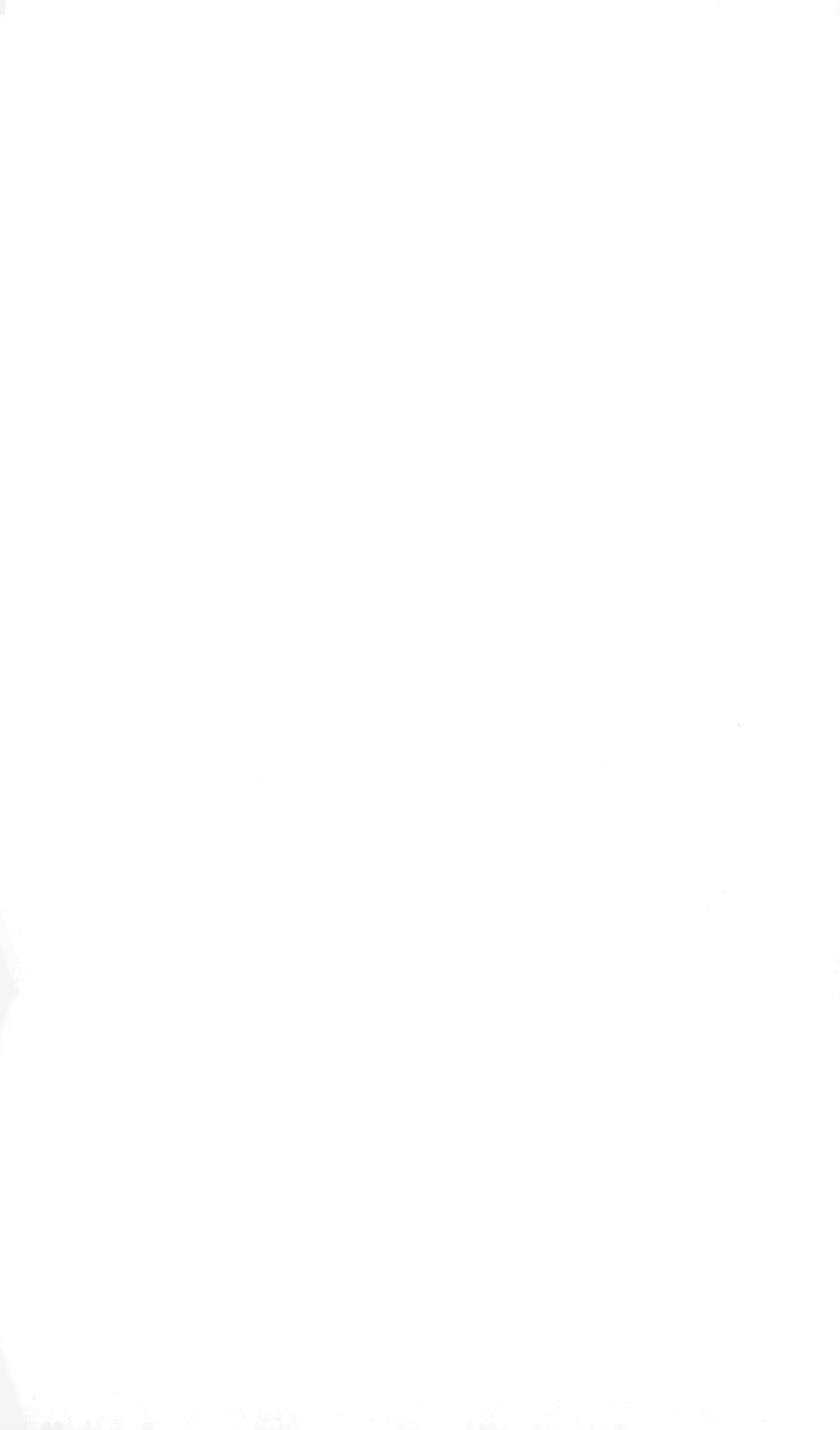

www.ingramcontent.com/pod-product-compliance
Lightning Source LLC
LaVergne TN
LVHW010052110826
845155LV00028B/296